KROPPENS NATUR

ETNOLOGISKE STUDIER

Lone Rahbek Christensen
Hver vore veje
Livsformer, familietyper og kvindeliv
1997, 3. oplag

Ole Mørkegaard
Søen, slægten og hjemstavnen
En undersøgelse af livsformer på Åbenrå-egnen 1700-1900
1993

Edith Mandrup Rønn
De fattige i ånden
Essays om kultur, normalitet og ufornuft
1996

Signe Mellemgaard
Kroppens natur
Sundhedsoplysning og naturidealer i 250 år
2001, 2. oplag

Bjarne Stoklund (red.)
Kulturens nationalisering
Et etnologisk perspektiv på det nationale
1999

Tine Damsholt
Fædrelandskærlighed og borgerdyd
Patriotisk diskurs og militære reformer i Danmark
i sidste del af 1700-tallet
2000

STATS- OG LIVSFORMER

1:
Thomas Højrup
Omkring livsformsanalysens udvikling
1996, 2. oplag

2:
Henriette Buus
Sundhedsplejerskeinstitutionens dannelse
2001

Signe Mellemgaard

KROPPENS NATUR

Sundhedsoplysning
og naturidealer
i 250 år

Museum Tusculanums Forlag
Københavns Universitet
2001

Kroppens natur

© Signe Mellemgaard og Museum Tusculanums Forlag 1998, 2001
2. oplag, 2001
Sats og layout: Ole Klitgaard
Omslag: Bente Jarlhøj
Sat med Garamond, trykt på 100 g Arctic Volume
Tryk: AKA-Print a/s, Århus
Indbinding: Cléments Universitetsbogbinder, Kastrup

ISBN 87 7289 512 8
ISSN 1398 8980

Udgivet i serien
ETNOLOGISKE STUDIER
redigeret af
Thomas Højrup, Signe Mellemgaard og Bjarne Stoklund

Forsideillustrationen:
I 1777 – næsten samtidigt med det første danske, egentlige sundhedsoplysende værk – malede Jens Juel baronessen Madame de Prangins i parken ved hendes families herresæde ved Lac Leman. Som hun sidder dér, midt i den frodige og vildtvoksende natur, ser hun ud til at nyde naturen lige så meget, som Jens Juel med sin pensel har gjort. Et menneske i pagt med naturen, måske? Og dog: Kasper Monrad kan i sin bog om Jens Juel (1996) fortælle, at Mad. Prangins sad model – ikke i parken, men derimod hjemme på slottet, som anes i billedets baggrund. Først senere føjede Juel altså menneske og landskab sammen i billedet. (Statens Museum for Kunst, foto: Hans Petersen).

Illustrationen på side 13 er gengivet med tilladelse fra Danisco.

Museum Tusculanums Forlag
Njalsgade 92
DK-2300 København S
www.mtp.dk

Indhold

Forord 7

DEL I: INDLEDNING 9

Bogens anledning og emne 11
Begreberne natur og sundhed • Afgrænsning og opbygning

Et etnologisk blik på studiet af sundhedslitteratur 19
Etnologien, folket, eliten • Kroppen i kulturforskningen • En klassisk medicinhistorie • En social medicinhistorie • En 'ny' medicinhistorie • 'Nye' medicinhistoriske læsninger af sundhedslitteratur • Sundhedsoplysning som diskurs • Krop og disciplin

DEL II: SUNDHEDSOPLYSNING I DET 18. ÅRHUNDREDE 55

Sundhedens forhistorie 57
Diætetikken – læren om det sunde liv • "all legedom er aff Gud" • "Synden er min Siæls Sygdom"

En ny sundhedslitteratur.
Temaer i det sene 18. århundredes sundhedsoplysning 70
Et nyt naturbegreb, en ny sundhedsoplysning • Sundheden – en umistelig skat • Naturens stemme – instinkt, appetit, lidenskab • Sundhedens naturlige idealer: fortiden og de vilde • Den ikke-generaliserbare sundhed • At blive sin egen læge eller at kende sin egen læge • Mennesket – "den allerforgjængeligste og corruptipleste Skabning under solen" • En stilisering af livet

Den naturlige sundhed i J.C. Todes sundhedsoplysning.
Om at gøre sundhed til objekt for en diskurs – og naturen til
argument for det sunde 107
Sundhedens detaljer • Sundhedens fjender og den lægelige ekspertise • Sundhedens fordringer til hverdagslivet • "Den anden Natur" • En yderligere civilisering

Johan Clemens Tode og de hemmelige synders unaturlige natur .. 129
Fortielse og tale • Johan Clemens Tode om onanien • Kærlighedens nytte • De unaturlige drifter og det ideelle menneske

Sundhedsoplysning i "en ædende og ødende Tid" 146
Et florissant København • En ny foruroligelse • En florissant sundhedsoplysning • Et portræt af Todes læsere • Sundhedens efterspørgere • Sundhedsoplysning: det ideelle selvportræt

To blik på byens natur. H.Callisen og J.C. Tode om København, dens farer og sygdomme 168
Den farlige by • Sygdommens billeder • To blik på København

"Den populære Medicin er i Dannemark kuns lidet dyrket" 184
Opdagelsen af folket – og dets sundhed • Bøndernes sygdomme • En folkelig mistro over for lægen • Særlig litteratur til særlige grupper • Præsten som lægens stedfortræder • Sundhed, sygdom og bondens almanak

Sundhedens katekisering 217
Katekismen i oplysningens tjeneste • Sygdom og sygdomsbehandling • Katekismeformen kritiseres • Sundhedskatekismens popularisering af lægevidenskaben • Sundhedens katekisering og den reformerede krop • Naturdyrkelse og -beherskelse: sundhed og landboreform

Omgangen med egen-naturen: cirkulationens nødvendighed – eller: hvorfor er det så nødvendigt at have afføring hver dag? 238
Fordøjelsen – en af de vigtigste kilder til sygdom • "Det overflødiges Bortskaffelse" • Afføringen - livsførelsens prøvesten • Sundhedsoplysningen som diæt-etik • Den sociale nytte: borgerdyd, borgerånd, borgerpligt • Vanen – en anden natur

DEL III: NATUR OG SUNDHED 1807-1990 269

Fra lyksalighedslære til vitaminer 271
Sundhed som religion? • En anden slags renlighed • En husmandskost på videnskabelig basis • Husmandskost og bondeidealer

Helhedslængsler og naturlighedsidealer 304
Sundhedens selvbegrundelse og fragmentering • En moderne forbruger eller et tilpasset dyr? • Kampen mod ligegyldigheden

Sundhedsoplysning som livsstilisering 317
Natur og sundhed

Resumé 323
English Summary 329
Biografiske noter 335
Litteratur 343

Forord

Det var min ansættelse i 1992 på Humanistisk Forskningscenter – Menneske & Natur ved Odense Universitet, der satte mig i gang med arbejdet på denne bog. Den har imidlertid ikke kun gjort den mulig, men også langt hen ad vejen formet den, for under min 2½-årige ansættelse var centret et inspirerende fagligt miljø for mig. Centertiden gav mig lejlighed til at samarbejde, først og fremmest selvfølgelig med mine gode kolleger, som, forskellige som de er, hver især har ydet mig mere hjælp, end de sikkert har vidst af. Da min ansættelse på Humanistisk Forskningscenter udløb i efteråret 1994, tilbragte jeg et halvt år på The Wellcome Institute for the History of Medicine i London muliggjort af midler fra Forskerakademiet, Odense Universitet og overretssagfører Sigurd Jacobsens Mindefond. Opholdet gav mig mulighed for at knytte kontakter med forskere med beslægtede forskningsinteresser, at deltage i mange gode diskussioner og ikke mindst at benytte Wellcome-instituttets imponerende bibliotek.

Undervejs i arbejdet med den ph.d.-afhandling, som denne bog er baseret på, har mine to vejledere, prof. Bjarne Stoklund og prof. Svend Erik Larsen, altid været klar med hjælp, når jeg havde brug for det, men allermest tak skylder jeg de af mine centerkolleger, som foruden at være daglige samarbejdspartnere, inspirationskilder og fonde af faglig viden også blev mine nære venner.

For økonomisk støtte til bogens udgivelse takker jeg Statens Humanistiske Forskningsråd og den Hielmstierne-Rosencroneske Stiftelse.

DEL I

INDLEDNING

"Hvo kan skrive om det menneskelige Liv, uden at bringes i Forbindelse med den moralske Verden, til hvilken det saa eiendommeligen henhører?"
(C.W. Hufeland 1800)

Bogens anledning og emne

På poserne med stødt melis fra De danske Sukkerfabrikker får man under overskriften "Fra naturens spisekammer til dit" forklaret, hvordan sukkeret trækkes ud af naturens råvarer, så det trods sine snehvide krystaller forbliver ganske naturligt. Derefter får man som læser at vide, at sukker ikke er usundt – svarere tværtimod, for det feder ikke, men indeholder værdifuld energi til muskler og hjerne. Det naturlige bliver argument for det sunde. En kortere udgave af samme argumentation findes på de papir-indpakkede sukkerknalder af samme herkomst. Ja, faktisk findes kun den ene halvdel af ræsonnementet, resten må man slutte sig til. Her lyder følgende forsikring: "Naturen er smagt til med sukker. Naturligvis", sammen med mottoet: "Dansukker – naturlig sødme". Ingen behøver være i tvivl. For er det naturligt, er det også sundt. Sammenhængen mellem de to ting: det naturlige og sunde er så kendte, at reklamerne – ikke kun for sukker, men også for alle mulige andre varer – blot behøver anslå temaet, og vi er med. Alt fra shampoo og kosmetik over brød og allehånde fødevarer til større forbrugsvarer kan sælges under henvisning til, at det er naturligt – og dermed sundt. Få steder er det tydeligere end i fjernsynsreklamerne, som helst må udspille sig blandt børn på en sommerlig, blomstrende eng, blandt fredeligt græssende køer på en mark eller på en stor, vild, betagende og øde, men ufarlig strand. Allerhelst skal det naturlige have et islæt af fortidig tilstand: naturen er en tabt oprindelse, men vi kan åbenbart gennem forbruget finde tilbage til den, så det bliver lige så godt som i gamle dage.

Ganske vist går det ikke an at argumentere med en hvilken som helst natur. Der er ingen olme tyre og stikkende bremser mellem de græssende køer; der er ingen ildelugtende tang eller kold vind på stranden; ingen brændenælder i engens blomsterflor. Og der er selvsagt ingen plads til bakteriernes, sygdommens eller forrådnelsens natur i argumentationen for den helsebringende natur.

"Det naturlige" er kommet på dagsordenen. På den ene side må alt godt være naturligt og alt naturligt godt; og måske er det ikke så mærkeligt, for de globale miljøspørgsmål har for alvor sat fokus på naturen. På den anden side ser det ud til, at vi bliver stadig mere usikre på, hvad naturen egentlig er – her i det, den tyske filosof Gernot Böhme har kaldt "tidsalderen for dens tekniske reproducerbarhed"[1]. Grænserne mellem naturen og teknikken viskes ud bl.a. gennem forplantnings-, transplantations- og genteknologi; det bliver stadig sværere, selv i menneskets egen krop, at skelne mellem det natur- og det menneskeskabte.

Også sundhed er som begreb aktuelt: utallige er de produkter og tjenesteydelser, der kan sælges under henvisning til, at de er sundhedsbefordrende. Den stærke, sunde og ungdommelige krop ser ud til at være et af vor tids kæreste billeder, og mens ordet 'sygdom' er i miskredit, synes 'sundhed' at få en stadig mere positiv ladning. At de lægevidenskabelige fakulteter nu vil være sundhedsvidenskabelige, er kun ét vidnesbyrd om den forkærlighed, vi har for ord som sundhedsfremme, sundhedsarbejde, sundhedspolitik, sundhedscentre, sundhedsformidling osv.

Interessen for sundheden viser sig også på en anden måde. Siden begyndelsen af 1970'erne er det årlige antal udgivelser om sundhed fire-femdoblet[2] – ligesom også den ene stort anlagte sundhedskampagne afløser den anden. Men samtidig ser sundheden ud til i stigende grad at være vanskelig at nå – eller i hvert fald at forbedre, for vor tids velfærds-sygdomsmønster er ikke særlig modtageligt for direkte intervention på enkelte, begrænsede punkter. Der er ingen pille, ingen 'magic bullet', som gør det af med tidens svøber én gang for alle. Det ser ud til, at der kræves en radikal omlægning af befolkningens levevis og livsstil; det vil med andre ord sige holdnings- og adfærdsændringer gennem sundhedsoplysning. Og dog synes der samtidig at være en voksende tvivl om, at man kan fæste lid til, at oplysning og information faktisk fører til holdningsændringer.

---

[1] Jfr. Böhme: *Natürlich Natur*.
[2] Jfr. *Statistisk Årbog* og *Dansk Bogfortegnelse* for de pågældende år.

Sundhedsoplysningen kan godt fange en etnologs interesse. Siden de første bøger og tidsskrifter om sundhed har målet nemlig været at gribe ind i snart sagt alle hverdagslivets aspekter. Det drejer sig om en vilje til at skabe en helt ny livsorden. Sundheden bliver et begreb for hele mennesket og for en livskunst, det gode liv. Dermed er sundheden ikke et værdifrit og uskyldigt begreb; den er udtryk for tids- og kulturspecifikke antagelser og samler betydninger i sig fra mange andre sfærer end det, som har med det rene fysiologiske velvære at gøre.

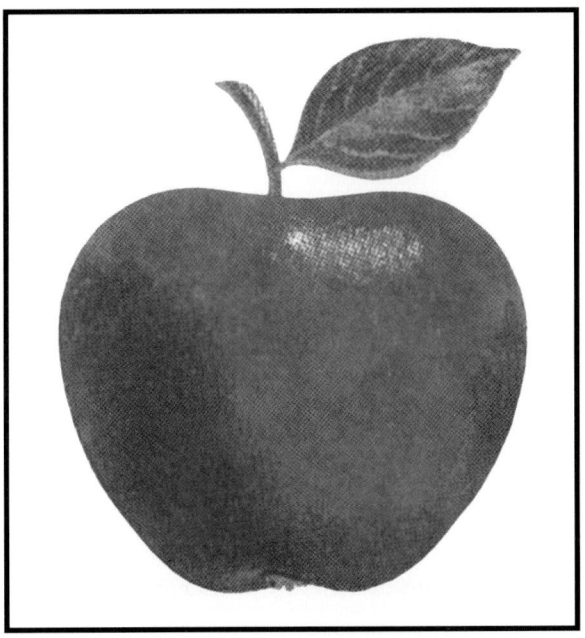

I kroppen mødes kultur og natur. Kroppen er *kultur*, fordi den altid allerede er formet – af opdragelsen, af levevisen. Den er mærket af individets livshistorie og af kulturens idealer og normer. Den er symbolbærer, for vi kommunikerer ved hjælp af den, og den har derfor også sin rolle at spille i den sociale distinktion. Kroppen er *natur*, fordi den er en betingelse for os; vi er udleveret til vores krop; den er vores vilkår; vi må leve med den krop, vi har – også selvom vi kan arbejde på at omforme den.

Naturen og kulturen i kroppen er så godt som umulige at skille fra hinanden, så sammenvævede er de. Men sundhedsoplysningen tematiserer grænserne mellem de to. Kroppen er, som den franske kropssociolog David le Breton har sagt, krydsningsfeltet mellem natur og kultur, mellem det sociale og det individuelle, mellem det fysiologiske og det symbolske[3]. Det er her i grænserne mellem kultur og natur, kulturen er mest naturaliseret (dvs. mest er kommet til at ligne natur), men det er også her, den kan af-naturaliseres igen.

Begreberne natur og sundhed

Kan det lade sig gøre at undersøge, hvordan naturen har optrådt som argument i sundhedsoplysningen, når vi dårligt nok véd, hvad hverken natur eller sundhed er?

Begrebet 'sundhed' er i de senere år blevet genstand for mange diskussioner, farvede af forskellige opgør med den biomedicinske tankegang. Sundhed, hævdes det, er mere end fravær af sygdom. Uenighederne om sundhedsbegreber er ikke kun uenigheder om ordbrug, men også uenigheder om de måder, sundheden skal gribes an på; det drejer sig om interessekonflikter bl.a. mellem forskellige faggrupper[4]. Heller ikke det at ville befri sundheden fra sygdomsbegrebet er uden professionspolitisk betydning – et bredt sundhedsbegreb giver plads til flere professioner, men dermed også til en tendens til en

---

[3] le Breton: *La sociologie du corps* s. 117.
[4] Som U.J. Jensen meget godt gør rede for i *Sundhed, liv og filosofi*.

medikalisering af hverdagslivet (dvs. at problemer og fænomener i stigende grad gives lægevidenskabelige fortolkninger).

Man kunne følge Salmonsens Leksikon, som plejer at kunne give svar, når det kræves. Dér hedder det: "Sundhed er strengt taget den fuldstændigste Udvikling af alle Legemets Organer og den fuldkomneste Funktion af alle disse Organer". Nu er problemet blot, hvad leksikonet også gør opmærksom på, at i denne forstand eksisterer sundheden ikke i virkeligheden.

Allerede Troels-Lund blev konfronteret med disse problemer, da han i 1900 indledte sin *Sundhedsbegreber i det 16. Aarhundrede* med at ville bestemme sundheden. Hvis man vil bestemme begrebets essens, ledes man, mener han, ud i en uendelig regres, hvori begrebet til sidst opløses. Det viser sig nemlig, at sundheden er betinget af næsten alt mellem himmel og jord. Sundhedens essens lader sig ikke bestemme; begrebet får først egentligt indhold i kontrast til andre.

Man kunne blive ved at bane sig vej gennem sundhedsbegrebernes jungle og måske ende ved to så forskellige filosoffer som Georges Canquilhem og Hans-Georg Gadamer. De taler begge om sundhed som den tilstand, hvor man glemmer, man er sund; en tilstand af ubevidsthed om kroppen[5]. Det holder dog næppe for en nærmere undersøgelse, i hvert fald er det lige præcis det modsatte, sundhedsoplysningen har til formål: den vil, at vi skal opdyrke en konstant opmærksomhed mod kroppen og sundheden.

Og hvad med 'naturen'? Hvem ved, hvad dén er? Salmonsen kan fortælle, at det kalder man "Virkelighedens Raamateriale, den uden for Mennesket, Menneskeaanden og Menneskeværk liggende Verden", og selv dén definition efterlader os med problemer, fordi vi aner, at grænsen mellem menneske og natur ikke så let lader sig trække. Hvad ligger i egentligste forstand udenfor menneskeværk og -ånd; og eksisterer naturen ikke i nogle former tættere på os – og i os?

En undersøgelse som denne kræver da heller ikke, at man definerer begreberne. Opgaven består netop i at afklare, hvordan man har talt om og brugt "det naturlige" som argument i sundhedsoplysningen.

---

[5] Gadamer: *Vorwort* og for Canguilhems vedkommende le Breton: *Anthropologie* s. 126.

Ingen af de to begreber, natur og sundhed, giver sig selv. De hører ikke til alene i den naturvidenskabelige sfære; de er begge begreber, der i tidens løb har sammenfattet en lang række betydninger, og der er derfor mening i at klarlægge de tids- og kulturspecifikke indhold i dem. Denne bog er derfor både en problematisering af den moderne sundhedslitteratur og et bidrag til en mere almen kulturhistorie.

Afgrænsning og opbygning

Det er sundhedslitteratur, der er emnet her – og særlig litteratur rettet mod individet med gode råd om det sunde liv. Det handler især om somatisk sundhed, for den allerstørste del af den litteratur, der er skrevet om sundhed i de sidste par hundrede år, drejer sig om kroppens sundhed. Det gælder i særdeleshed for den tidlige del af den. I den omtales sindets ligevægt ganske vist også, men det skyldes, at den blev set som en forudsætning for den kropslige sundhed, ikke at den *var* sundhed. Sundheden har hele tiden først og fremmest været kropslig, og oplysningen handler om omgangen med den krop, som er menneskets eget lille stykke natur: om den måde, vi retteligt bør behandle den, til- og fraføre den ting, bruge den og hvile den. Den handler om den rette forvaltning af egen-naturen.

Man skal ikke vente i de følgende kapitler at finde undersøgelser af sundhedsforholdene i historien; af sygdomsmønstre eller sundhedsadfærd. Ej heller af folks oplevelser af sundhed og sygdom før i tiden eller studier af den lægelige praksis i datiden. Der vil heller ikke være mange angivelser af, hvad folk før i tiden gjorde, når de blev syge. Ganske vist er alle disse spørgsmål meget væsentlige for at forstå fortiden, men i dette arbejde vil de kun blive strejfet, hvor det er relevant i sammenhængen.

Man vil heller ikke finde et studie af hele det omfangsrige system af behandlere, der fandtes i datiden – med de mange forskellige typer af læger og lægfolk, som blev benyttet i forbindelse med bestemte typer sygdomme eller betjente bestemte befolkningsgrupper. Studiet her vil ikke rekonstruere det levede liv; hverken som det levedes af sundhedsoplyserne eller af dem, de skrev til eller om. Derimod vil jeg se på sundhedsoplysningens argumentation, på dens blik på menneskelivet og samfundet og dette bliks transformation over tid. Det er viljen til en nøje tilrettelæggelse af hverdagslivet, der er centrum i dette arbejde, og dette tema vil kapitel for kapitel blive foldet ud i forskellige retninger: jeg vil se sundhedsoplysning som formulering af en social kritik, som en fortolkning af lægens rolle i samfundet, som en formidling af synet på 'de andre', på egen-kroppen, på samfundskroppen og på individualiteten.

Bogen begrænser sig til fortrinsvis at handle om danske sundhedsoplysende udgivelser: dvs. både dansk forfattede og til dansk oversatte værker. Ganske vist er denne geografiske afgrænsning en noget vilkårlig indsnævring, når det gælder sundhedsoplysning, måske især fra den tidlige fase, dvs. de sidste årtier af det 18. århundrede. De fleste såvel forfattere som læsere af de forskellige skrifter kunne formodentlig læse – og læste sandsynligvis – indtil flere af hovedsprogene. Den danske sundhedsoplysning lod sig altså hverken på modtager- eller afsenderside rigtigt adskille fra udenlandsk. Alligevel er skellet opretholdt. Dels af rent praktiske grunde, dels for at få mulighed for at se feltet i sin specificitet og ikke bare, som det oftest sker, tale om Vesteuropa eller endnu større enheder i al almindelighed og dermed miste muligheden for at se det særegne. Bogen fokuserer næsten udelukkende på enkeltpersoners sundhedsoplysende virke og ikke på statslige initiativer eller kampagner.

Tidsmæssigt omfatter analysen stort set al kendt, dansksproget litteratur specifikt om sundhed frem til 1807; derefter er sundhedslitteraturen mere sporadisk dækket, og der gås kun i dybden med en mindre del af teksterne.

Det sene 18. århundrede har fået stor vægt. Det skyldes, at det netop var i den periode, at en egentlig sundhedsoplysning dukkede op, og vi kan altså følge den i dens formative fase: den fase, hvor den etablerer sig og stabiliserer sig som fænomen. Dermed får vi mulighed for at se den med den tidsmæssige distance, som gør det muligt af afnaturalisere den: at se det 'kulturlige' i den. Sundhedsoplysningen følges dog også i de sidste kapitler op igennem det 19. og 20. århundrede for at give udblik til vor egen tid.

Bogen falder i tre hoveddele. Den første del er en indledningsdel, som tjener til at indføre læseren i problemstillingen. Den består af en forskningsoversigt, som både giver et overblik over forskningen på området og præciserer bogens ærinde. Læsere, som foretrækker det, kan springe direkte til bogens 2. del – dens hoveddel – som omhandler det 18. århundredes sundhedsoplysning og dens brug af naturen som argument. Temaet foldes her ud i forskellige retninger. Jeg ser på, hvordan sundheden blev gjort til et diskursivt objekt – noget man kunne tale meget og længe om – og på hvordan naturen kom til at blive et, omend tvetydigt, argument for sundheden. Jeg ser nærmere på, hvad det var for en natur, der argumenteredes med – blandt andet ved at se på de forbilleder for sundheden, som blev fremholdt. Den litteratur, der rettede sig mod byborgerne, gøres til genstand for særlig behandling, ligesom også problemet med at opdrage landalmuen til sundhed bliver taget op.

I bogens sidste del følges naturen som argument op igennem det 19. og 20. århundrede – med særlig vægt på perioden omkring århundredskiftet (1900); en i denne sammenhæng vigtig brydningstid. Afslutningsvis analyseres et par på hver sin måde typiske repræsentanter for nutidens litteratur om sundhed for dermed at understrege, hvad formålet hele tiden har været: at bruge historien til at blive klogere på nutiden.

I bogen omtales en hel del sundhedsoplysende skrifter, og sidst i bogen vil man finde korte biografier, som giver oplysninger om de forskellige forfattere, læserne vil træffe på undervejs.

Et etnologisk blik på studiet af sundhedslitteratur

Denne bogs ærinde er et etnologisk studie af sundhedslitteratur. Men hvilken interesse kan etnologien som fag have i bøger og skrifter om sundhed? Og hvad kan etnologien som fag bidrage med på dette område? Det er disse spørgsmål, der står i centrum i dette kapitel og dermed også spørgsmålet om, hvordan emnet har været grebet an i andre studier – f.eks. i medicinhistorien, socialhistorien og den kropshistoriske forskning.

Etnologien beskæftiger sig med udforskningen af det daglige livs kulturelle og sociale former. Fagets nyligt afgåede professor, Bjarne Stoklund, har i artiklen "Etnologi" i *Den Store Danske Encyklopædi* på udmærket vis beskrevet den som "et kulturfag; fagets brede kulturbegreb handler i sidste instans om, hvordan virkeligheden opfattes, og hvordan mennesker søger at skabe orden og forståelighed i deres verden. Kultur består af ideer om, hvad der er sandt og usandt, rigtigt og forkert, smukt og grimt, men også af de måder, hvorpå sådanne normer kommer til udtryk", f.eks. i de ting, vi omgiver os med.

Med det daglige liv i centrum skulle man tro, at erfaringer med sygdom og sundhed og opfattelser af de to ting måtte falde ind under etnologiens interesseområde. For det første fordi sundhed og sygdom hører til dagliglivet og til menneskelivets grundlæggende vilkår. For det andet fordi begreberne sundhed og sygdom har spillet væsentlige roller i menneskenes søgen efter – med Stoklunds ord – "at skabe orden og forståelighed i deres verden", hvad de følgende kapitler forhåbentlig til fulde vil vise.

Underligt nok har den danske etnologis interesse for sundhedsforhold, sygdomsbehandling og sundhedsopfattelser indtil for nylig været temmelig beskeden. Når etnologer har beskæftiget sig med området, har de især rettet blikket mod folketroen, de kloge folk, kvaksalverne; tilsyneladende ikke sjældent med en forkærlighed for det kuriøse: de mærkelige og helst lidt appetitlige kure og husråd fra gammel tid. Der er dog undtagelser, og til dem hører de gode og dækkende oversigter i *Dagligliv i Danmark*[6]. I de senere år har der været en voksende interesse i faget for sundhed og sygdom: for begrebshistorie, helsebevægelser, hygiejnehistorie og for lægelige tolkninger af det syge og det sunde, det normale og det unormale – hvad også denne bog er udtryk for. Det er en tendens, der også har kunnet ses i en lang række andre humanistiske fag, som inden for de sidste ca. ti år har kastet sig over at se medicinhistorien i et bredt kulturelt perspektiv; over at se på hele den samfundsmæssige og kulturelle kontekst for historien om sygdom og sundhed og for den medicinske viden og behandlingsprocedurer – så meget, at man med god ret kan tale om en humanistisk sundhedsforskning.

Denne forskning, som ofte har været af et tværfagligt tilsnit, har haft flere tyngdepunkter; dels forsøg på at skrive historie fra de syges synsvinkel, dels studier af sundheds- og sygdomsbegreber. Der har været en interesse for også at beskæftige sig med andre behandlergrupper end lige netop læger, og ikke mindst har mange vendt sig mod den moderne rationalitets bagside – eller i al fald kritisk villet analysere dens konsekvenser[7].

Etnologien, folket, eliten

Temaet for denne bog er opfattelser af sundhed og tolkninger af menneskelivet. Den handler om opfattelser, som de er kommet til udtryk hos – fortrinsvis – veluddannede skribenter, ofte tilhørende samfundets elite. Den handler altså ikke om særligt folkelige begreber om sundhed – jeg søger ikke bagom den legitime, velformulerede, lægelige viden mod en mere folkelig, sværere tilgængelig opfattelse af sundhed, skjult bag kilderne.

---

[6]Steensberg, red: *Dagligliv i det 19. og 20. århundrede* bd. I og *Dagligliv i det syttende og attende århundrede* bd. I-II.

[7]Se til dette sidste f.eks.: Vallgårdas disputats om det danske sygehusvæsen:*Sygehuse og sygehuspolitik*, Rosenbecks om medikaliseringen af kønnet – eller snarere kvinden: *Kvindekøn* og *Kroppens politik*, Kirks om medikaliseringen af alderdommen: *Da alderen blev en diagnose* og Rønn og Kirkebæks arbejder om åndssvageforsorg og degenerationsteorier i hhv.:*'De fattige i Ånden'* og *Da de åndssvage blev farlige*.

I etnologien har begrebet 'folk' ellers været centralt. For den tidlige etnologi (eller folkelivsforskning) var folket forskningsgenstand, og det blev i særlig grad bønderne og fiskerne, der kom til at fremstå som folkets egne repræsentanter; folk, som levede et liv, som i så høj grad som muligt var forskelligt fra det elitære, urbane, kosmopolitiske, lærde liv, som videnskabens udøvere i vidt omfang selv repræsenterede. Det havde jo også været folket i denne forstand, som det 18. århundredes fysiokrater havde ment var de virkelige producenter, og som det 19. århundredes romantikere havde ment besad folkesjælen længst. I den tidlige etnologiske forskning kom folkekulturen til at stå som noget forholdsvis selvberoende – og noget på sin vis hævet over det tidslige: folket levede sit eget liv trods staternes omvæltninger og andre begivenheder på kulturens overflade.

Denne dualisme mellem folk og elite er draget i tvivl af nyere tendenser i etnologien. For det første er elitekulturer nu i højere grad blevet del af etnologiens interessefelt – vel at mærke ikke blot som isolerede kulturvariationer, men i deres gensidige betingelsesforhold til det øvrige samfunds livsformer og strukturer. For det andet er der en øget opmærksomhed mod relationen mellem stat og folk, som vi ikke længere kan se som et simpelt modsætningsforhold, hvor staten optræder næsten udelukkende som et forstyrrende element i kulturhistorien, der ind imellem som med et mere eller mindre brutalt hug griber ind i folks eget forholdsvis selvberoende liv. Staten har altid hentet sine betingelser fra 'folkekulturen'; den har været en del af hele dens kontekst. Og omvendt har vi sværere og sværere ved at se folket som selvgroet, ægte, urfolkeligt og ubesudlet af storsamfundet. Vi kan ikke længere regne med, at en sand folkelig kultur og en elitær kultur eksisterer relativt uafhængigt af hinanden. At dette også er en tendens uden for den danske etnologi, viser de standende debatter i den nyere kulturhistorie og i postmodernismens problematisering af forholdet mellem masse- og finkultur[8], ligesom dette tema også er blevet taget op i forbindelse med studier af 'folkemedicin' og 'popularisering'[9].

---

[8]F.eks. hos Chartier: *Cultural History*, Darnton: *The Great Cat Massacre* eller Huyssen: *After the Great Divide*.
[9]Blandt mange eksempler kan nævnes Ramsey: *Professional and Popular Medicine*, R. Porter: *Laymen, Doctors, and Medical Knowledge* og Wear: *The Popularization of Medicine*.

Etnologiens genstandsfelt er i så henseende blevet mere nuanceret. Og hvor den tidligere etnologi efter at have fokuseret på kulturens materielle side især rettede blikket mod adfærdsmønstre og social organisation, så vil man nu også se på opfattelser, begreber, verdensbilleder og diskurser. Det indebærer også, at etnologien fra at have haft en interesse for folket nu også har fået en interesse for interessen for folket, og dermed i højere grad er begyndt at reflektere over sin egen rolle i historien.

Kroppen i kulturforskningen

1980'erne og det, vi indtil nu har set af 1990'erne, ser ud til at have haft en meget stor interesse for kroppen, dens udseende og metoder til at ændre og forme den. "Nu", skriver f.eks. idrætshistorikeren Niels Kayser Nielsen om 1980'erne[10], "kom kroppen for alvor på banen" i hverdagslivet, idrætten og medierne. Men kropsboomet er også slået igennem i forskningen. I de senere år er der inden for både historie- og samfundsvidenskaben taget skridt til etablering af særlige forskningsfelter: der er kommet en egentlig kropshistorie og -sociologi. Ofte fremføres det, at vi står i en postmoderne mangel på entydige formler for tilværelsen, og kroppen bliver så den (nærliggende!) meningsskabende størrelse[11], hvad der kan være megen rimelighed i. Andre forskere peger mere konkret på, at grænserne mellem det naturlige og det sociale er under nedbrydning, f.eks. i nye medicinske behandlingsmetoder, forplantningsteknologi, genteknologi og transplantationsteknik. Jo større grad af intervention, videnskaben muliggør, jo mere usikker gør den vor viden om, hvad kroppen egentlig er, og dermed bliver den genstand for vores voksende interesse, hævder kropssociologerne Turner og Shilling[12]. Også forbrugskulturen har efter nogle (forbrugs)teoretikeres mening sat fokus på kroppen, fordi det først og fremmest er med kroppen, vi forbruger[13].

---

[10] i Nielsen: *Mr. Fatman*.
[11] Bette: *Körperspuren* s. 27ff og Shilling: *The Body* s. 2.
[12] Turner: *Kroppen i samfundet* s. 41, Shilling: *The Body* s. 35-36.
[13] Se f.eks. Turner: *Kroppen i samfundet*, Shilling: *The Body* og Featherstone: *Kroppen i konsumtionskulturen*.

At gøre kroppen til et eget objekt for kultur- eller samfundsforskning er altså et relativt nyt fænomen. Roy Porter har i en oversigtsartikel om kropshistorien hævdet, at kropshistorien indtil for nylig har været forsømt, fordi vi stadig bærer på en arv fra Descartes, som diskvalificerer kødet i forhold til ånden. Han øjner nu dybtgående kulturelle ændringer, som kan ophæve denne dualisme (bl.a. forbrugerkapitalisme og feminisme), så en egentlig kropshistorie kan etableres[14]. Omtrent det samme siger Turner om sociologien: kroppen har stort set været fraværende i den samfundsvidenskabelige tænkning, fordi man har godtaget den cartesianske skelnen mellem krop og sjæl og villet gøre dem til genstand for to adskilte discipliner: henholdsvis natur-/lægevidenskaben og åndsvidenskaberne.

Nu kan man måske nok diskutere, om det ikke forholder sig næsten omvendt af, hvad de to forfattere siger om hver deres område. For når kroppen nu får plads i historien og sociologien, er det vel ikke så meget, fordi man har opgivet den cartesianske dualisme, som fordi man egentlig er i færd med at styrke den? Man mener at kunne studere kroppen, om ikke for sig selv, så dog med vægt på den, og mere end en rækken-tilbage til en før-cartesiansk tilstand, er det måske udtryk for den moderne opsplitning og fragmentering. Det er nok rigtigt, at kroppen som forskningsområde har været forsømt (som Porter hævder), men næppe, at den har været fraværende (som Turner hævder). Kroppen har altid været med både i historien og sociologien alene i kraft af, at den er den menneskelige eksistens' betingelse. Man kunne derfor snarere med Shilling tale om kroppen som en 'fraværende tilstedeværelse' i forskningen. Fraværende, fordi hverken sociologien eller historiefaget indtil for nylig har fokuseret på det legemliggjorte menneske som vigtigt objekt i sig selv. Tilstedeværelse, fordi kroppen dog implicit altid var tilstede, fordi den jo er bærer af de ting, human- og samfundsvidenskaben studerer[15].

Når det gælder sociologien, kan det godt være, at kroppen ikke fremstår som studieobjektet, men den er jo dog alligevel med, når

---

[14]R. Porter: *History of the Body*.
[15]Shilling: *The Body* s. 19-23.

f.eks. Max Weber skriver sin rationalitetshistorie, fordi det, når alt kommer til alt, især er kroppen, der rationaliseres. Eller når Norbert Elias skildrer civilisationshistorien, hvor kulturen i høj grad også er kropslig. I hele Elias' civilisationsproces lægges menneskets kropslige væren i stadig snævrere rammer, som tiden går. Ændringer på det allermest almene, statslige plan sætter sig igennem på det individuelle, kropslige plan. Det er nok imidlertid rigtigt, som Shilling gør opmærksom på: når man ikke har studeret kroppen i sig selv, har der været en tendens til, at den kommer til at fremstå som et naturligt, præsocialt fænomen[16] – hvad der også er tendens til hos Elias. Hos ham kan man spore en tilbøjelighed til, at den menneskelige driftsnatur tages for givet, og hans startpunkt, den tidlige middelalder, fremstår som nærmest før-kulturel, ukontrolleret. Selv modarbejder Elias dog denne tendens i sit eget værk og slår fast, at der intet nulpunkt er for civilisationen; kroppen er en ufærdig biologisk og social enhed, som altid må formes af kulturen.

Andre sociologer kunne trækkes frem, så at hævde, at kroppen er ganske fraværende i samfundsvidenskaben, er ikke helt rigtigt. Og så har jeg endog ikke nævnt de enkelte, men vigtige samfundsforskere, der som Mary Douglas mere eksplicit har taget sig af kroppen[17]. Ej heller har jeg diskuteret de kulturforskere, der som sociologerne Marcel Mauss eller Pierre Bourdieu har peget på, at kulturen er legemliggjort – at den er kommet så meget ind under huden på os, at den er blevet en del af vores krop[18].

Inden for historieskrivningen er det ligeså rigtigt som inden for sociologien, at der er store dele af forskningen, der ikke har viet kroppen særlig opmærksomhed. Kroppen har dog haft sin plads i visse dele af historiefaget – nemlig som en vigtig biologisk størrelse. Det gælder dels for Annales-skolen og dens beslægtede, som har været optaget af sygdommene, føden, lugten, seksualiteten, døden, sulten osv., dels for den historiske demografi, som jo har beskæftiget sig med selve grundparametrene i den kropslige eksistens: fødsel og død.

---

[16]Samme s. 25.
[17]i Douglas: *Naturlige symboler* og *Purity and Danger*.
[18]Mauss: *Les techniques du corps* og Bourdieu: *Distinction*.

I den danske etnologi kan man formodentlig også bedst karakterisere kroppens rolle som en 'fraværende tilstedeværelse'. Opmærksomheden i faget har i perioder næsten udelukkende været rettet mod andre emner, og dog kan man ikke hævde, at den har ført en ganske hensygnende tilværelse. Interessen for kroppen kan føres langt tilbage: den store danske kulturhistoriker, Troels-Lund, havde ingen særlig berøringsangst over for kroppen, da han for omtrent 100 år siden skildrede *Dagligt Liv i Norden i det sekstende Aarhundrede*. Her skriver han ufortrødent om sengeskikke, om badstuer og vask, om sygdomme og død, om usædelighed og ægteskabeligt samliv – på en måde, som vel stadig må stå som et flot eksempel for kulturforskere med smag for kroppens historie. Men det var også karakteristisk, at den samtidige tyske politiske historiker D. Schäfer forarget kritiserede Troels-Lund for, at hans emne ikke var "hine aandelige og sædelige Rørelser, der som en guddommelig Arvelod lever i Mennesket, men Tilfredstillelses-Formerne for alle de lavere Fornødenheder, der har hjemme i det menneskelige Væsens dyriske Del"[19]. Netop etnologiens interesse for menneskelivets 'dyriske Del' har ikke tilladt kroppen at blive aldeles væk: der har i almindelighed været en interesse for kropsnære ting som renlighed, føde og klæder. Og selvom kroppen netop i megen af denne forskning har været en 'fraværende tilstedeværelse', så står det dog i almindelighed klart, at det kultiverede menneske ikke mindst er en kultiveret krop[20].

Det er dog begrænset, hvad kropssociologien og -historien eller den 'fraværende tilstedeværelse' af en krop i etnologien har kunnet bidrage med til en undersøgelse som denne af sundhedsoplysningen i historien. Ser man på, hvad der er skrevet om sundhedslitteraturen i historien, har emnet især har været behandlet inden for rammerne af medicinhistorien. En undtagelse er kropssociologen B.S. Turner, som har arbejdet en del med diæten (hvormed han mener kosten) som en rationalisering af kroppen[21]. Forklaringsmodellen er hentet fra Webers

---

[19]D. Schäfer, citeret i Troels-Lund: *Dagligt Liv i Norden* bd. I, s. iv-v.
[20]Se f.eks. Frykman og Löfgren: *Den kultiverade Människan*.
[21]Turner: *Kroppen i samfundet* s. 109-14; *Regulating Bodies* s. 177-95; *The Rationalization*; *The Discourse of Diet* og *The government of the body*. En anden nævneværdig undtagelse er

rationalitetshistorie, og Turner øjner en lige linje fra en religiøs askese, som skulle regulere lidenskaberne, til en nutidig, sekulær askese, som skal skaffe sundhed. Diæten bliver et parallel-fænomen til Webers protestantiske etik og forholder sig på samme måde til den kapitalistiske ånd som denne. Diætlæren ser Turner nemlig som en disciplinering passende for kapitalismen. Turners fortolkning af diæten som askese, rationalisering og led i en social kontrol er imidlertid alt for snæver en fortolkning, som næppe tilføjer noget nyt, men tværtimod afskærer os fra at se fænomenet i dets fylde. Forstår man diætforskrifterne alene som kropsfornægtelse, har man kun forstået en del af fænomenet – og slet ikke dets fascinationskraft.

En klassisk medicinhistorie

Emnemæssigt kan denne bog siges at færdes i grænseegnene mellem flere faglige tilgange, også selvom perspektivet hele tiden er det etnologiske. Og selvom også kropshistoriske og -sociologiske tilgange har virket som inspiration på mit arbejde, er det som nævnt i særdeleshed den medicinhistoriske tradition, man må forholde sig til, når man studerer gode råd til den sunde levevis, fordi det er inden for medicinen, at sundhed og sygdom især har været behandlet. I det sidste årti er der da også sket en bevægelse i medicinhistorien (blandt andet under indtryk af den nyere kropshistorie), der har gjort den mere relevant for etnologien. Lægevidenskab og behandlingsmetoder, sundhedsforhold og sygdomserfaringer ses nu oftere i en bredere kontekst, som mere falder ind under kulturhistoriske fags interesseområder.

I sin klassiske skikkelse var det ikke den store interesse, medicinhistorien påkaldte sig fra kulturhistorikeres side. Ganske vist beskrev Troels-Lund allerede for 100 år siden *Sundhedsbegreber i det 16. Aarhundrede* og gjorde dermed rede for datidens medicinske teorier, men i det var han temmelig enestående. Den ældre, traditionelle eller klassiske medicinhistorie var – eller er, for den skrives jo endnu – især

---

den svenske idehistoriker R. Qvarsells gode oversigt: *Hälsan och det naturliga livet*, som beskriver sundhedsopfattelser som knyttet til forestillingen om det gode liv siden antikken.

historie skrevet af læger for læger om læger[22]. Den var båret frem af en tro på fremskridtet; på at videnskaben udvikler sig ved, at der til stadighed sker en akkumulation af viden, så man efterhånden får renset overtro og gamle fordomme væk og står tilbage med den uhildede erfaring af virkeligheden. Gradvis kommer man tættere til sandheden; til sidst kan man direkte erfare virkeligheden, som den virkelig er. Denne historieskrivning tager ofte form af det, man på engelsk og fransk grund kritisk betegner som 'hagiografier': helgen-levnedsbeskrivelser; for det er store mænds store opdagelser, der står i centrum. Skildringerne bliver ofte enten den rene hagiografi (en bestemt persons videnskabelige landvindinger), eller det bliver studier af et givet medicinsk speciales historie: historien om, hvordan videnskaben gradvis får mere hold på tingene, vinder i effektivitet og sikkerhed og til sidst får empiri og medicinsk praksis til at passe sammen, sådan at sygdomsentiteter hører sammen under et bestemt speciale – som om dét var det naturligste af verden. Eller historien afgrænses ved hjælp af den enkelte sygdom, og man følger en sygdoms fremkomst af det uigennemsigtige mørke frem i lyset: til den rette betegnelse, den rette teori om sygdomsårsagen og den rette behandling. Udviklingshistoriens facit er som regel givet; for det er vor tid og vor måde at se tingene på[23].

Medicinhistorien har ofte haft et bevidst professionspolitisk element. I 1903 kunne man i tidsskriftet *Bibliothek for Læger*[24] læse en artikel af lægen og medicinhistorikeren Julius Wiberg med titlen "Om Studiet af Medicinens Historie og den historiske Medicin". Her redegør Wiberg for sit syn på medicinhistorien og for, hvorfor den efter hans mening burde være en del af lægeuddannelsen. Medicinhistorien, skriver Wiberg, burde handle om det videnskabelige niveau i forskel-

---

[22]Jfr: R. Porter and Wear: *Problems and Methods*.
[23]Til denne klassiske medicinhistorie – og kritikken af den – se Webster: *The Historiography of Medicine*, Clarke: *Modern Methods*, R. Porter & Wear: *Problems and Methods*, Leavitt: *Medicine in Context*, Johannisson: *At tage pulsen*, oversigten i samme: *Medicinens öga* samt Bonderup: *Lægestanden i historiografien*, som særligt gør noget ud af professionsdebatten. Se i øvrigt oversigten over nyere dansk medicinhistorie i Vallgårda: *Review Essay*.
[24]8.rk, 4. bd, s. 113-124. Jeg takker Heidi Kyhl for henvisningen.

lige perioder og skildre de lægers liv og virksomhed, som havde tilført videnskaben noget væsentligt nyt. Medicinhistoriens betydning lå for ham i, at den kunne skabe "det brede, almene dannelsesgrundlag, som den sande Læge ikke bør være foruden". Den gav, mente han, lægerne et moralsk grundlag for den lægelige virksomhed og gjorde lægen åndeligt rigere til gavn for både læge og patient. Wiberg kunne derfor kun beklage, at medicinhistorien i den grad var et forsømt fag; at den blev behandlet, som han siger, som en skifting eller et åndssløvt familiemedlem.

Faktisk havde det allerede fra midten af det 19. århundrede været almindeligt at se medicinhistoriens berettigelse i, at den skulle mane til selvbesindelse for faget. Den skulle tilskynde til professionsfølelse gennem et kendskab til "Videnskabens og Kunstens Udviklingshistorie" (Wibergs ord), modvirke den lidt skræmmende materialisme i lægevidenskaben og indgyde de studerende en professionel identitet, idealisme og fremskridtstro. Den skulle give dem fornemmelsen af at tilhøre en stand, hvad historieskrivningens biografiske og hagiografiske indretning var særligt egnet til – fordi den fremstillede historiens store personligheder som eksempler til efterfølgelse[25].

Dette professionspolitiske element i medicinhistorien kunne kun understøtte det, at forholdet mellem lægevidenskab og samfund blev præsenteret som noget ganske uproblematisk. Tingenes tilstand blev set som det foreløbige toppunkt; det punkt, videnskaben i århundreder og årtusinder havde bevæget sig henimod – og vel at mærke blev denne tilstand set som resultatet af en omkostningsfri udvikling. Medicinhistorien kom dermed til først og fremmest at bekræfte status quo.

Med til historien hører også, at medicinhistorien i sidste del af forrige århundrede og begyndelsen af dette befandt sig i en tid, karakteriseret af en voldsom tiltro til fremskridtet, til (natur-)videnskaben og til den lægelige autoritet. Så meget, at man som medicinhistorikeren Julius Petersen i 1876 kunne fæste lid til, at trods det, at den almindelige viden om hygiejne og sundhed forekom begrænset, ville der "komme en Tid, hvor den praktiske Medicins Ordfører vil

---

[25]Jfr. Schmiedebach: *Reflections*.

blive en ikke mindre nødvendig Stats- og Samfundsmyndighed end nu Præsten og Dommeren, og hvor tillige Medicinens Grundprincipper ville optages saaledes i den almindelige Bevidsthed, at denne Videnskab kan blive, hvad den burde være, den populæreste af alle Videnskaber..."[26]. Fremskridtstroen og den naturvidenskabelige verdenstolkning måtte også sætte sit præg på medicinhistorien.

Et illustrativt eksempel på denne type historieskrivning er Edvard Gotfredsens omfangsrige, indholdsmættede og meget nyttige bog *Medicinens historie*, som om nogen er blevet den danske grundbog på området. Værket behandler de systemer og ideer, der til forskellig tid har domineret medicinen (det gælder datiden, for nutiden har, efter bogen at dømme, lagt spekulationerne bag sig). Den handler om de ting, allerede fortidens medicin kunne, og som nutiden har vist sande, og især handler den om store lægers grundlæggende indsats inden for forskellige medicinske specialer. Ikke underligt er der ikke blevet megen plads tilbage i Gotfredsens bog til sundhedsvæsnets historie, f.eks. sygekasserne (som levnes ½ side) eller sygeplejen (1½ side – begge dele ud af bogens i alt 593 tekstsider). Også den praktiske lægekunsts diagnose og behandling – i det hele taget mødet mellem læge og patient – får i Gotfredsens værk en meget sporadisk behandling. Om det 18. århundrede, som nærværende bog især har fokus på, har han ikke meget at berette desangående; måske fordi han slet og ret ikke mener, at der endnu er så megen fornuft i den, at man kan sige særlig meget om den. Af de 85 sider om det 18. århundredes lægekunst handler kun de fem om behandlingsmetoder. Gotfredsen fokuserer her på alt, hvad vi – retrospektivt – kan se, at det 18. århundrede endnu ikke havde: "Stetoskopet var endnu ikke opfundet, perkussionen [en undersøgelsesmetode, som består af bankning og vurdering af resonanslyden] benyttedes ikke, lægetermometeret var en raritet, og kemiske urinanalyser var ikke indført i klinikken. De væsentligste støttepunkter for diagnosen var anamnesen [sygehistorien, som patienten fortæller den] og patientens subjektive symptomer..."[27], som for Got-

---

[26]Petersen: *Hovedmomenter* s. 345.
[27]Gotfredsen: *Medicinens historie* s. 303.

fredsen tydeligvis ikke rigtigt kan danne basis for en egentlig videnskab. Beskrivelsen giver intet billede af, hvordan mødet mellem læge og patient foregik; hvad lægen faktisk foretog sig. Den beskriver kun en mangelsituation – nemlig en forskel fra og en mangel på den moderne situation. Gotfredsen ser ikke, at det for 1700-tals-lægen ikke nødvendigvis var et spørgsmål om, at han ikke kunne andet, men at han ikke ville andet. For Gotfredsen som for så mange andre repræsentanter for medicinhistorien i sin klassiske form har erkendelsesinteressen kun én – naturlig og nødvendig – retning, og han gør ikke forsøg på at forstå den særlige logik og erkendelsesinteresse i datidens lægekunst.

Bestræbelserne på at få befolkningen til at leve et sundt liv ofrer Gotfredsen endnu mindre interesse på. Diætetikken (den sunde levevis) optræder således kun sjældent, og det korte afsnit om 'hygiejne', som udelukkende omhandler den offentlige og ikke den private hygiejne, er nærmest sat til som et appendiks. Tyngdepunktet for denne historieskrivning ligger nemlig ikke på det hverdagslige, men på videnskaben – ikke på dens kontekst, men på dens opdagelser og opfindelser, på dens iboende udviklingskraft og dens fornemmeste repræsentanter.

En social medicinhistorie
I 1985 publicerede den engelske medicinhistoriker Roy Porter en siden meget citeret artikel med titlen *The Patient's View, Doing Medical History from Below*. Porter benyttede sig dermed af devisen for en 'history from below' fra den socialhistorie, som i løbet af 1960'erne var slået igennem i Storbritannien såvel som andre steder. Socialhistoriens intention var at vende perspektivet og gøre almindelige menneskers syn på tingene til genstand for undersøgelser. I forlængelse heraf slog Porter med sin artikel til lyd for en medicinhistorie, der tog patienternes synsvinkel og som tog udgangspunkt i deres erfaringer med sygdom, lidelse og behandling.

I den tidligere medicinhistorie havde patienterne nemlig været bemærkelsesværdigt fraværende, hvis det da ikke lige var for de enkelte, der blev berømte, fordi de var særlig spændende som studieobjekter.

Hos Gotfredsen, som her endnu en gang kan stå som repræsentant for tendensen, kommer patienterne kun enkelte gange på tale – og da som særlig interessante tilfælde, f.eks. den amerikanske pelsjæger Alexis St. Martin, som en gang i midten af forrige århundrede blev skudt i maven, men overlevede. Hans sår groede imidlertid ikke ordentligt sammen, men efterlod et hul ind til indvoldene, så man med det blotte øje kunne følge med i, hvad der foregik derinde. Martins hul blev brugt til at se (i bogstaveligste forstand) på forskellige fødemidlers fordøjelighed og mavesaftens virkning, og han var mere eller mindre under stadig observation i syv år. Her var altså en patient, der kunne bidrage til videnskabens udvikling.

I modsætning til den klassiske medicinhistorie var det Porters intention at bringe patienterne (eller måske rettere de syge) frem i lyset, og hans artikel kom nærmest til at markere begyndelsen til en ny medicinhistorie. Allerede tidligere havde der imidlertid været forsøg på at skabe en social medicinhistorie. I 1930'erne insisterede en række samfundsengagerede og politisk aktive medicinhistorikere på det amerikanske Johns Hopkins Universitet på at se læger og lægekunst i en samfundsmæssig kontekst; at se på lægekunstens sociale, politiske og ideologiske konsekvenser og betingelser. Således f.eks. lægen Henry E. Sigerist, som bl.a. i arbejder som *The Philosophy of Hygiene* beskrev de idéhistoriske og sociale betingelser for den offentlige sundhedspleje; lægen og etnografen Erwin Ackerknecht, som så den medicinske videnskab i sammenhæng med dens politiske, sociale og kulturelle omstændigheder[28], eller lægen og historikeren George Rosen, som i sine forskellige arbejder i endnu højere grad betonede det sociale aspekt ved lægevidenskaben[29]. For disse forfattere var der ikke tvivl

---

[28]Typisk herfor er artiklen *Anticontagionism between 1821 and 1867*, som drejer sig om, hvordan den videnskabelige diskussion farvedes af periodens liberalisme, som gjorde smitteteorien til en næsten umulig konstruktion, fordi den ikke kunne forenes med den frie handel, men krævede restriktioner og karantænebestemmelser.

[29] Se f.eks. artiklen *What is Social Medicine?*, hvor han undersøger socialmedicinens tidligste repræsentanter, eller *Cameralism and the Concept of Medical Police*, hvor temaet er den offentlige hygiejnes sammenhæng med sociale, politiske og teknologiske forhold. Se i øvrigt til Johns Hopkins-traditionen f.eks. Johannisson: *Medicinens öga* og Fee & Morman: *Doing History*.

om, at medicinen er en social videnskab og medicinhistorien dermed en social historie.

Johns Hopkins-traditionen og dens udløbere fokuserede dog stadig, som så mange havde gjort, på den videnskabelige udvikling. Det handlede fortsat ikke ret meget om det lægepraktiske; det som vedrører diagnose, behandling, læge-patientforholdet og sygdomserfaringer – og løfterne om en social medicinhistorie blev derfor ikke helt indfriet. Medicinhistorien vedblev at have læger og den lægelige profession som det selvfølgelig objekt – og ikke deres patienter eller andre typer af behandlere og plejere. Bruddet med den forrige historieskrivning var måske derfor ikke så stort.

Da socialhistorien i 1960'erne fik sit gennembrud i det meste af den vestlige verdens historievidenskab, skulle historien ses nedefra. Det skulle ikke længere være en isoleret politisk historie, men en historie om de almene strukturer; ikke en begivenhedshistorie, men en historie om samfundets grundliggende stukturer eller hverdagslivets subjektive erfaringer[30]. Skiftet i historieforskningen skete blandt andet under indtryk dels af marxismen, som netop ville en strukturhistorie, dels af den franske Annales-tradition, som også vendte blikket mod strukturer, hvad enten det var samfundsmæssige eller mentale strukturer, og endelig betød den øgede interesse for den historiske demografi en opmærksomhed mod menneskets biologiske, men historisk bundne, eksistensform.

Også i medicinhistorien gjorde de nye tendenser sig gældende, og fra begyndelsen af 1970'erne blev det et mål for en ny generation af medicinhistorikere at få medicinhistorien løsrevet fra, hvad den opfattede som lægernes skjulte, professionspolitiske propaganda. Den hidtidige forskning blev kritiseret for at være bagstræberisk og konservativ: for at være en historieskrivning, som ikke kunne andet end bekræfte status quo: det fornuftige og naturlige i udviklingen i lægestand og sundhedsvæsen – en historieskrivning, som ingen spørgsmål

---

[30] Se hertil oversigten over historiefaget i Iggers: *Moderne historievidenskab* eller Floto: *Historie*.

stillede til sin nutid[31]. Ytringer fra flere sider gav næring til bevægelsen i retning af en social medicinhistorie. Demografen og socialmedicineren Thomas McKeown vakte opsigt og gav stødet til en stadigt standende debat, da han med demografisk materiale mente at kunne påvise, at det ikke så meget var lægevidenskaben som den almene levevilkårs forbedring, kloakering og hygiejne, der var årsag til de sidste 100-200 års øgning i middellevetiden, hvad der jo var en kategorisk afvisning af den tidligere tolkning af medicinhistorien. En anden forfatter, Ivan Illich, provokerede med sine opfattelser af, at sygdomme i det moderne samfund slet og ret var produceret af sundhedsvæsenet selv, og den franske filosof Michel Foucault hævdede, at lægevidenskabens funktion ikke kun var omsorg, men også overvågning af samfundsborgerne. Alt sammen noget, der gav genlyd i debatten.

Forventningerne til en socialhistorie blev dog først rigtigt indfriet med etableringen af det britiske Wellcome Institute for the History of Medicine, skabt for midler skænket af den hovedrige og medicinsk, medicinsk-historisk og etnografisk interesserede medicinalproducent Sir Henry Wellcome. Da det medicinhistoriske institut omkring 1970 i formel og økonomisk forstand blev skilt fra sin tilknytning til medicinalfabrikken Wellcome, blev det efterhånden til et centrum for den nye historieskrivning. Historien skulle nu ikke længere kun være en historie af læger for læger om læger – den skulle tage de syges perspektiv, se på læge-patientforholdet i historien, sygdoms- og sundhedsopfattelser, de syges reaktioner på deres lidelser, og den skulle se på alle de mange andre typer af behandlere, der i tidens løb har taget sig af de syge: kloge folk, bensættere, omvandrende handlende, stærstikkere, brok- og stensnidere, okulister, empirikere osv. osv.

Den vel mest fremtrædende af denne generation af Wellcome-forskere er den allerede omtalte, uhyre produktive Roy Porter, som har kastet sig over en række problemstillinger på området, og netop hans arbejde kan illustrere både nogle af perspektivets muligheder og nogle af dets begrænsninger. Porter haft til hensigt at skrive en historie, som skulle handle mere om folks hverdagslige erfaringer med

---

[31] se hertil f.eks. Webster: *The Historiography*. Charles Webster har været blandt de fremmeste kritikere af den traditionelle medicinhistorie.

sundhed og sygdom end bare om væksten i indsigt – altså en historie, som kan siges at bevæge sig i retning af etnologiens interesseområde. Hans forslag i artiklen *The Patient's View* til en radikal kursændring indebærer, at medicinhistorikerne skal have fat på andre kildetyper end dem, de plejer at bruge. Han taler for, at de i stedet for at holde sig til den lægelige, videnskabelige litteratur bør tage udgangspunkt i dagbøger og breve, opskrifter og ordsprog, som de syge selv har sat deres mærke på. Et udgangspunkt i de syges erfaringer vil vise, at de historisk set kun sjældent har søgt hjælp for deres lidelser og endnu sjældnere lægehjælp. Det gælder om at studere de forskellige typer behandlere – uden på forhånd at gøre lægen til videnskabsmanden og de andre til kvaksalvere og fortidige levn. Porter vil altså se på 'The Patient's View' og dermed skrive 'History from Below'. I bøger og artikler som *Laymen, Doctors, and Medical Knowledge in the Eighteenth Century*, *In Sickness and in Health* og *Patient's Progress* (de sidste to skrevet sammen med Dorothy Porter) har Porter leveret spændende bidrag til vores viden om datidige forhold, især i det 17.-18. århundrede. Her bliver forskellige personers erfaringer med sygdom og sundhed oprullet for os. Vi får at vide, hvad de gjorde i tilfælde af sygdom, hvordan de tolkede sygdom, og hvordan de så på læger og andre behandlere. Og ikke mindst, begynder vi at forstå, at det forholder sig sådan, som åbningsreplikken i bogen *In Sickness* meddeler os: "In the world we have lost, sickness was a constant menace" – hvad der aldrig bør lades ude af betragtning, når datidige forhold studeres.

Men 'History from Below' er det nu ikke – i hvert fald ikke, hvis man dermed forstår en historie set nedefra i samfundshierarkiet. For det første fordi de mennesker, Porter får i tale i sine bøger, så afgjort tilhører en elite. I artiklen *The Patient's View* giver han således tre eksempler – alle fra det 17. århundrede – på, hvordan vi ved at bruge dagbøger kunne lade historiens patienter komme til orde: både embedsmanden Samuel Pepys, præsten Ralph Josselin og købmanden William Stout har nedfældet beretninger om deres sygdomme. Imidlertid er problemet åbenlyst. Skal vi tage udgangspunkt i de kilder, de syge har efterladt sig, står vi først og fremmest tilbage med de folk, som skrev dagbøger og breve – og dermed er der allerede sket en ganske betragtelig udtynding af materialet. Almue er det ikke. Det er dog ikke mange steder, Porter reflekterer over dette problem; f.eks. indrømmer Porter & Porter ganske vist i deres forord til *Patient's Progress*, at de fokuserer på den urbane middelklasse, men ellers skriver de bogen igennem slet og ret om, hvad 'folk' gjorde og hvad 'premoderns' mente, som om man kunne tale om førmoderne folk som én kategori. I andre bøger, f.eks. *In Sickness* er fællesbetegnelsen 'The Georgians' – undersåtterne under de fire kong George'r 1714-1830 – men også dét er udtryk for en tendens til at negligere de sociale og kulturelle forskelle. Der er hos Porter (& Porter) en tendens til, at kilderne får lov at tage overhånd (og måske ikke så underligt, for mange af dem er særdeles interessante). Resultatet er en akkumulering af kildesteder, hvor der ofte ikke skelnes mellem lægers og patienters syn på sagerne og endnu oftere ikke mellem forskellige befolkningsgrupper. Det bliver et homogent samfund både med hensyn til livsbetingelser og fortolkninger af sundhed og sygdom.

Der er også en anden grund til, at det ikke er 'History from Below', Porter skriver. Netop den medicinhistorie, han selv er en betydningsfuld del af, og som han har været en igangsætter for, har givet os vigtig viden om datidens læge-patient-forhold. Netop i den tid, der står i centrum for Porters interesse, var lægernes status lavere end deres overklasse-patienters. Det var nemlig næsten udelukkende samfundets øverste lag, der søgte den akademiske læge. Det er altså i endnu en forstand næsten snarere en 'history from above', der her skrives – paradoksalt nok netop fordi Porter tager udgangspunkt i patienternes syn og ikke i lægernes. Det rører dog ikke ved, at Porter og Wellcome-traditionen i almindelighed har bidraget med ganske betydelig viden om oplevelser og erfaringer med sygdom og sundhed i historien, om forholdet mellem læge og patient osv. – og i det hele taget det, som i angelsaksiske lande går under betegnelsen 'the medical market': det ofte uoverskuelige virvar af helbredere af enhver type, som har eksisteret så langt tilbage, nogen historiker kan komme. 'The medical market' er ganske vist en betegnelse, der er meget mere passende på det 17.-19. århundredes England og Amerika end på det allerede tidligt langt mere regulerede Danmark, selvom der også her var tale om en betydeligt mere åben struktur end senere i historien.

Netop i bestræbelserne på at skabe en social medicinhistorie har skrifter om sundhed været set som mulige kilder. Sundhedslitteratur og lægebøger er jo rettet mod menigmand, og flere forskere har anvendt dem som redskab til at skyde sig ind på, hvad folk i fortiden har gjort, når de blev syge, hvordan de har oplevet det at blive syg, hvordan de har fortolket sygdommene, og hvad de har gjort for at forebygge sygdom. En af dem, der har arbejdet i denne retning, er E. Perdiguero Gil, hvis afhandling måske er det arbejde, der emnemæssigt kommer nærværende studie nærmest[32]. Han indleder sin ph.d.-afhandling om sundhedslitteratur og lægebøger i oplysningstidens Spanien med at citere Porters opfordring til en medicinhistorie nedefra, og han trækker i sin indledende forskningsoversigt tre store medicinhistorikere frem: Sigerist, Rosen og Ackerknecht; alle tre ville de, som nævnt, skrive en historie, som ikke kun tog sig af de videnskabelige fremskridt, af den glorværdige akkumulering af viden gennem enkelte mænds genialitet eller af traditionelle, idéhistoriske diagnoser af tidsånden. Deres udlægning skulle være en, der tog sig af den faktiske medicinske praksis og dens sociale og etiske aspekter. Perdiguero vil skrive en historie, som skal være en socialhistorie om folks muligheder i en sygdomssituation og deres erfaringer med sygdom og behandling, og han ser sundhedsskrifter og lægebøger som vigtige kilder til et studie, som ikke bare skal handle om lægernes tankeverden, men se det fra de syges perspektiv. Han mener, at kun hvis man studerer de sundhedsoplysende skrifter som kilder til en sådan anden historie, får de egentlig kildeværdi.

Selvom Auguste Tissots *Avis au peuple* og William Buchans *Domestic Medicine*, hvad Spanien angår, blev næsten helt enerådende på området indtil langt op i det 19. århundrede, kan bøgerne imidlertid i sig selv næppe udsige ret meget om, hvem der efterspurgte bøgerne, hvem der læste dem, hvad folk brugte dem til, eller hvad folk ellers gjorde hverken for at opretholde deres sundhed eller for at behandle

---

[32]Perdiguero Gil: *Los tratados*.

sygdom. Når det kommer til stykket, handler Perdigueros afhandling da heller ikke om, hvordan de syge læste bøgerne eller iøvrigt brugte dem; det ville kræve helt andre kilder. Perdiguero begrænser følgelig undervejs i afhandlingen sin målsætning til at være en undersøgelse af, præcist hvilken viden lægerne ville give folk i hænde, hvilket vel vil sige, at han vil se på, hvordan lægerne opfattede almuen og derfor tænkte sig formidlingsprocessen måtte finde sted. Intentionen om en social medicinhistorie bliver hos Perdiguero stående ved enkelte, helt sporadiske forsøg på at sætte bøgerne ind i en større kontekst.

Perdigueros arbejde endte altså snarere som en undersøgelse af bøgerne i sig selv, selvom det begyndte som en 'Medical History from Below'. Roy Porter redigerede selv for nogle år siden en antologi om popularisering af medicinen. Også denne bog er udsprunget af Wellcome-interessen for en medicinhistorie, som ser på flere slags medicin og flere slags behandlere: en medicinhistorie, der tager de syges perspektiv. Antologien vil, for at belyse dette, se på spredningen af den etablerede medicin til et bredere publikum[33]. Allerede fra det 16. århundrede har man i England en ret stor mængde af populærmedicinske tekster, når ellers medregnes både bøger om sundhedens bevarelse og bøger med gode råd til behandling af sygdom – f.eks. de ret udbredte opskriftsbøger. Porter anskuer i sin indledning til antologien disse bøgers popularitet som en effekt af et samfund, plaget af sygdom og mangel på et effektivt sundhedsvæsen. Selvom man nu næppe skal regne med et sådant konstant, ahistorisk behov for medicinske tjenesteydelser – et naturligt niveau for accept af lidelse og efterspørgsel efter lægehjælp – er det imidlertid relevant nok at spørge, som Porter gør: hvad gjorde folk, når de mødte sygdom eller for at holde sig sunde? Porter må dog selv nå frem til en problematisering: vi kan ikke vide, i hvor høj grad bøgerne blev læst, og hvordan de blev det.

Det er da også noget helt andet end rekonstruktionen af sundheds- og sygdomsadfærd i forskellige befolkningsgrupper, Porter sigter mod i sit eget bidrag til antologien. Her handler det om forskellige tolkninger af den lægelige professions rolle. Emnet er en diskussion ført

---

[33]R. Porter: *Introduction*.

mellem tre fremtrædende britiske læger i slutningen af det 18. århundrede om, hvorvidt læger ville kunne undværes, når folk blev oplyste nok, og om patienterne kunne lære at helbrede sig selv, eller om læger altid ville være nødvendige for at kunne rådgive. Også de øvrige artikler i antologien må forholde sig kritisk til sundhedsoplysning som kilde til en social medicinhistorie. Forfatterne må trods intentionen om en 'history from below', konstatere, at skrifterne ikke kan oplyse særlig meget om deres faktiske brug og læsning.

Hos en forfatter som den franske mentalitetshistoriker Georges Vigarello er problemerne derimod evidente nok. Han har i bogen *Le sain et le malsain* fra 1993 villet undersøge det, han kalder sundhedspraksiser siden middelalderen – tilsyneladende i hele den vestlige verden. I denne, i øvrigt meget velskrevne bog, bliver en lang række kildetyper, derunder forskellige populærmedicinske skrifter, bragt i spil med hinanden. Der skelnes imidlertid ikke mellem brevenes, de demografiske datas eller sundhedsrådenes kildemæssige status; disse skriftlige dokumenter af forskellig slags bliver alle ret (kilde)kritikløst brugt som udtryk for den faktiske adfærd i befolkningen. Vigarello sondrer således ikke mellem den faktiske opdragelsespraksis og Rousseaus skrifter – eller mellem englændernes (betragtet *en masse*) indtagelse af grønsager og lægen W. Buchans råd om føden. Vigarello spørger ikke, hvad der skal få os til at tro, at rådene blev fulgt eller af hvem, hvorved hans bog får en noget usikker udsagnskraft trods sit righoldige, empiriske materiale.

Sundhedslitteraturen er ikke uproblematisk som kilde til viden om, hvad jævne folk har gjort for at holde sig sunde og behandlet sig med, når de var syge. Ganske vist kan man ud fra antallet af publikationer vide noget om, hvorvidt der har været en interesse for dem og dermed for sundheds- og sygdomsspørgsmål i det hele taget. Vi kan vide, at hvis en bog i en periode til stadighed er blevet genoptrykt, så må der have været nogle læsere – eller i hvert fald nogle købere – til den. Og vi kan ved at se på tekstens forskellige virkemidler skyde os ind på, hvad det er for en læser, forfatteren eller forlæggeren regnede med at have. Men vi kan ikke vide, om folk fulgte bøgernes råd, og i givet fald hvilke, eller om nogle mennesker kun læste bøgerne for underholdningens skyld – hvad der ikke er spor usandsynligt. Måske læste mange eller i al fald nogle af køberne slet ikke bøgerne, men brugte dem som en materiel genstand med magiske virkninger; eventuelt ved at placere bogen på det syge sted i håb om, at bogen i sig selv havde virkninger. Man kender også eksempler på, at en almanaklignende bog som bondepraktikaen, som bl.a. indeholder gode råd mod sygdomme hos såvel mennesker som dyr, men åbenbart også havde en vis magisk eller religiøs aura, slet og ret kunne anbringes i krybben hos den syge hest for derigennem at virke helbredende[34]. Det er altså ikke så ligetil at slutte fra bøgernes eksistens og form til, hvem de blev brugt af og hvordan. Men det betyder ikke, at bøgerne ikke kan benyttes til kilder til de forestillinger, de selv formidler; til hvordan bøgerne (eller forfatterne til dem) selv tænker sig sygdom og sundhed, og hvilke midler der tages i anvendelse for at formidle denne viden.

En 'ny' medicinhistorie
Nogle af de tendenser, der i de senere år har kunnet spores inden for fag som historie og antropologi (og dermed også i etnologien), og som har bragt disse fag tættere på hinanden, har også sat deres præg på videnskabs- og medicinhistorien. Inden for historiefaget er den interesse for en – ofte kvantificerende – socialhistorie, som kendetegnede særlig 1960'erne og '70'erne, til en vis grad blevet afløst af en interesse for *kultur*historien; hvad enten blikket nu rettes mod den tysk-italienske mikrohistorie, de franske 4. generations Annales-historikere eller mod den amerikanske 'new cultural history'. Fokus for interessen har rykket sig mere i retning af forgangne tiders (fremmede) forestillingsverdener og kulturelle koder, tænkemåder og symbolverdener, repræsentationer og sproglige udtryk. Indflydelsen fra antropologien har været markant i denne 'nye kulturhistorie', og også antropologer har i stigende grad vendt sig mod at dechifrere betydning: at blotlægge de kulturelle koder[35].

---

[34]Samme og L. Toft Andersen: *Bondens almanak*.

[35]Her er Geertz: *Thick Description* blevet en klassiker, som er kommet til at stå centralt også i den ny kulturhistorie.

Under de forskellige betegnelser gemmer sig mangfoldige tilgange
– som til stadighed blandes på ny. En af inspirationerne til nyorienteringerne inden for historie og antropologi er kommet fra litteraturanalyse og sprogteori; man har ligefrem talt om en lingvistisk vending
f.eks. blandt historikere; kilder er ikke (hvad man jo heller aldrig har
ment i historiefaget) utvetydige registreringer af det skete, men kildearbejdet og rekonstruktionen er heller ikke alene kritik, dvs. at rense
kilderne for det hændelserne uvedkommende. Kilderne har *deres* retoriske midler, *deres* litterære teknikker, på samme måde som selve
historieskrivningen har det.

Ligesom man har talt om en lingvistisk, har man også talt om en
retorisk vending. I mange sammenhænge er retorikken gået fra at have
været ugleset som enten tom snak eller demagogi til igen at blive fähig
i forskningens saloner. Fakta taler ikke for sig selv; de skal fortolkes,
idet de formidles. Og hvis sandheden på den måde erkendes som
noget, der ikke bare konstituerer sig selv, men som noget, der
produceres eller fremstilles (både i betydningen 'frembringe' og
betydningen 'formidle'), så bliver retorikken til mere end bare gode
kneb i formidlingen. Den bliver led i selve sandhedsproduktionen.
Videnskabelig sandhed må være en formuleret sandhed[36]. Denne
bevægelse i synet på videnskaben har givet kulturforskningen og
videnskabshistorien en ny interesse for den måde, videnskaben – både
sprogligt og erkendelsesmæssigt – fremstiller sin viden. Når opfattelsen af, at viden er uafhængig af den måde, den fremsættes, ikke længere
synes at holde, bliver fremstillingsformen nemlig ikke en forstyrrende
biting, men en (produktiv) fortolkning af det observerede.

Ikke mindst har denne vending mod det sproglige, mod det
litterære, det retoriske – mod erkendelsesformerne, om man vil – fået
betydning i videnskabs- og medicinhistorien. Der har i de sidste godt
ti år været en øget interesse for videnskabens retorik, dens argumentationsformer, begrebskonstruktioner, klassifikationsformer, måder at
producere viden[37]. Ganske vist er der tale om en meget heterogen

---

[36]Jfr. Baggesen: *Naturvidenskab og retorik*.
[37]Jeg skelner altså her mellem denne tredje tilgang og det, jeg har kaldt hhv. en klassisk og
en social medicinhistorie. Denne skelnen må stå for min egen regning, omend den har

samling af tilgange til medicinhistorien – bestående af diskursanalytiske, retorikanalytiske og tekstanalytiske tilgange – men fælles er fokusset på klassifikationsformer, betragtningsmåder, steds- og tidsspecifikke videnskabelige tænkemåder osv. – ikke som hos den sociale medicinhistorie rekonstruktionen af det levede liv; helst i folkets brede lag. Ligesom den klassiske medicinhistorie benytter den 'nye' historie sig af videnskabens tekster (men også andre typer tekster: litterære tekster, forordninger osv.), og den har ikke intentionen om en historie 'nedefra'. Men til forskel fra den klassiske medicinhistorie afviser den at se videnskaben uden sin kontekst, som isoleret og ophøjet: den vil tværtimod se videnskaben som en del af samfundet og kulturen, og i stedet for den traditionelle fremskridtshistorie kaste et relativiserende og kritisk blik på medicinhistorien.

En af inspirationskilderne for den nyere videnskabs- og medicinhistorie har været konstruktivismen: forestillingen om at medicinsk viden er socialt konstrueret, dvs. at dens objekter ikke er naturlige, stabile realiteter, men er produkter af en historie – at de måske tilmed er opfindelser snarere end opdagelser. Sygdomsenheder, medicinske specialer og betragtningsmåder udspringer ikke blot af tingene selv; de er ikke en blot og bar afspejling af virkeligheden, men er produceret i sociale og kulturelle sammenhænge, hvor naturlige og almengyldige de end måtte se ud. Konstruktivistiske tilgange har ofte betonet medicinens konservative rolle. Den har eksempelvis fra et professionshistorisk synspunkt set videnskaben som et professionspolitisk instrument, fra et marxistisk synspunkt set medicinen som middel til at opretholde klassesamfundet eller fra et feministisk set den som redskab til at opretholde et særligt dominansforhold mellem kønnene[38].

---

visse lighedspunkter med den, den svenske idehistoriker Karin Johannisson præsenterer i *Medicinens öga*, som dog ikke rigtigt rummer de senere års tendenser. I sin historiografiske oversigt *At tage pulsen* tilføjer hun endnu en tradition: en humanistisk medicinhistorie, som dog forekommer mig meget vanskelig at holde ude fra de øvrige; og Johannisson introducerer da også kun begrebet 'med en vis tøven'.

[38] Bente Rosenbeck har på dansk grund arbejdet med denne tilgang, se: *Kroppens politik*. Se om konstruktivismen i medicinhistorien også Bury: *Social Constructionism* og Wright & Treacher: *The Problem of Medical Knowledge*.

Det fælles for denne 'nye' medicinhistorie, som man i mangel på bedre betegnelse kunne kalde den, er, at den ikke på samme måde som traditionel medicinhistorie er en fremskridtshistorie; det er snarere genealogier, forstået som historier om arv og gæld: det vil sige historier om, hvordan ting og forhold er blevet, som de er, men også om, at de har været anderledes, og kunne have udviklet sig anderledes. På godt og ondt er vi indlejret i tiden. Historien har ikke én retning; den er mangegrenet i sit forløb og præget af særlige forhold, som på særlige områder har gjort sig gældende. Den 'nye' historie er langt fra at ville fortælle den endegyldige historie om, 'wie es eigentlich gewesen'. Den vil levere tolkninger af mangeartede historiske situationer og hændelsesforløb; levere det, man med antropologen James Clifford kunne kalde 'delvise sandheder'. Vi lever ikke længere i et slutpunkt for historien, men midt i den.

Også denne 'nye' medicinhistorie må have etnologiens interesse, for den drejer sig jo om den skabelse af 'orden og forståelighed i verden', som er del af etnologiens kulturbegreb. Netop begreber om sygdom og sundhed sammenfatter en række betydninger i sig og er ofte centrale i fortolkningen af verden. I begreberne om sygdom og sundhed naturaliseres disse forestillinger ganske vist, for de fremstilles netop som noget naturligt og ganske selvfølgeligt.

'Nye' medicinhistoriske læsninger af sundhedslitteratur
Netop sundhedslitteratur af forskellig slags har været gjort til genstand for studier, der har anvendt tekstanalytiske perspektiver. Den amerikanske medicinhistoriker Mary Fissells studie i den allerede omtalte antologi redigeret af Roy Porter er et af dem. Hun forsøger her at skyde sig ind på, hvem læserne har været til de populærmedicinske bøger (både opskriftssamlinger, lægebøger og bøger om at bevare sundheden), som i England blev trykt igen og igen allerede fra det 16.-17. århundrede, hvad der må få os til at tro, at deres udbredelse var stor. Fissell stiller nu spørgsmålene: hvem var det da, der købte og solgte disse bøger, hvem brugte dem, og først og fremmest: hvordan

blev de læst? Fissell tager som eksempel en gammel, almanaklignende bog og viser, hvordan en nærlæsning af den kan åbne for en analyse af tekstens strategier; hvad forestiller teksten sig om sit eget publikum og dets måde at læse på? Ganske vist kan det ikke sige ret meget om, hvem der faktisk læste, og hvordan de gjorde det, men nok om forfatterens eller forlæggerens forventninger til sit publikum.

Den engelske litteraturhistoriker Ludmilla Jordanova (1987) har fulgt omtrent samme spor. Hun har i en artikel om Tissots bog *Onanien*, som blev trykt første gang i 1758, nok villet studere popularisering, men har også problematiseret begrebet, for der ligger i det et skel mellem videnskab og samfund: en idé om nogle, som har viden og formidler den til andre, der ikke har. Og det er formodentlig, mener hun, et alt for simpelt syn at have på oplysningstiden. Jordanova foreslår, at vi i stedet for at se alment på popularisering ser på enkelte af teksterne selv, på deres form og indhold; dvs. på deres stilarter, strategier og karakteren af den 'læseerfaring', de tilbød. Vi kan ganske vist ikke derved nå frem til en viden om, hvordan disse tekster blev læst og brugt. Men Jordanova mener i lighed med Fissell, at vi ved at nærlæse de enkelte tekster kan lære noget om, hvad det var for et publikum, forfatteren 'konstruerede', hvordan han talte om sundhed og sygdom, og hvilke retoriske strategier, han holdt for mest passende for emnet. Det er primært de to sidste spørgsmål, Jordanova får besvaret i sin artikel, men det rokker ikke ved, at hendes artikel er et godt eksempel på tekstanalysens muligheder i læsningen af disse skrifter[39].

Også andre har studeret populariseringens strategier og retoriske midler. Den franske medicin- og videnskabshistoriker Roselyne Rey (1991) har set på, hvordan populærmedicinske opslagsbøger så ud i Frankrig i sidste halvdel af det 18. århundrede i forhold til de fagmedicinske bøger. I modsætning til litteratur af en karakter som f.eks. Encyklopædien, som mere rettede sig mod dannede befolkningsgrupper, så drejer det sig her om bøger beregnet på folkelige lag. Rey når frem til, at der skete en reduktion af viden i den franske populærmedi-

---

[39] I en anden artikel har Jordanova brugt samme metode til en analyse af form og indhold i en bog om offentlig sundhedspleje: *Guarding the Body Politic*.

cin, som hele tiden måtte holde balancen imellem på den ene side at komme til at give for megen viden fra sig, for det kunne måske gøre lægerne overflødige, og på den anden side at holde viden hemmelig, for det ville ingen oplyst læge bryde sig at gøre i denne oplysningstid.

To andre ofte citerede artikler bør nævnes i denne sammenhæng. De vurderer også de populærmedicinske teksters publikum ud fra deres karakter, omend de ikke anvender en egentlig analyse af deres retoriske midler. Allerede i 1974 åbnede den amerikanske videnskabshistoriker William Coleman ballet næsten før tiden med en artikel om sundhed og hygiejne i Encyklopædien. Sundhedslæren var bygget op over elementer fra den antikke græske medicin, men blev populær i det 18. århundredes Frankrig, ja i hele Vesteuropa. Coleman konkluderer, at det har at gøre med det bekvemme, men også tilfældige, sammenfald af en traditionel medicinsk teori og et publikum bestående af en ny økonomisk og social elite, der var disponeret for denne teori med dens vægtning af rationaliteten og individets egenindsats og udviklingsmuligheder. Coleman er dermed langt fra den ellers så almindelige forklaring af sundhedslæren med dens oprindelse i det gamle Grækenland – som om det ville give os en forståelse af det 18. århundrede og dets sundhedslære. Det er på baggrund af læsningen af artiklerne om sundhed og sundhedslære i Encyklopædien, at Coleman kan sige, at denne lære var 'restricted by its very substance to this social group', nemlig en bestemt gruppe af mennesker, som var i besiddelse af fri tid, en vis økonomi og en tilstrækkelig uddannelse. Coleman har fundet støtte for denne tolkning, da han kiggende nærmere dels på Encyklopædiens forfattere, dels på abonnementslisterne.

Ad omtrent samme linjer har medicinhistorikeren Charles Rosenberg (1983) bevæget sig, da han indkredsede konteksten for 1700-talslægen William Buchans populære tekst. Buchans bog synes at have været meget udbredt i England og måske navnlig i Skotland – så meget, at den almindeligvis med Roy Porters ord antages at have delt pladsen med Bibelen 'by the bedside of every Scottish crofter'[40]. Det er nu ikke ligefrem småkårsfolkene, Rosenberg regner med, har brugt Buchans

---

[40]R. Porter: *Spreading Medical Enlightenment*.

bog, men snarere en bred gruppe af selvbevidste 'middle-orders', som på den ene side ikke ville bruge deres hårdt tjente penge på læger, men som på den anden side havde midlerne og dannelsen, som krævedes til at læse og følge Buchans råd. Buchans bog var nemlig ikke skrevet for bønderne, men tydeligvis for de mere velstående byborgere. Rosenberg ser derfor Buchans store popularitet som et resultat af en ny fremvoksende middelklasse, der ikke ville tage til takke hverken med den litteratur, der eksisterede for de rige, eller den for samfundets laveste lag. Og selvom denne konklusion mere er et resultat af et kvalificeret bud fra Rosenbergs side end af en analyse af formen, forekommer den plausibel nok.

Skønt skrifterne ikke i sig selv kan udsige meget om, hvordan de faktisk blev læst og brugt og af hvem, og vi derfor ikke kan bruge dem som de eneste kilder til folkelige forestillinger og handlemåder, sådan som flere på linje med den sociale medicinhistorie har haft intentionen om, så kan sundhedslitteraturen altså sagtens bruges som kilder til en lidt anden historie. Hvis udgangspunktet tages i en analyse af både form og indhold, kan teksternes kontekst, publikummet og måden, de var tænkt at læses på, indkredses. Og først og fremmest kan selve de forestillinger om sygdom og sundhed, som formidles i teksterne, studeres.

Sundhedsoplysning som diskurs

For den nyere medicinhistorie har der næppe været nogen enkelt skikkelse af større betydning end Foucault – og måske har hans betydning på dette område været endnu større end på andre[41]. Mange har i tråd med ham villet se lægevidenskabelig viden som diskurser, som udelukker og tillader visse ting, og som i selve deres virken frembringer både de objekter, diskurserne drejer sig om, og de subjektpositioner, der fremsætter dem.

---

[41] Af nyttige introduktioner til Foucualts forfatterskab kan nævnes de mere loyale arbejder af Krause-Jensen: *Viden og magt*, Schmidt & Kristensen: *Foucaults blik*, Heede: *Det tomme menneske*, Cooper: *Michel Foucault* og Sheridan: *Michel Foucault* samt de mere kritiske diskussioner i Dreyfus & Rabinow: *Beyound Structuralism and Hermeneutics* og Jones & Porter: *Reassessing Foucault* – sidstnævnte vedrører særligt Foucaults rolle i medicinhistorien.

Foucaults forfatterskab igennem spiller lægevidenskaben en vigtig rolle, og flere af hans værker har nærmest karakter af radikale genskrivninger af medicinhistorien – f.eks. hans værker om sindssygdom (1973) og om den kliniske medicin (1975). I centrum for denne medicinhistoriske interesse står videnskabens klassifikationsformer: dens opdelinger i sandt og falsk, normalt og unormalt, fornuft og galskab. Lægevidenskaben afspejler ikke kun neutralt tingene, som de virkelig er, men derimod en vilje til at få viden om bestemte ting, at organisere verden i overensstemmelse hermed og at iværksætte procedurer og behandlingsformer med baggrund heri. Den positivistiske, status quo-bekræftende fremskridtshistorie er meget langt væk. Foucaults historie er en rationalitetens historie, men én som også tager sig af rationalitetens skyggesider.

Det er nærliggende at se sundhedsoplysningen som en diskurs; skrifterne om sundhed udgør et korpus af tekster, som 'taler' om et bestemt objekt – det er en diskurs, der ikke bare er en afspejling af virkeligheden udenfor diskursen, men som tværtimod har sin egen autonomi, sine egne regler for, hvad der kan siges og hvad ikke – også selvom diskursen rummer modsætninger. Når vi taler, frembringer vi de objekter, vi taler om – som f.eks. 'sundhed' og 'natur'. De er ikke naturgivne ting, men ting skabt i en, hvad man med Foucault kunne kalde, diskursiv praksis. Diskursen er altså en faktor i historien med sin egen autonomi, uden at den diskursive praksis dog er isoleret fra andre praksisformer.

I sundhedsdiskursen produceres viden om det sunde menneske; ja, om mennesket i det hele taget; der er ting, der kan siges og andre, der ikke kan; her handler det om at tale om ting, men også om relationerne til andre former for praksis: medicinsk praksis, teknikker til indsamling af viden osv. For ti år siden valgte historikeren Rasmus Dahl da også et diskursanalytisk perspektiv til sin specialeafhandling *Pligten til sundhed. En undersøgelse af den populære sundhedsdiskurs i Danmark 1540-1800*[42]. Allerede undertitlens ordvalg signalerer udgangspunktet i en diskursanalyse, og Dahl har da også fulgt Foucault i hans interesse

---

[42]En mere kortfattet gennemgang findes i Dahl: *Pligten til sundhed.*

for skabelsen af det moderne menneske. Dahl eftersporer den måde, hvorpå sundhed og sygdom er blevet diskuteret i teksterne lige fra renæssancens urtebøger til den tyske læge C.W. Hufelands drøm om et langt liv (1800) og leverer en udmærket oversigt over disse tidlige skrifter. Man kan ganske vist indvende, at det er lidt af en tilsnigelse at lade betegnelsen sundhedsdiskurs dække disse mange forskellige skrifter, fordi de i mere end de første 200 år af perioden netop ikke handlede om sundhed, men kun om sygdom – hvad Dahl da også selv gør opmærksom på. Omdrejningspunktet for Dahl i analysen af litteraturen har været dannelsen af individualismen – det moderne menneskes selvopfattelse. Den er bl.a. skabt gennem den individuelle syndsbevidsthed, som tydeligt finder sit udtryk i renæssance-forfatternes syn på sygdom som resultat af menneskets synd. Teksterne og tolkningen af dem vender jeg tilbage til i kapitlet *Sundhedens forhistorie*.

Et andet værk, der i sine analyser af sundhedslitteraturen bærer på en tydelig inspiration fra Foucaults arbejder, er den tyske sociolog Gerd Göckenjans fortræffelige *Kurieren und Staat machen* (1985). Den tager udgangspunkt i, at lægerne i løbet af det 19. århundrede fik en radikalt anden position i samfundet. Fra at have haft en temmelig usikker og prekær status i slutningen af det 18. århundrede var lægen i slutningen af næste århundrede en person (eller måske snarere institution), som gennemsnitsmennesket, med medicinhistorikeren Ackerknechts ord, skulle møde i alle livets faser. Göckenjan kæder denne lægestandens nye status sammen med den kendsgerning, at lægerne på den ene side fik interesse for sundhed – og på den anden side blev tildelt rollen som samfundets almene problemløser. For det første øgedes lægernes samfundsbetydning, fordi de vendte sig mod de nye former for social nød, industrialismen førte med sig – ikke, fordi de kunne løse dem, men fordi de stillede sig til rådighed med beskrivelser og tolkninger af problemerne. Lægerne kunne italesætte nøden. For det andet peger Göckenjan på lægernes professionsinteresse: interessen i at sætte sig igennem som normerende, overvågende instans for alle aspekter af det menneskelige liv. Lægerne har ganske vist altid interesseret sig for menneskets livsbetingelser, men det nye i det 19. århundrede var, at det lykkedes lægevidenskaben at etablere sig som en social forvaltningsvidenskab. Sundhedslæren var også led i professionens offentlighedskampagne eller markedsføring. For det tredje ser Göckenjan medicinens nye rolle i sammenhæng med den statslige interesse i at kunne styre sociale processer. Sundhed har for staten været nødvendig for at sikre både produktionen og samfundets ro og orden.

Historien om lægernes nye rolle lader Göckenjan starte med sundhedsdiskursen fra midten af det 18. århundrede, fordi den markerer den allerførste begyndelse til en omdefinering af lægernes rolle. Fra det tidspunkt vies sundheden ny og stor opmærksomhed i deres skrifter, dels i form af sundhedsoplysning – råd til individerne om den fornuftige livsførelse – dels i form af diskussioner om offentlig sundhedspleje, eller som det hed med tidens betegnelse: det medicinske politi. På elegant vis beskriver Göckenjan de vigtigste temaer og dilemmaer i diskursen og læser den som en diskurs om samfundet og som stedet, hvor en social kritik kunne formuleres. Fra det bevæger han sig videre og ser på, hvordan lægerne blev forvaltere af de samfundsmæssige problemer og på, hvordan læge-patientforholdet udviklede sig – efterhånden med lægen som den uomtvistelige autoritet via sygehusmedicinen og ikke mindst de tyske sygekasser i slutningen af det 19. århundrede.

I en artikel i en nylig udgiven antologi om Foucaults betydning særlig i medicinhistorien bliver Göckenjans bog nævnt, fordi den "følger Foucault ret tæt og raffinerer diskursbegrebet til brug i socialhistorien"[43]. Det er nu både rigtigt og forkert, for sikkert er det, at Göckenjan tager udgangspunkt i diskursbegrebet, og at det er en form for socialhistorie, han skaber med udgangspunkt i Foucaults antagelse om medikaliseringen i det 19. århundrede, idet han ser problemet i en bred, samfundsmæssig kontekst. Men knap så sikkert er det, at han, når alt kommer til alt, følger Foucault så tæt i sine teoretiske refleksioner.

---

[43]Dinges: *The Reception of Michel Foucault* s. 191, min overs.

Foucault har ofte afvist at relatere sine analyser til kausale principper såsom klasse, køn, professionsinteresser eller stat[44]. Når Göckenjan vil begrunde Foucaults vilje til viden, følger han derfor ikke 'Foucault ret tæt' – for Foucault hævder selv ikke at ville begrunde denne vilje. Foucaults afvisninger af de kausale principper resulterer dog snarest i, at det bliver uklart, hvordan han tænker sig diskursernes relation til den øvrige samfundsmæssige kontekst, og hvordan han tænker sig forholdet mellem diskursive og ikke-diskursive praksiser[45]. Han henviser nemlig selv i sine analyser til bredere sammenhænge og peger på ting, der udgør baggrunden for transformationer; hvad skabelsen af en sundhedspolitik i det 18. århundrede angår, peger han f.eks. på behovet for arbejdskraft og en stor befolkning, og hvad angår seksualitetshistorien på den borgerlige oprindelse af bekymringen for kønslivet: borgerskabets forsøg på at forsyne sig med en krop baseret på kønnet snarere end aristokratiets 'blod'[46]. Atter andre eksempler kunne selvfølgelig nævnes, og man kan derfor hævde, at Foucaults arbejder indeholder nogle underforståede forklaringsmodeller[47], og at Göckenjan derfor snarere holder sig til det, Foucault gør i sine analyser, end det, han siger om sine analyser. Når Foucault afviser forklaringerne er det i øvrigt vistnok mest med det formål at afvise en reduktion af langt mere komplekse processer til en almen determinant, af f.eks. demografisk eller økonomisk karakter, og i stedet arbejde med lokale – og for så vidt mere pragmatiske – analyser.

Eftersom Foucault hverken vil henføre diskursen til almene, kausale principper eller til de tænkende subjekters intentioner, vil han lade redegørelsen tage udgangspunkt i det sagte – og han ønsker sig "en beskrivelse af det sagte, præcis som det blev sagt"[48]. Man skal ikke

---

[44]Se f.eks. Foucault: *The Archaeology* s. 70. Jfr. også Cooper: *Michel Foucault* s. 44.

[45]Jfr. også f.eks. Heede: *Det tomme menneske* s. 8 og Dreyfus & Rabinow: *Beyound Structuralism*, hvor netop problemet med forholdet mellem diskursive og ikke-diskursive praksiser står i centrum.

[46]Foucault: *The Politics of Health* og *The History of Sexuality* bd. I, s. 124ff.

[47]Det gør f.eks. Freundlieb: *Foucault's Theory of Discourse*, som dog i sidste instans henfører problemet til det, at Foucault ikke indarbejder 'menneskelig agens', hvad der forekommer mig at være en uhensigtsmæssig kritik.

[48]Foucault: *The Archaeology* s. 109.

arbejde på at finde de dybere, skjulte betydninger i det sagte; ikke stræbe efter at øge dets betydningsindhold ved at finde ud af, hvad udsagnet egentligt betød. Man skal ikke fokusere på, hvad udsagnene "siger uden at ville det, eller vil uden at sige det", men på selve det faktum, at de eksisterer[49]. Med Foucaults ord: "Udsagnsanalysen er en historisk analyse, men én, der undgår al fortolkning: den spørger ikke, hvad der lå skjult i det sagte; hvad det på trods af sig selv 'virkelig' var, udsagnet ville sige, hvad for uudtalte elementer, det indeholdt...". Foucault ønsker sig derfor at nå til en "ren beskrivelse af de diskursive hændelser"[50].

Der er næppe grund til at mene, at Foucault skulle forestille sig, at vi kan forstå udsagnet uden at forstå det i en sammenhæng eller uden forkundskaber, og hans kommentarer skal formodentlig først og fremmest forstås som en kritik dels af den klassiske idéhistories hermeneutiske søgen efter et talende subjekts intention, dels psykoanalysens symptomallæsning efter det ubevidste. Den 'rent deskriptive' redegørelse er en illusion[51] – hvad Foucault også godt véd; tydningen og genskrivningen er altid at sætte tingene ind i en ny sammenhæng, og fortolkning er, forstået på dén måde, uundgåelig. Når vi analyserer diskurser, genopvækker vi ikke de gamle, men skaber nye[52]. Udsagnene skal stadig omplantes til en ny kontekst (som vi i øvrigt im- eller eksplicit håber må befinde sig på et vist generaliseringsniveau). Der er således ingen tvivl om, at en nutidig læsning af fortidige kilder altid sker ud fra nutidige forudsætninger. Det gælder også for dette arbejdes læsning af sundhedslitteraturen. Her fokuseres på fremkomsten af modernitetens betingelser; det er fænomener som subjektgørelsen, individualiseringen og den moderne rationalitet, der står i centrum. Forståelsen af fortiden må altid afhænge af en forståelse af nutiden,

---

[49]Heede: *Det tomme menneske* s. 85.
[50]Foucault: *The Archaeology* s. 109 og s. 27.
[51]Jfr. Freundlieb: *Foucault's Theory of Discourse* s. 172, som peger på en dobbelthed hos Foucault: Foucault fremhæver både, at udsagnets betydning afhænger af dets sammenhæng, og at hans analyse vil undgå enhver fortolkning. I kapitlet *Michel Foucault* formulerer Tilley sig i øvrigt skarpere, når han kalder Foucaults bemærkninger om en rent deskriptiv arkæologi for "essentially empty" (s. 308).
[52]Jfr. Schmidt: *En konfessionsløs tænkning* s. 12.

hvad der dog ikke udelukker os fra at skrive kultur- og civilisationshistorie – tværtimod.

Krop og disciplin

Hos Foucault er kroppen en vigtig størrelse. En af de centrale pointer i hans forfatterskab er nemlig den, at mennesket, som vi forstår det idag, hører til i en ganske bestemt historisk fase. Det menneske, som på én gang er subjekt og objekt for videnskaben, findes kun i de moderne videnskaber fra begyndelsen af forrige århundrede og er faktisk allerede på vej til at glide ud af de moderne humanvidenskaber. Mennesket som videnskabens konstituerende enhed er altså et historisk produkt, og med denne radikale historisering af subjektet er kroppen blevet tilbage som den enhed, Foucault på tværs af tid kan arbejde med. Men det betyder ikke, at kroppen er uforanderlig, eller at man kan forvente at frigøre den, det vil sige: komme frem til en inderste kerne af sandhed i den, som står i modsætning til al trang til at disciplinere den. Tværtimod, kroppen er dybt indlejret i sociale processer, den er på ingen måde en overhistorisk størrelse, en essens, et naturligt nulpunkt eller en almen sandhed bag alt det foranderlige, menneskeskabte. Også dén er historisk og formet.

Denne opfattelse af kroppen som noget altid allerede formet kan genfindes i det meste af den nyere forskning, som har kroppen som sit særlige objekt, hvad enten det er kropssociologien eller -historien. Den har her næsten fortrængt ideen om en autentisk, naturlig krop, et civilisationens nulpunkt. Hvor 1970'ernes og til dels i 1980'ernes forskning havde tendens til at gøre kroppen til et tilflugtssted for autenticitet og konkrethed; dvs. noget, som retteligt burde frigøres, tvivler forskningen fra slutningen af 1980'erne mere på, at der er en naturlig kerne, der kan befries. Opfattelsen har været, at ethvert samfund må definere det kropslige og det naturlige. Der findes ingen krop, der ikke også er del af kulturen; kroppen er altid tilskrevet en betydning[53].

---

[53] Bette: *Körperspuren* s. 31ff., Nielsen: *Robin Hood* s. 16ff., König: *Körper* s. 1ff. og le Breton: *La sociologie du corps* s. 37.

Sammen med ændringen i opfattelsen af kroppen – fra naturlighedens sted i det moderne, fremmedgjorte samfund til noget altid allerede formet og kultur-ligt – øjner man også et skred i synet på disciplinens væsen. Før blev det moderne samfund ofte set som udstyret med en vilje til at disciplinere kroppene, sådan at disciplinen var en negativ-ødelæggende kraft, som kræver kropslige ofre (sammenlign med Turners nysomtalte fortolkning af diæten). I den nyere forskning er disciplinen oftere også positiv-opbyggende. Således kan det sene 18. århundredes filantropiske kropsopdragelse nu ses som en disciplinering, som både retter til og skaber nyt[54]. Ikke mindst Foucaults senere arbejder har fungeret som støtte for dette standpunkt. Hos ham er magt og disciplin ikke kun negativ og undertrykkende, men også produktiv og medvirker til at frembringe det moderne individ. Det vigtigste værk i den forbindelse er *Seksualitetens historie*; den er nemlig ikke historien om kødets diskvalificering, men om intensiveringen af dets betydning – en betydningstillæggelse, som gør seksualiteten til menneskets inderste væsen.

Disciplinens dobbeltrolle: regulerende, men på samme tid skabende og produktiv, er central i nærværende bog. Sundhedslitteraturen skal i mine øjne nemlig ikke reduceres til bare at være livs- eller kropsfornægtelse – uanset dens tid og sted – hvor almindelig den opfattelse ellers måtte være. Sundhedsoplysning er også formende og tilbyder nye tolkninger – på måder, som er knyttet til sin kontekst og karakteristisk for sin samtid. Det rækker derfor ikke, som det ikke sjældent ses i medicinhistoriske værker, at forklare sundhedslæren med sin oprindelse, selvom denne måtte ligge årtusinder tilbage. Det forklarer f.eks. ikke det 18. århundredes optagethed af sundheden at henvise til den antikke, græske medicins råd angående levevisen.

I denne bog lægger jeg i det hele taget vægt på at se på begreber og fænomener som tids- og kulturspecifikke – knyttet til bestemte kontekster. "Sundhed" og "sygdom", men også "natur", er begreber, der har en rolle at spille i menneskets forsøg på "at skabe orden og forståelighed i deres verden" – en ordensskabelse, som til stadighed må

---

[54]Se f.eks. König: *Körper* eller Bette: *Körperspuren*.

gentages og fornys. Sundhedsoplysningen favner bredt, og har gjort det fra sin første begyndelse, og den er dermed blevet sted både for social kritik og for diskussioner om den rette levevis. Denne bog handler om sundhedsoplysningens rolle i bestræbelserne på at tilrettelægge dagliglivet, om, hvordan det 'naturlige' og det 'sunde' knyttes sammen – og er blevet det siden sundhedsoplysningens start, men aldrig på nogen entydig måde. Den beskriver, hvordan sundhedslitteraturen blev en passende ramme for fortolkningen af menneskelivet, og hvordan der i litteraturen så at sige formidles en 'naturlig' moral.

DEL II

SUNDHEDSOPLYSNING
I DET 18. ÅRHUNDREDE

"Gennem det nittende Aarhundrede taler det attende til det tyvende med sin egen Tone, det er den første af de svundne Tider, hvormed Nutid kan komme i Samtale"
        (Vilhelm Andersen 1934)

Sundhedens forhistorie

I slutningen af det 18. århundrede blev individets sundhed – og efterhånden også den offentlige sundhed – genstand for megen opmærksomhed i forskellige udgivelser. En diskurs om sundhed begyndte. Naturen fik ikke sjældent rollen som det, der skulle udpege det sunde og forklare det. Den blev et omend ikke entydigt mønster for sundheden. Sundheden kom til at stå for en mere oprindelig, nu tabt tilstand, men den blev samtidig også noget, der kunne vindes med den nye tids lys og fornuft.

Da sundhedsoplysningen dukkede op, var der imidlertid allerede nogle traditioner, som den kunne bygge på. Dette kapitel handler om sundhedens forhistorie: tiden før litteraturen om sundhed blev noget, hvorigennem større og større dele af menneskelivet kunne formidles og fortolkes. Det må da ikke mindst dreje sig om, hvordan sundheden, før den i slutningen af det 18. århundrede for alvor blev genstand for naturvidenskabelig viden, endnu lå i Guds både beskyttende og straffende, men ofte uransagelige, hænder.

Diætetikken – læren om det sunde liv

Selvom oplysningens århundrede bragte meget nyt for dagen, ikke mindst hvad angår individernes og befolkningernes sundhed og fortolkningen af den, så var det dog ikke det 18. århundrede, der for første gang skabte en tro på, at menneskelivet kunne forlænges, og at mennesket ved at regulere sin levevis og sine livsomstændigheder kunne forbedre sin sundhed. Kunsten at bevare sundheden var allerede da genstand for en veletableret lære, som rakte tilbage gennem middelalderens skolastik til den antikke medicin, og dermed til lægekunstens stamfædre, medicinhistoriens store helte: Hippokrates og Galen. Med stolthed kunne det 18. århundredes sundhedsoplysende læger påberåbe sig disse helte, de største af alle autoriteter, hvis skrifter i de mellemliggende mange århundreder stadigt var blevet genstand for studier og udlægninger – kulminerende i den middelalderlige Salernoskole, en berømt italiensk lægeskole[55] – som man i oplysningstiden ikke kunne opfatte som andet end en slags lysets enklave i middelaldermørket. Endnu i det 18. århundrede var disse overleverede skrifter ikke medicinhistorie, men autoriteter, man stadig kunne lære af og derfor stadig måtte udlægge på ny.

I den antikke medicin havde naturen været et såre vigtigt begreb; med det forstod man nemlig selve det menneskelige legemes organisationsprincip; det, som holdt legemet sammen og sikrede dets integritet, men også det, der kunne styre dets funktioner. Naturbegrebet var ikke mindst vigtigt, fordi naturen var det, der kunne modvirke skader og sygdomme; det vil sige en legemets egen helbredende kraft – og dermed var naturen selve grundlaget for lægekunsten.

Antikkens og skolastikkens skrifter om at bevare sundheden arbejdede med tre typer af forhold, som den regnede for bestemmende for menneskets helbred. For det første var der de 'naturlige ting' – dvs. ting, der er i kroppen; det, som hører til den natur, som den er. De er uden for menneskers indflydelse, men levevisen må tilpasses efter dem. For det andet var der de 'modnaturlige ting' – dem, som går imod menneskets natur; dem, som skader helbredet. Og til sidst var der så de 'ikke-naturlige ting', dvs. ting uden for menneskets egen natur (forstået nemlig som dets organisme); ting, som kommer udefra, men som ikke desto mindre er nødvendige for mennesket. Af dem regnede antikkens lægekunst med, at der var seks: luft, mad & drikke, bevægelse & ro, søvn & vågen, det, som den gamle medicin kaldte 'udkastelser' – dvs. ud- og afsondringer fra legemet – og endelig sindsbevægelser. Det var disse seks 'ikke-naturlige ting', kunsten at bevare sundheden vedrørte. De var nemlig problematiske, for mens de naturlige ting bare *er*, og de mod-naturlige ting skal undgås, så er de ikke-naturlige ting noget på én gang uden for menneskenaturen og uundværligt for den; det er ting, som nødvendigvis må til- eller fraføres. Læren om disse tings rette brug kaldtes diætetik, et ord, som langt op i tiden betegnede

---

[55]se hertil fx. Faye: *Om den medicinske Skole i Salerno*.

læren om den sunde levevis i bred forstand og derfor hele raden af sundhedsbefordrende eller -nedbrydende ting. Først op i forrige århundrede blev betydningen af ordet diætetik snævrere – og i vor tid smager det mest af sygekost.

Salernoskolens latinske leveregler vedblev i århundreder med meget få ændringer og variationer at være autoriteten på feltet. Men middelalderens skrifter om diætetik var bestemt for fyrster – og nåede formodentlig kun en meget snæver kreds af læsere rundt om i Europa[56]. I 1400-tallets humanisme fik diætetikkens træ ganske vist en særlig gren: skrifter om de lærde og åndsarbejdendes sundhed; udsatte som de var for alskens sygdomme med deres stillesiddende liv, for overdådige mad, vellyst, nattevågen og morgenslummer[57]. Alt dette var imidlertid noget, der dårligt nok satte sig spor i danske bogudgivelser og slet ikke dansksprogede, og i det hele taget kan man næppe sige andet, end at diætetikken forblev et temmelig begrænset fænomen med hensyn til sit publikum, og også med hensyn til sin fortolkning af sin egen rolle. Diætetikken i denne form bestod alene i fortolkningen af de overleverede skrifter, og den havde ingen intention om at give retningslinjer for alle menneskers eller stænders livsorden.

Det eneste dansksprogede værk fra før midten af 1700-årene, som opregnes i *Bibliotheca Danica* under overskriften 'diætetik', er Luigi Cornaros *Et Ædrue Levnets Gavn og Nytte*. Det er en samling skrifter, som første gang udkom på dansk i 1658 (næsten hundrede år efter dens italienske fremkomst), og som vedblev at udkomme helt op i forrige århundrede[58]. I århundreder var Cornaro en kendt skikkelse i diætetikken; en fornem venetiansk adelsmand, som med sit eget eksempel på glorværdig vis manede til efterfølgelse. Som ung havde han levet så overdådigt og udsvævende og var blevet så fed, at hans læger gjorde ham det klart, at han ville dø af det i løbet af kort tid. Ved hjælp af en nøje afmålt og afvejet kost (nemlig 12 unser mad og 14 unser vin dagligt), og i det hele taget ved at vogte sig for overdrivelser, ikke kun i mad og drikke, men også i varme og kulde, sol og vind, i arbejde,

---

[56]Jfr. Labisch: *Homo Hygienicus*.
[57]Se hertil Kümmel: *Der Homo litteratus*.
[58]Jfr. *Dansk Bogfortegnelse* og Labisch: *Homo Hygienicus* s. 48.

sindsbevægelser og omgang med kvinder, lykkedes det ham dog at overleve – endog til en fremskreden alder. Han fortæller i sin levnedsbeskrivelse i *Et Ædrue Levnet*, at han ved at leve et nøje reguleret liv har holdt sig sund og er blevet gammel – og det ikke på en måde, der har fået ham til at vegetere. For at forsvare sig imod kritikere beretter han over mange sider, hvordan hans liv stadig er leveværdigt, han kedes trods sin høje alder ikke ved livet, han er altid fyldt med fryd og fred, han rider og går, læser og skriver, ja, han har endog forfattet en komedie, og huset fuldt af børnebørn har han, så det er ganske urimeligt, når 'epikurianske kritikere' hævder, at livet i alderdommen ikke er værd at leve. Dertil kommer, at hans liv ikke alene stadig er en levendes liv, men også at han regner med at kunne leve længe endnu og så omsider dø en let død.

Cornaro støtter sig ikke til den medicinske tradition og har intet behov for at henvise til de lægelige autoriteter, ligesom han også afviser, at lægerne skulle være sundhedens eksperter. Man er selv den bedste kender af sit eget legeme og den sunde levevis passende for én. Nok skal man have hjælp af lægen, når man er syg, for at han kan finde frem til sygdommens årsager og den rette behandling. Men når det gælder at opretholde sin sundhed og blive gammel, så har lægen ingen opgave; da er man selv den nærmeste til det, for man kender bedst selv sin egen natur og 'kompleksion' (dvs. legemsbeskaffenhed). Cornaros status som autoritet i kunsten at leve længe kommer sig da heller ikke af nogen form for særlig, privilegeret viden, der er formidlet ham, men kun af hans egen, praktiske erfaring.

To forhold forlenede Cornaros værk med en autoritet, som det skulle komme til at beholde i århundreder. Dels at han, som det hedder i fortalen til 1658-udgivelsen[59], var en 'Velbåren Venedisk Herremand' – der refereres nemlig altid til hans sociale status, når talen er om ham; dels at han blev meget gammel og dermed stort set virkeliggjorde sin egen profeti[60]. Han mente selv, at andre med en Cornarosk måde-

---

[59] gengivet i Cornaro: *Et Ædrue Levnet*.

[60] At dømme efter Cornaros egne udsagn om sin alder skulle han være blevet 98 år, og ingen fortaler for sundheden i de følgende århundreder betvivlede ham. Der refereres altid til hans høje alder som et fremragende eksempel på mådeholdets store sundhedsbevarende

holdende levevis ville kunne nå de 120 år. Han selv, derimod, var født svag og kunne næppe vente at blive mere end hundrede.

Det er nemlig sådan, siger Cornaro, at mennesket i fødselstimen er bestemt af himmellegemerne, og ens 'kompleksion' er dermed fastlagt. Men denne skæbne er ikke determinerende, kun disponerende; mennesket har stadig en vis frihed og kan med sine egne handlinger "erstatte det, hvorudi Stiernerne feyle, og ved et ædrue Levnets Konst befrie sig fra den onde Complexion, og leve længe og altid karsk". Den tyske medicinhistoriker, sociolog og læge Alfons Labisch (1992) taler om denne renæssancens begyndende tro på, at dødstimen ikke er gudgiven, som en 'Entreligiosierung' eller 'Entzauberung des Todes'; et velvalgt udtryk, fordi det peger i retning af, at forholdet til liv og død, individualitet og krop ændredes grundlæggende. De var ikke længere bare givet og skæbnebestemt, og liv og krop var nødvendige forudsætninger for målrettet handling i verden.

Den danske forlægger føler sig ved genudgivelsen af Cornaros værk i 1753 foranlediget til at trække lidt i land: nok er det rigtigt, at man kan gøre meget for at bevare sundheden, men det er nu ikke sikkert, at alle, som lever efter Cornaros retningslinjer, også vil leve længe, og heller ikke, at ingen vil kunne blive gammel uden at leve som han. Det er nemlig i ét og alt Gud, der råder.

Og trods den selvsikre tone hos Cornaro skal man ikke tage fejl. Der er stadig tale om et helt igennem religiøst og statisk verdensbillede; Cornaros fordringer til livsførelsen er en disciplinering af lysterne og lidenskaberne, som først og fremmest har religiøs værdi. Askesen skal være et bolværk mod kødets fristelser[61]. Hos Cornaro er det argumentationens trumf, at det mådeholdende liv også er Gud velbehageligt. Dels er overfloden syndig, dels betyder det mådeholdende liv, at man er i live så meget længere til at prise Herren.

---

værdi. Labisch (1992: 50) mener dog, at han (kun) blev 82 – noget tyder altså på, at Cornaro overdrev sin alder, måske netop fordi hans vigtigste vidne på sine sundhedsreglers sandhed var ham selv.

[61]Det er en fortolkning, som kropssociologen Turner gør sig til talsmand for flere steder: *The Rationalization* s. 228; *Kroppen i samfundet* s. 111; *The Discourse of Diet*. Se også Wear: *The History of Personal Hygiene*. Turner synes dog i sin behandling af Cornaro at have tendens til at overvurdere den hinsides begrundelse for levevisen (forsvaret mod kødets fristelser) og undervurdere de dennesidige konsekvenser (et længere og bedre liv).

"all legedom er aff Gud"

Ved siden af Cornaros værk og nogle få latinske udgivelser om de seks ikke-naturlige ting har der omtrent siden tidernes morgen og Gutenbergs dage i Danmark ligesom i andre europæiske lande eksisteret populære lægebøger, urtebøger, opskriftssamlinger og nedfældede husråd. Disse bøger handlede ikke om at bevare sundheden, men alene om at behandle sygdomme. Sundheden i sig selv var i disse bøger ikke interessant, kun mangelen på den.

Alligevel er disse tidlige lægebøger en smule opmærksomhed værd i denne sammenhæng, fordi de tematiserer nogle af de problemer, der lever videre i sundhedslitteraturen senere: forholdet mellem Gud og menneske, mellem skæbne og sygdom og mellem naturnødvendighed og egenindsats.

I det 16. og 17. århundrede udkom en række lægebøger, som var stykket sammen af de antikke og middelalderlige læge-autoriteters skrifter, udenlandske værker og indsamlede husråd. Christiern Pedersens *En nøttelig Legebog* (1533), Henrick Smids *Lægebog* (1577) og Niels Michelsen Aalborgs *Medicins Bog* (1633) kan her gælde for repræsentanter for denne genre. Disse lægebøger er samlinger af opskrifter på lægemidler mod sygdom, som oftest ordnet efter de sygdomme, som de kan bruges mod, og sat i rækkefølge efter sygdommenes sted på kroppen: fra top til tå, sådan som der var en gammel tradition for at gøre det. På den måde var det nemlig let at slå op i dem.

Hensigten med disse bøger er, med forfatteren og forlæggeren Christiern Pedersens ord, at give 'den menige mand' råd i hænde til at bruge, når han selv eller folk omkring ham bliver syge. Der findes nemlig, siger Pedersen, ikke så mange læger her i landet, og de fleste mennesker er derfor henvist til at klare sig selv. Derfor lægger forfatterne til disse bøger også vægt på at give råd om midler, som er lettilgængelige for folk dér, hvor de nu er. Det drejer sig især om midler fra planteriget, men også om animalske produkter, fækalier ikke mindst, og hos Aalborg også et righoldigt udvalg af produkter fra det menneskelige legeme: hjerneskaller, pulveriserede knogler, ørevoks, menneskefedt osv. Midlerne skal være nogle, der produceres i nærheden af, hvor folk er; ikke nogle, der skal fremskaffes fra fjerne egne eller fordre en læge eller andres medvirken.

Det er vigtigt for forfatterne af denne litteratur at understrege muligheden af lægemidlers helbredende virkning: der *findes* midler mod sygdom. Derfor finder de deres modstander i den tilsyneladende udbredte tro på, at Gud gør rask, om han vil, men også kun om han vil, og på at lægemidler derfor ingen virkning har – ja, ligefrem er syndige, fordi de går imod Guds vilje. Christiern Pedersen, f.eks., polemiserer mod denne indstilling, og han har et stærkt kort på hånden: det er Djævlen selv, der indgyder folk denne falske forestilling, og i virkeligheden forholder det sig stik modsat: mennesket har en pligt til at bruge lægemidler. Gud har forsynet urter og lægemidler med en helbredende kraft. Mod alle slags sygdomme findes lægemidler, og det er derfor at forsmå Guds gaver, hvis man undlader at gøre brug af dem. Hos Niels Michelsen Aalborg et hundrede år senere er tonen mere dyster, men budskabet det samme: mennesket er først og fremmest ondt, men af sin godhed lader Gud mennesket leve endnu en stund på Jorden, for at det kan forbedre sig. Af samme grund har Gud givet mennesket lægekunsten, for at det kan virke til sin egen restituering.

I sin oprindelige tilstand skabtes mennesket sundt og levede da kun af små mængder mad og drikke og kun af træernes frugter og det rene vand, siger lægen Henrick Smid[62] – i sandhed en uskyldig føde. Men som følge af, at de begyndte at leve i 'overflødighed og ukyskhed' (Pedersen), er de efterhånden blevet udsat for alle mulige sygdomme. Hos Smid er det vandet i syndfloden, der har fordærvet den oprindelige gode og sunde mad og fået menneskene til at frådse i mad og drikke. Hvor de tidlige mennesker på Jorden var 'deylige stercke oc føre for uden alle Siugdomme', så er sygdommenes antal og alvorlighed øget i takt med syndernes stigende antal og alvorlighed, og menneskene er blevet mere og mere svage og sygelige, og nu hører Christiern Pedersen overalt 'stor iammer och ønck'; hans samtidige er halte, værkbrudne, lemlæstede og koppebefængte eksistenser[63].

---

[62]Smid: *Lægebog* Fortale (upag.).
[63]Indledningen (upag).

I disse lægebøger fra det 16. og 17. århundrede bliver sygdom således et tegn på syndens tilstedeværelse på Jorden; en stadig påmindelse om menneskets svaghed. Og synden sætter sit uudslettelige mærke på kroppen: "Udi Alderdommen kand mand vel see/huorledis Ungdommen er fortæret"[64]. Frådseri, drukkenskab og løsagtighed afslører sig som årene går. Hvad enten sygdommen er et mærke på ens egen eller på andres krop, så er den et sikkert spor og en mægtig erindring om synden og et forvarsel om dens sold. Kroppen er læselig, og det at møde sygdom hos sig selv eller andre burde betyde en ransagelse af sindet. Det er derfor rimeligt, som historikeren Rasmus Dahl (1989) at tale om lægebøgerne som medvirkende til at skabe en individuel syndsbevisthed.

På samme måde som sjælens forhold til Gud netop reformeredes i disse år – ikke for ingenting var Christiern Pedersen blandt de tidlige protestanter – så vil lægebøgerne reformere individets forhold til sin egen sygdom. Når sygdommen bliver et mærke på kroppen, er det udtryk for en individualisering af synd og sygdom, og helbredelsen af både legeme og sjæl er i principppet noget, enhver kan tage sig af[65].

Som allerede omtalt er et af de vigtigste ærinder for disse lægebøger forsvarstalen for lægekunsten; den er ikke syndig – tværtimod: den er rundet af Guds hånd. Modstanderne er ikke, som det senere så ofte skulle blive, andre måder at helbrede på, men slet og ret den fatalistiske tro på, at alt er fastlagt, og at mennesket ingen ret har til at blande sig. I modsætning til i den senere litteratur optræder forfattere som Aalborg og Pedersen ikke som personer med en særlig, privilegeret adgang til medicinsk viden; tværtimod drejer det sig her om viden, der er tilgængelig for alle både i produktion og konsumtion; enhver vil kunne samle disse råd og benytte sig af dem. Lægebogs-skribenterne er nok fortolkere af den gudelige orden – læger af Guds nåde. Men de er det, fordi Gud har gjort lægedom mulig, ikke fordi nogle er mere skikkede til at varetage den end andre. Denne litteratur har slet ikke ansatser til de temaer om lægens ekspertise og diskvalificering af andre

---

[64]Smid: *Lægebog* Fortale (upag.).
[65]Jfr. Dahl: *Pligten til sundhed* og Kümmel: *Der Homo litteratus*.

typer viden, som senere skulle blive faste islæt i litteraturen. For Pedersen, Aalborg og Smid er pointen netop, at folk må hjælpe sig selv med midler, de selv kan finde; bøgerne skal ikke læses som belærende litteratur, men som opslagsbøger til at hente gode råd i.

Teksterne giver os på denne måde nogle tegn på den forestilling, forfatterne gør sig om deres publikum og om brugen af bøgerne. Dels har lægebøgerne kun en kortfattet beskrivelse af sygdommene, som mere har karakter af en præcisering af overskriften for at undgå misforståelser end en belæring om sygdommenes oprindelse, karakter og egentlige væsen. Det tyder på, at skribent og læser formodes at have et nogenlunde fælles udgangspunkt – de to parter har en nogenlunde fælles viden om, hvordan en given sygdom ser ud. Dels indeholder bøgerne gerne en række midler mod hver sygdom (tydeligst hos Christiern Pedersen), så det er op til læseren at vælge den mest passende og i det hele taget at prøve sig frem.

Vi får alt i alt mere en fornemmelse af forfatterne som de første blandt ligemænd end som særligt begunstigede, og man sporer ikke nogen spaltning mellem lægfolks viden og skribenternes ekspertise. Vi får da heller ikke indtryk af, at det er nogen forudsætning – ja knap nok nogen fordel – at være lægeligt uddannet. Aalborg og Smid var det, Pedersen ikke.

Måske skal der alligevel et modifikationens ord til. For Smid er det lidt anderledes. Ligesom Christiern Pedersen beklager han mangelen på læger. Men lægemangelen er for ham så meget mere problematisk, som den fremmer kvaksalveriet: munke, nonner, ulærde præster og fordærvede købmænd, gamle kællinger, troldkarle og alle mulige andre giver sig af med at give råd i sygdom – alle sammen folk, som ikke gider arbejde og derfor snyder sig til et let udkomme. Disse folk kan i modsætning til de uddannede læger ikke rigtigt vide noget om kroppen; dertil kræves lang uddannelse. Selv påberåber han sig autoritet gennem uddannelse og videnskab i modsætning til den overfladiske viden: hans kvalitetsstempel er, at han har været udenlands ved de bedste universiteter i Europa; steder, hvor lægekunsten er nået så meget længere end herhjemme, og ikke mindst, så har han, som den humanist, han er, set "mange døde menniskis Legeme opskæris"[66], og han taler om sig selv som af Gud udvalgt til videnskaben. Men stadig er Gud som argument vigtigere end videnskaben, og Paulus som autoritet større end universitetet i Montpellier.

Lægebøgerne var tilsyneladende ganske populære, og vedblev at være det langt op i tiden[67]. Længe blev de genoptrykt mindre som historiske dokumenter end som skrifter, der indeholdt en uforgængelig viden, ofte af en karakter, som regnedes for særlig velegnet for menigmand. Således skriver forlæggeren af Henrik Smids lægebog så sent som i 1858 i forordet, at værket måske nok har tabt en del i værdi i de tre hundrede år, som er gået siden det første gang blev trykt, men bogens popularitet har dog vist, at den ikke er uden værdi, "navnlig blandt den mindre bemidlede Klasse", som hos Smid vil kunne finde anvisninger til at behandle de hyppigste sygdomstilfælde.

"Synden er min Siæls Sygdom"

Der var altså to, meget forskellige, genrer, der kunne danne baggrund for det sene 18. århundredes oplystes udgivelser om sundhed og sygdom: dels den diætetiske tradition, oftest på latin og bestemt for et fyrsteligt – og efterhånden også et åndsarbejdende – lærd publikum, dels lægebøgernes samlinger af husråd og lægemidler. Fælles for dem var deres religiøse tolkning af sundhed og sygdom. Sygdom skyldes menneskets synd; sundhed er tegn på det Gud velbehagelige, helbredelsen er syndsforladelse.

Mellem disse renæssanceskrifter og bølgen af sundhedslitteratur i slutningen af det 18. århundrede var der dog et intermezzo i midten af århundredet. På det tidspunkt udkom der et par populariserende værker af pietistisk tilsnit – et par ejendommelige vækster i sundhedslitteraturens urtegård. Her tager jeg den danske læge og præst Andreas Agerbechs *Den filosofiske Læge* fra 1758 som eksempel.

---

[66]Fortale (upag.).
[67]Se: Brade: *Efterskrift*.

Antikkens og skolastikkens diætetiske tradition og dens arvtagere i renæssancen havde slået fast, at sundheden krævede mådehold i levevisen og regulering af livet. Det var fordringer, som passede som fod i hose til pietismens krav om et metodisk liv, baseret på enkelhed, orden og tugt[68]. De pietistiske sundhedsforfattere måtte se forholdet til sundheden som en del af det personlige forhold til Gud. Lovprisningen af ham måtte ske gennem varetagelsen af den gave, som kroppen er. Også i denne litteratur blev sygdom og sundhed altså fortolket i et fuldt ud religiøst verdensbillede.

I verdens første tider levede menneskene længe og sundt. Selv samfundets fornemste arbejdede for føden, levede mådeligt og forblev derfor sunde. Sådan forestiller Agerbech sig det. Dengang var lægekunsten så godt som ufornøden – hvad Agerbech mener, den stadig er for almuen. Da menneskene så begyndte at skabe byer og 'societeter', så "blev Maadelighed boende paa Landet, men Overdaadighed tog Sæde i Stæderne, i sær hos de Fornemme"[69]. På grund af fornemhed og vellyst er menneskene – men altså særlig, eller næsten udelukkende, de fornemme byboere – blevet hjemsøgte af sygdomme. Midlet til at vedligeholde sundheden er derfor simpel føde og ikke mindst: arbejde.

I disse skrifter bliver sundhed og krop et verdsligt kald; noget, for hvis skyld man må udøve en asketisk kontrol med livsførelsen – en del af den protestantiske etik, siger historikeren Dahl (1989) med reference til sociologen Max Weber. Forholdet mellem sygdommen og den syge skal reformeres til et protestantisk og direkte forhold.

Der findes langt færre sygdomme, end man ellers regner med i lægekunsten, siger Agerbech. Legemet er en maskine, som, når den bliver besjælet, bliver til liv. Naturen, og det vil hos pietisterne sige sjælen[70], sørger for en balance i legemet, og når denne forrykkes, er legemets reaktion herpå sygdom (som netop er legemets bestræbelse på at blive rask). Fordi balancen i kroppen angår hele kroppen på én

---

[68] Jfr. Fischer: *Geschichte* s. 9.
[69] Agerbech: *Den filosofiske Læge som giver Anledning til de hidtil i Lægekunsten brugte, vildsomme og vidtløftige Methoders Forbedring og Indskrænkning* s. 5.
[70] Jfr. Aziza-Shuster: *Médecin de soi-même*.

gang, er sygdom i Agerbechs øjne også altid almen, uanset om den måtte ytre sig et bestemt sted. Og derfor er den sande behandling også altid rettet mod hele organismen – og mod at rense den. De allerfleste sygdomme har deres årsag i plethora – fuldblodighed – fordi mennesket ikke lever så mådeholdent og gudsfrygtigt som før i tiden. Og plethora medfører febre, blodgang, pest, katar, betændelser, apopleksi og andre onder – alle sammen vellevnedets og syndens manifestationer.

Midlet mod sygdommene er altså rensning; og en rensning, der ikke lader den kristne pønitense noget efter. Bræk- og afføringsmidler, åreladning og svedekure skal skaffe legemet rensning – en slags kropslig syndsforladelse for et umådeholdent levned.

Den pietistiske sundhedslitteratur udspiller sig i et grundlæggende religiøst verdensbillede og den har dermed mange lighedspunkter med den tidligere litteratur. Det nye er en stærkere betoning af pligten til at holde sig rask. Sundheden og kroppens velfærd er for alvor blevet tema, men sundhedens mål er stadig Gud. Gud er årsag til sundhed – og til den straffende sygdom – men Gud er også årsagen til, at man skal være sund. Der er stadig tale om en i bund og grund religiøs synsmåde. Sjælen er begrundelsen og målet for kroppen, og sjælen og dens syndighed er sygdommens årsag. Derfor kan Agerbech slutte første del af sin lægebog med den ydmyge bøn: "Herre Jesu! Synden er min Siæls Sygdom, derfor maae mit Legeme liide. Du est Lægen: Dit Blod Medicamentet. Helbred Du mig, saa bliver jeg lægt. Amen! Amen!"

Det pietistiske intermezzo, som i Danmark blev repræsenteret af Agerbech og et par andre udgivelser, kan næppe siges at være af andet end marginal betydning. Ikke kun, fordi det rent kvantitativt kun drejer sig om nogle få værker, og fordi Agerbech ligeså meget retter sin bog mod sine kolleger med det formål at reformere lægekunsten, men også fordi den intet besidder af den nyorientering, nyvurdering, den ekspansive kraft, som sundhedsoplysningen fik i slutningen af det 18. århundrede.

Men i én ting tog fortalerne for den Gud velbehagelige sundhed skridt til noget nyt. Hos dem kulminerer bestræbelserne på at gøre kroppen til et kald med den opvurdering af krop og sundhed, der deraf følger. Nok var argumentationen fuldt ud religiøs, men effekten ikke desto mindre dennesidig. Det er også hos de pietistiske forfattere, vi første gang på dansk møder tilløb til at formulere en social kritik inden for rammerne af diætetikken – nemlig ved, at det er de fornemme byboere, der med deres prangende levevis nedbryder deres eget helbred[71].

Da sundhedsoplysningen i den sidste tredjedel af det 18. århundrede for alvor kom i gang, og sundhed blev gjort til et diskursivt objekt, noget, litteraturen måtte tale meget og længe om, og som kunne opsummere problemstillinger fra en række af livsverdenens sfærer, var det antikkens og skolatikkens tradition, man byggede på. I optimistisk fremskridtstro henviste man med glæde til de gamle, anerkendte autoriteter fra de forløbne årtusinder, for dermed med så meget større kraft at kunne formulere det nye.

---

[71] Jfr. Dahl: *Pligten til sundhed.*

En ny sundhedslitteratur
Temaer i det sene 18. århundredes sundhedsoplysning

Det var stort set inden for den diætetiske traditions rammer, den individuelle sundhedsfremme blev diskuteret til ind i det 19. århundrede. Det er kendetegnende, at oplysningstidens sundhedslitteratur næsten altid er struktureret efter den antikke medicins seks ikke-naturlige ting (luft, mad/drikke, bevægelse/ro, søvn/vågen, udkastelser og sindsbevægelser) i den af traditionen fastslåede rækkefølge. Men det er også karakteristisk, at det snarere end af indholdsmæssige grunde sker, fordi forfatterne mener, at det er sådan, der lettest bringes orden i stoffet. Når lægen Johan Clemens Tode lader de ikke-naturlige ting strukturere bl.a. indekserne i hans utallige sundhedstidsskrifter, er det således, fordi de "kunne tiene til en ganske god Ledetraad igiennem saadant et Labyrinth, som Diætetiken er. Det er sandt, at der ikke findes megen Methode i dem" – men Tode mener dog, de er anvendelige i mangel af bedre[72].

I løbet af anden halvdel af det 18. århundrede blev behandlingen af de seks ikke-naturlige ting ganske vist mere og mere udførlig og omfangsrig, og diætetikkens enkelte kapitler formerede sig i nye kapitler, sådan at klædedragten og renligheden (som før begge to var i kapitlet om luft) i reglen fik hvert sit, ligesom det også skete med kønslivet (som før hørte til udkastelserne) og sanseorganerne (som udspaltedes fra sindsbevægelserne, hvor de havde været, fordi både sansning og sindsbevægelser antoges at have med nervesystemet at gøre).

Også sammenknytningen af sundhed og pastoral idyl findes langt tilbage i tiden. Drømmen om et Arkadien havde allerede et langt liv

---

[72] Tode: *Nye Sundhedstidende* s. 9.

bag sig[73], i sundhedslitteraturen først og fremmest i form af forestillingen om et sundt liv før syndfloden. Det har forrige kapitel givet eksempler på. Guldalderen synes altid at have ligget bag os.

Det er da også almindeligt, at den litteratur, der behandler sundhedslitteraturens historie, ser den som relativt ubrudt til op i det 19. århundrede og regner det 18. århundredes diætetik for en basalt set uændret forlængelse af en ældgammel tradition. Allertydeligst er det i en artikel som L.J. Rathers *Systematic Medical Treatises from the 9th to the 19th Century*, hvis blotte titel og undertitel (*The Unchanging Scope and Structure of Academic Medicine in the West*) udtrykker undren over, at alt kan være uændret over en periode på tusind år. Også Perdiguero ser i sin afhandling om det 18. århundredes spanske sundhedslitteratur bøgerne som "en blot forlængelse og gentagelse af renæssancens"[74]. Ligesom flere andre ser han først en ændring med fremkomsten af den offentlige hygiejne (i tidens sprog 'det medicinske politi') omkring år 1800. Den svenske idéhistoriker Roger Qvarsell har også betonet kontinuiteten i sundhedsoplysningens historie, og siger, at man måske kan se C.W. Hufelands sundhedslære fra tiden omkring år 1800 som "en variant av den antika moralfilosofins regel om att människan alltid skal söka en medelväg mellan ytterligheterna"[75]. Qvarsell peger på noget vigtigt, for der er mange paralleliteter mellem det 18. århundredes litteratur og antikkens diætetik.

Alligevel går meget tabt ved kun at se oplysningstidens sundhedslitteratur som et produkt af fortiden. Det rækker ikke at henvise til antikkens Galen og middelalderens Salernoskole; man må også ofre det radikalt nye i litteraturen i det sene 18. århundrede interesse. At modellen for de ikke-naturlige ting blev rammen for diskussioner af sundheden, betyder langt fra, at alting var som før. Det interessante er netop, hvorfor sundhed kunne få så stor en aktualitet i det sene 18.

---

[73]Se hertil Qvarsell: *Hälsan och det naturliga livet*, som trækker de lange linjer op i denne drøm om et godt liv i overenstemmelse med naturen, formuleret i sundhedsidealer.
[74]Perdiguero Gil: *Los tratados* s. 77, min overs.
[75]Qvarsell: *Människan och hennes hälsa* s. 101.

århundrede, og hvorfor de ikke-naturlige ting stadig udbød den bedste ramme for diskussionen af den[76].

Sidste del af det 18. århundrede bragte for første gang en egentlig sundhedslitteratur for dagen i Danmark. Indtil midten af århundredet fandtes der af dansksprogede værker om diætetikken (den sunde levevis) kun et par udgaver af Cornaros bog og en lille bog om *Brændeviins Berømmelse* (som advarer mod at drikke for meget heraf) samt nogle få latinske bøger med sundhedsråd. I slutningen af århundredet, derimod, havde sundhedslitteraturen bidt sig fast, og århundredets sidste tre årtier kendetegnedes af en jævn strøm af enten dansk forfattede eller til dansk oversatte bøger og tidsskrifter.

Ingen tvivl om, at 1770'erne var skelsårene for sundhedslitteraturen. En lignende omend knap så markant udvikling kan man forøvrigt iagttage på andre områder – det er i almindelighed skrivelystens tid – ikke mindst fremskyndet af den Struensee'ske trykkefrihed i 1770[77]. Men også i udlandet er det sene 18. århundrede tiden for en ny sundhedslitteratur[78]; der synes altså at have været en ny interesse for emnet.

Det var imidlertid ikke kun kvantitativt, men også kvalitativt, der skete en ændring med det 18. århundredes sidste tredjedel. Det, som kom frem, var en sundhedsoplysning af en helt ny karakter; diætetikken selv ændredes også. Hvor middelalderens tekster havde været fortolkninger og udlægninger af de autoritative tekster, så kunne den nye litteratur trække på forfatternes egne erfaringer, f.eks. fra deres lægepraksiser, på naturvidenskabelige opdagelser og på geografiske, økonomiske og filosofiske betragtninger. Den tillod diskurserne at krydses. I den tidligere litteratur havde rådene til levevisen af karakter været spredte og usammenhængende. I dén havde der intet behov været for at formidle, hvad vi kunne kalde fysiologisk, anatomisk eller patologisk viden (når temperamentslæren undtages), ej heller beskri-

---

[76]Mit syn på det sene 18. århundredes interesse for sundhed som noget radikalt nyt støttes i øvrigt bl.a. af Göckenjan: *Kurieren* især siderne 61-65, 75 og Frevert: *Krankheit* s. 21 og andre steder.

[77]Se hertil diagrammet i Horstbøll: *"Alting må skrives af enhver"*.

[78]Jfr. Dreißigacker: *Populärmedizinische Zeitschriften*, Tutzke: *Inhaltliche und methodische Entwicklungstrends*, Smith: *Prescribing the Rules*, González: *La dietetica*.

velser af de uheldige følger af ikke at følge sundhedsrådene, som den senere sundhedslitteratur ellers så gerne opholder sig ved. I den nye litteratur, derimod, bliver sundhedsrådene præciseret og udspecificeret. Der er en tydelig bevægelse i retning af en langt mere absolut insisteren på sundhedens individuelle og samfundsmæssige betydning og dertil kommer en langt større fordringsfuldhed i sundhedsrådene.

Sundheden bliver videnskabeliggjort; det er et nyt verdensbillede, oplysningen skal fungere indenfor, og det er først nu, i det sene 18. århundrede, at den bliver medium for fortolkning af menneskelivet – med naturargumentet som naturlig ingrediens.

Et nyt naturbegreb, en ny sundhedsoplysning

I lægekunsten havde naturbegrebet indtil dette tidspunkt spillet en meget vigtig rolle. Naturen var nemlig som nævnt det indre princip, den egenskab ved den enkelte organisme, som holdt den sammen; den var hvert enkelt menneskes legemsbeskaffenhed og naturlige tilbøjelighed. Og ikke mindst var naturen den evne, som legemet i sig selv besidder til at afværge det syge, dens måde at reagere på skadelige ting; den var selve lægekraften. Derfor havde lægelige teoretikere også gennem århundreder regnet det for vigtigt at diskutere, hvad der egentlig var menneskets natur: nogle holdt på, at det var sjælen, andre mente, at det var kropsmaskinen eller legemsvæskernes cirkulation i den[79].

Den glidning i naturbegrebet, der kommer til i løbet af det 18. århundredes sidste del, får ikke denne betydning af livsprincip eller væsensessens til at holde op med at eksistere, hverken i lægekunsten eller mere alment. Således optræder 'naturen' ikke sjældent som en kraft, der hjælper kroppen af med overflødige eller forgiftede væsker. Men naturen får nu også betydningen af den materielle omverden, alt det skabte, og især de mere uforarbejdede dele af dette, sådan som vi i nutiden kender den. *Ordbog over Det Danske Sprog* opregner fire

---

[79]Se Aziza-Shuster: *Médecin de soi-même* og det klassiske værk om naturens lægende kraft Neuburger: *Die Lehre von der Heilkraft*.

hovedbetydninger af ordet *"Natur"*, spændende *fra* naturen som en iboende, medfødt egenskab, en væsensessens eller legemskonstitution *til* naturen som den skabte verden og dens dele; den fysiske eller materielle verden. I ordbogen kulminerer denne redegørelse for den sidste af betydningerne – natur som noget ydre – i den storslåede, suggestive og billeddannende, men karakteristisk nok også ikke så lidt upræcise formulering af natur som noget landskabeligt (med træk af oprindelighed eller uforarbejdethed): "...den mennesket omgivende ydre verden, [...] den umiddelbart synlige del af jordoverfladen med dens forsk. bestanddele (kløfter og bakker, søer og floder osv.) og tilhørende dyre- og planteverden, saaledes som den ses henliggende under aaben himmel og i nogen grad overladt til sig selv".

Hvor 'naturen' i medicinen før betød væsensnatur – livskraftens essens i kroppen – så blev naturen i løbet af det 18. århundrede også til den store, ydre verden; en verden, som er skabt med en bestemt orden og lovmæssighed. Den bevægelse, naturbegrebet her tog fra noget indre (væsen-ligt) til noget ydre (orden-ligt), indebærer en ændring *fra* at svare til det, som er sundt for organismen (nemlig i overensstemmelse med dens natur) og det, som er det enkelte menneske særegent, *til* en betydning, som snarere har at gøre med noget mere oprindeligt, ukunstlet og uomformet i de menneskelige omgivelser, og dermed også til noget mere alment. Det er først med denne betydningsforskubbelse fra det indre til det ydre og fra det særegne til det almene, fra den lille organisme til den store organisme, fra mikro- til makrokosmos, at naturen kunne blive tillagt værdi i den grad, som den blev det i løbet af det 18. århundrede. Og det er først med denne forskubbelse, at naturen i så høj grad kunne blive ideal for det sunde og til forpligtende norm for menneskelig adfærd, sådan som den blev det i det sene 18. århundredes sundhedsoplysning. Naturen kom til at erstatte – eller dele pladsen med – Gud som den store referent; det ultimative argument, hævet over diskussion. Hverken Gud eller naturen kan man nemlig ustraffet sætte sig op imod.

Det er værd at gå en omvej for at se nærmere på naturens indtog som argument i sundhedsoplysningen. Lad os her se lidt på et par manuskripter påbegyndt i 1730'-40'erne om diætetikken af den svenske læge og naturforsker Carl von Linné, for de kan belyse ændringsprocessens karakter. For en af de første gange i diætetikkens historie optræder naturen hos Linné som noget ydre – og det er i hans øjne netop ved at studere den, at vi kan lære mennesket at kende.

Hos Linné er naturen de love, som Gud har indplantet i alle skabte ting i selve Skabelsen. Den kan, siger han, defineres som selve det, som er, og som gør det, som skal gøres[80]. Den er selve den overordnede plan i verden, selve ordenen bag det værende, selve det guddommelige princip i det skabte[81]. Vejen til at forstå naturen går gennem dens udtryk i den materielle virkelighed, dvs. den naturens bog, som man kan læse i de tre naturriger: mineralerne, planterne og dyrene og dermed også mennesket, fordi det hører til dyrene.

For Linné er det nemlig en naturhistorisk kendsgerning, at mennesket er et dyr, og dyrene kan derfor blive mønster for menneskets fysiske eksistens. I modsætning til mennesket lever de øvrige dyr nemlig endnu, som Skaberen har villet; et naturligt liv, og deres ufordærvede 'instinctus naturalis' leder dem på ret vej i deres vilde liv. For mennesket findes der på samme måde retningslinjer for dets væren i naturen: over alle væsner har Skaberen sat appetitten som en "opsyningsmand, som wäcker dem i rättan tid"[82], og var det ikke sådan, så ville mennesket glemme at spise og drikke. Appetitten rådgiver ikke alene for tidspunktet for fødeindtagelsen, men også for valget af fødemidler; og man skal derfor – ligesom dyrene gør – vælge ting, der smager godt[83]. Appetitten knytter skabelsens dele sammen i en stor orden; når kroppen behøver næring, bliver man sulten, når man er udhvilet, vågner man, når man er træt, falder man i søvn[84]. En herlig orden, ser det ud til, som gør Guds visdom til vores på en temmelig let måde – og bemærkelsesværdigt nok lettere, synes det, end i det meste af den efterfølgende sundhedsoplysning.

---

[80]Linnæus: *Collegium Dieteticum* s. 19.
[81]Se til denne naturopfattelse i det 18. århundrede også Bredsdorff: *Digternes natur* og Mortensen: *Himmelstormerne*.
[82]Linnæus: *Collegium Dieteticum* s. 129.
[83]Linnæus: *Diæta naturalis* s. 84.
[84]Samme s. 104.

Ligesom appetitten til mad og drikke, trangen til søvn og den naturlige opvågnen har sin plads i den store eksistens, således har også lidenskaben og den erotiske appetit det. Gud har givet appetitten både til maden og elskoven[85], og Linné kan med mangfoldige eksempler fra dyreverdenen vise, hvordan kærligheden er alle dyrs største tillokkelse[86]. Stor og vis er naturen også på dette område, for Guds krav om mangfoldiggørelse er så "inhabituerad i allas kroppar att dett är ubeskrifweligt"[87].

At studere naturen er at forstå Guds hensigter og væsen, men alligevel truer de to ting tilsyneladende til stadighed med at glide fra hinanden, så naturstudierne fører væk fra Gud (hvad de jo også historisk synes at have gjort). I hvert fald må Linné bemærke, at lægerne skam ikke med natur forstår nogen afgud, og at der ikke deri ligger nogen bespottelse af Gud – at det tværtimod er et såre gudsfrygtigt projekt[88].

Linnés natur er en statisk natur; den er en orden indstiftet med Skabelsen. Ganske vist er den sunde fortid forskellig fra den kunstlede nutid, men hos Linné skyldes det kun, at fortiden er den gyldne, paradisiske tilstand før syndfloden. Der er ikke tale om et forløb, kun om en hændelse og dermed én tid før og én efter. Det er synden, der har sat skellet mellem den gamle og den nye verden; med syndefaldet kom nydelseslysten og dermed kunstletheden, nødvendigheden af at arbejde i sit ansigts sved og uligheden mellem menneskene[89].

Fordi før-syndflodstiden var den, hvor Guds orden trådte klarest frem, kan Biblen – på lige linje med menneskets anatomiske træk eller det, man kan vide om det naturlige ved at sammenligne dyr og mennesker – bruges som vidne på menneskets egentlige natur og dets

---

[85]Linnæus: *Collegium Dieteticum* s. 218.
[86]Linnæus: *Diæta naturalis* s. 111.
[87]Her lurer problemet imidlertid, for dyden er alligevel ikke altid let, og synden er på en mærkelig vis alligevel til stede. For citatet fortsætter: "Jag behöfwer eij beskriwa den, som jag i mitt sinne wet war [enhver] känner så wäl som jag. Här hielper ofta ingen moral", og Linne har så i manuskriptet overstreget det sidste, som gør syndens brod i begæret åbenlyst: "Den som är frij kaste första stenen". Linnæus: *Diæta naturalis* s. 111.
[88]Linnæus: *Lachesis naturalis* s. 19.
[89]Linnæus: *Diæta naturalis* s.140, se også Broberg: *Nosce te ipsum!*

sunde levevis[90]. Der er derfor intet mærkeligt i, at den hellige skrift har samme status som de naturhistoriske eller etnografiske vidnesbyrd hos Linné. Hans 'diakrone medicinske primitivisme' (før-syndflodstilstandens sygdomsfrihed) er nemlig, som idéhistorikeren Gunnar Broberg[91] forklarer det med et par udmærkede begreber, suppleret med en 'synkron primitivisme'; hvor andre, samtidige, mindre udviklede folkeslag andre steder i verden bliver til billeder på 'det andet'. Det er frem for nogen lapperne, der bliver sundhedens mønster. På sine Laplandsrejser havde Linné set de sunde, lette, stærke, glade, lykkelige mennesker, der levede længe i omgivelser, som måtte bjergtage Linné. I mindre grad kan også bønderne i Linnés skrifter fungere som et levn fra før syndfloden, og han drømmer selv om at være en bonde (hvis det ikke var så fattigt) eller en lappe (hvis ikke det var så koldt), men allerhelst vil han kombinere det enkle liv med det lærde liv ved at bosætte sig på en ø og dér passe på sit legeme og fornøje sig med naturstudier[92]. Netop i kombinationen af den primitivistiske uskyld og den naturvidenskabelige sandhed regner han det nemlig for muligt at indrette en naturtilstand. Dermed er endnu et tema slået an for den senere sundhedsoplysning: skismaet mellem de to måder at nå det naturlige på – den spontane primitivitet og den unaturlige rationalitet.

Når det lønner sig at se på Linnés diætetiske værker for at beskrive det 18. århundredes natur- og sundhedsopfattelse, skyldes det, at de kan illustrere en ændring i naturbegreberne. Hos Linné har naturen en i sundhedsoplysningen ny betydning som noget ydre, en orden i det skabte. Mennesket er et dyr blandt andre, hvorfor der bliver mening i at sammenligne dem med hinanden. Naturens orden er garanteret af appetitten og de naturlige tilbøjeligheder. Men Linnés natur er stadig en statisk natur – hans fortid er før-syndflodstilstanden, synden er historiens store hændelse og skelsættende begivenhed, og i det kommer han snart til at høre fortiden til.

---

[90]Se f.eks. Linnæus: *Collegium Dieteticum* s. 198, hvor det drejer sig om føden, eller hans *Diæta naturalis* s. 62 om klædedragten. Se også Broberg: *Nosce te ipsum!* s. 257.
[91]Broberg: *Nosce te ipsum!* s. 259.
[92]Linnæus: *Diæta naturalis* s. 122.

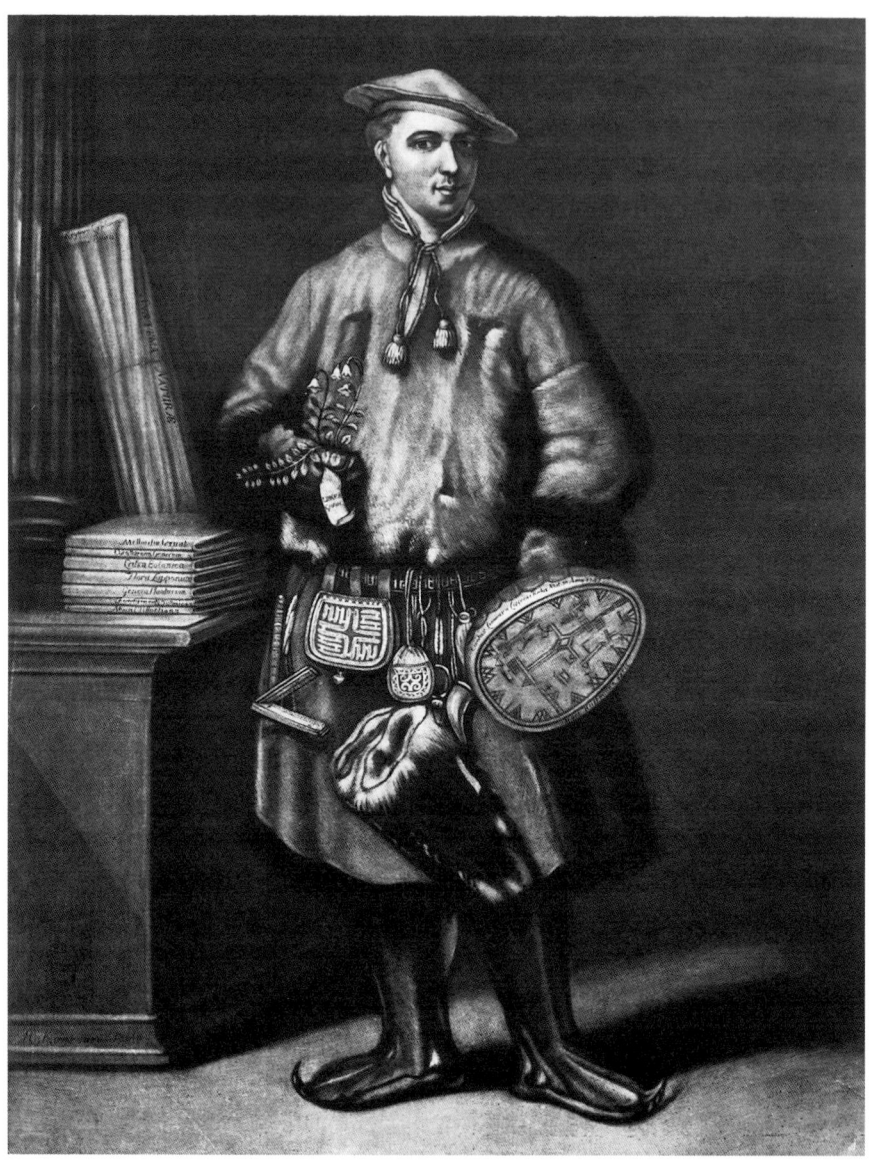

Under sin Laplandsrejse erhvervede Linné sig en lappedragt, som han måtte synes var langt mere hensigtsmæssig, sund og naturlig end de klæder, han var vant til. I sin *Diæta naturalis* bemærkede han: "...hvem har lärt lappen lefwa så comod; du som gått wid academien så lång tijd komer eij så långt. Du undrar på hans kläder, han på dine, hwilken har bättre orsak där till? Han".
Kobberstik af H. Kingsbury 1795 efter maleri af M. Hoffman (Kungl. Biblioteket, Stockholm).

Ligesom sine forgængere strukturerer Linné sin diætetik efter de ikke-naturlige ting, selvom han interessant nok slet og ret (men formodentlig ikke helt tilfældigt) omtaler dem som 'de naturlige ting'[93]. For var de ikke netop naturlige? De ting, der omgav menneskene, og som de måtte tilføres, tilhørte jo en verden uden for mennesket, og ofte den del, der (endnu) ikke var omformet til kultur. Ikke så underligt var der i almindelighed, parallelt med ændringen i naturbegrebet i løbet af århundredet, en stigende grad af undren over, at de ting, som menneskets sundhed beroede på, skulle betegnes som 'ikke-naturlige ting'[94]. Af samme grund, som tingene førhen kaldtes ikke-naturlige, måtte de nu opfattes som naturlige; for 'naturen' var ikke længere den enkelte organismes organisationsprincip, men derimod i højere og højere grad dét uden for mennesket.

Der er nok lighedspunkter mellem Linné og en forfatter som Agerbech, men der er også forskelle. For dem begge gælder det, at sygdommen er kommet til efter syndefaldet, men hvor Agerbechs natur er begrænset til den menneskelige sjæl, så er natur hos Linné den ydre verden, som mennesket kan bruge til at lære sig selv at kende. Naturens bog er vejen til erkendelsen. Hos Agerbech, derimod, skal det sunde ikke udledes af den ydre skabelse, af dyrene eller naturfolkene, men af den teologiske sandhed, at Gud er til.

Sundheden: en umistelig skat
Linné kan ses som en meget tidlig repræsentant for en ny sundhedsoplysning – den, som satte sig spor i udgivelserne i sidste tredjedel af det 18. århundrede, hvor en egentlig sundhedsoplysning så dagens lys. På dansk grund markerer Hans Møllers *Sundheds-Magazin* fra 1763 begyndelsen til denne sundhedsoplysning, som især forfattedes af læger.

Set under ét er der en række temaer, som går igen i denne litteratur, og den kan derfor præsenteres gennem disse. Et af dem er den stædige

---

[93]Linnæus: *Collegium Dieteticum* s. 25 og *Lachesis naturalis* s. 62.
[94]Jfr. Jordanova: *Earth Science* s. 124-25 og Coleman: *Health and Hygiene*.

insisteren på sundhedens betydning – og den dermed beslægtede besværing over, at store dele af befolkningen tilsyneladende er så ligeglade med den eller i al fald har en helt fatalistisk indstilling til den. Alt for mange forkorter selv deres liv ved en uordentlig og ufornuftig levevis, lyder det igen og igen[95]. Oplyserne klager over, at sundheden for folk flest først er et problem, når den ikke længere er der, og over, at folk mener, at sygdom og død kommer, når de kommer, hvad enten det skyldes skæbnen, trolddom eller Gud. De nye sundhedsoplysere insisterer på, at sundhed er noget, man kan påvirke og derfor også noget, man må bekymre sig om. Sundhed bør altid være i folks bevidsthed; sundhedshensynet bør altid være tilstede.

I sundhedslitteraturen er sygdom og tidlig død ikke givet af skæbnen, og ethvert menneskeliv er ikke på forhånd afmålt; mennesket kan selv påvirke sit livs længde. Væk er Cornaros tro på, at himmellegemerne bestemmer skæbnen, omend med en vis frihed til menneskelige handlinger. Nok regner de nye sundhedsoplysere med en grænse for livslængden af naturlig eller guddommelig karakter, men de allerfleste mennesker lever ikke deres mål ud. Når det 18. århundredes lærde ofte havde det indtryk, at samtidens samfund var under kraftig affolkning (den schweiziske læge Auguste Tissots bekymring i bogen *Underretning for Landmanden* er det kendteste eksempel), så hævdedes det samtidig, at denne ikke var en naturnødvendighed. Menneskets levetid bliver ikke af sig selv kortere og kortere for hvert generation[96], hvad man ellers godt kunne tro, når man vidste, hvor længe de bibelske patriarker havde levet. Verdens alder har ikke indflydelse på menneskenes levealder, måtte den berømte tyske læge C.W. Hufeland påpege[97].

Nok er mennesket ligesom al anden natur undergivet naturlove, men det er love, der giver mennesket frihedsgrader nok til at kunne påvirke dets fysiske omstændigheder, og det er jo også samtidig love, uden hvilke menneskets frihed ville være omsonst og meningsløs. Det

---

[95] *Afhandling om Diæten* (fra 1770) s. 24, Buchan: *Huuslægen* (fra 1796), Callisen: *Physisk Medizinske Betragtninger* (fra 1807-09) – rækken kan fortsættes og omfatte stort set alt publiceret om emnet i denne periode.
[96] *Afhandling om Diæten* s. 24.
[97] Hufeland: *Konst at forlænge* s. 138-39.

er netop de udforskelige naturlove, mennesket skal tilpasse sig og udnytte. For hvis ikke der var lovmæssigheder, så kunne man ikke fornuftigt regne med, at ens handlinger fik virkninger.

I hvert fald syntes mennesket bestemt til et meget længere liv – og et meget sundere liv – end det, det nu levede. Det 18. århundredes oplysere tvivlede ikke om, at der var en hel del at vinde for mennesket. Sundhedslitteraturen er fuld af eksempler på personer – gerne under fjerne og temmelig eksotiske himmelstrøg – som har nået en ekstraordinær alder, og den bruger dette som argument for, at sundheden er tilgængelig for menneskelig handling og for, at individerne har ansvar for deres eget fysiske liv. Hufeland kommer ved at studere sådanne eksempler frem til en naturlig levealder på 150-160, ja op til 200 år.

En anden måde at finde frem til, hvor længe mennesket under ideelle omstændigheder ville leve, består i at sammenligne den tid, det tager henholdsvis dyr og mennesker at blive udvoksede og så ved simpel forholdstalsregning udlede den naturlige levealder for mennesket. Hufeland regner sig ved denne metode frem til, at mennesket burde leve 200 år, eftersom dyrene almindeligvis lever 8 gange så lang tid, som det tager dem at blive fuldvoksne (hvilket nemlig tager mennesket 25 år)[98], mens Linné får det til 150 år[99]. Endelig er der også de bibelske belæg for en meget længere levetid i de første tider, men de 900-1000 år, som den skotsk-engelske læge George Cheyne – bibeltro – regner med i tilstanden før syndfloden, tør han ikke tro kan genvindes. I stedet regner han snarere med de 7 gange 10 år, som mennesket ifølge den ældgamle tradition var beskåret. Det kan synes arkaisk at benytte sig af bibelske traditioner for at anslå menneskets mulige levetid, og det er ikke tilfældigt, for Cheyne tilhører trods alt den forrige generation. Hans populærmedicinske virksomhed lå fra 1720'erne til begyndelsen af 1740'erne, selvom hans bog først langt senere blev oversat til dansk.

Ét fællestræk i litteraturen er altså den vedvarende insisteren på sundhedens betydning, dens tilgængelighed og dermed også dens

---

[98] Samme s. 151.
[99] Linnæus: *Diæta naturalis* s. 132-33.

afhængighed af levevisen. Men sundheden finder i denne periode også en ny begrundelse. Hvis målet med et sundt og langt liv før havde været at forlænge livet til Guds ære for at få så meget mere lejlighed til at prise ham, som det havde været for Christiern Pedersen, Michelsen Aalborg, Cornaro og Agerbech, så træder dette religiøse referencepunkt i stigende grad i baggrunden i løbet af det 18. århundrede. Sundheden skal nu tjene til fordel for et verdsligt, jordisk mål; det er det dennesidige liv med dets virksomhed og lykke, det drejer sig om. Et stykke ind i det 18. århundrede mener Cheyne ikke, at vi uden sundheden kan bryde os om os selv, være vore venner til hjælp eller opfylde vor pligt over for Gud[100]. Linné er, omtrent samtidig eller lidt senere, ikke i tvivl om, at sundheden er det dyrebareste af alt jordisk godt[101], og ved indgangen til århundredets sidste tredjedel er formuleringen i det værk, Abildgaard oversatte, helt sekulær: helbredet er ypperligere end alt andet, "den er eneste Trøst i alle Livets Besværligheder", og den er forudsætningen for, at man kan nyde sine "timelig Fordele"[102].

I løbet af århundredet bliver det fælles gode i stigende grad påkaldt som begrundelse for sundheden: i den danske læge Hans Møllers *Sundheds-Magazin* (1763) er sundhed så afgjort enhver "redeligsindet Patriots Omsorg værd"[103], og Tissots udgangspunkt og hovedargument for sundheden er den katastrofale affolkning af landområderne, som han oplevede (uanset om den så var reel eller ej), og som han så som af essentiel betydning for nationens økonomi og suverænitet. For Tode skal sundheden til, for at man kan opfylde sine borgerlige pligter og gøre gavn i samfundet. Tode ser arbejdet til fælles gavn som sundhedens begrundelse; det er af hensyn til arbejdet, man skal være sund, og samtidig er det det nøjsomme arbejdsliv, der skaber sundhed. Som sociologen og medicinhistorikeren Göckenjan[104] har påpeget, bliver det fælles gode – staten – i stigende grad appelinstans i stedet for

---

[100]Cheyne: *Regler til at vedligeholde Sundhed* s. 1-2.
[101]Linnæus: *Collegium Dieteticum* s. 3.
[102]*Afhandling om Diæten* s. 1-2.
[103]Møller: *Sundheds-Magazin*, Fortale (upag.).
[104]Göckenjan: *Kurieren* s. 65.

Gud i løbet af det 18. århundrede. Hvor mennesket for de pietistiske forfattere i midten af århundredet skulle være sundt af hensyn til Gud, for at prise hans værk, er det nu som statsbærende subjekter, landets borgere anråbes. Som i så mange andre ting søger Tode dog en middelvej; han føjer Gud og staten sammen til begrundelse for sin sundhedsoplysning. At være andre nyttig og gavne staten på jordisk vis er nemlig del af den guddommelige plan i Skabelsen. Det er både over for Gud og mennesker, man har pligt til at holde sig sund.

Med opmærksomheden mod sundheden følger en bevidsthed om livets skrøbelighed. Hos renæssancens og pietismens forfattere havde skrøbeligheden skam også spillet en rolle; men som kødets iboende tilbøjelighed til synd: den bestandige fare for fortabelsen. Nu har skrøbeligheden imidlertid forskubbet sig til den ydre fysik. I 1748 sammenligner Linné mennesket med en skør boble, som er udsat for tusinde ulykker – og endog en boble, som ti år senere er endnu mere skrøbelig og i forfald[105], mens Abildgaard i sin indledning til det værk, han oversatte, klager over, at "Livet, som er skrøbeligere end Glas, agtes ikke"[106]. Legemet har en iboende tendens til forfald – for legemet er tilbøjeligt til umådehold og magelighed – en tilbøjelighed, som stadig må modarbejdes. Når skrøbeligheden her kommer i fokus, så er det ikke som tidligere for at vise legemets betydningsløshed i forhold til det evige liv, men tværtimod for at retfærdiggøre, at der skal rettes så stor opmærksomhed mod det. Med omhu må sundheden til stadighed vogtes; og fordi sundheden er så vigtig, tillades diskursen om den også hele tiden at yngle og sætte nye frugtbare skud.

Naturens stemme: instinkt, appetit, lidenskab
Ganske vist var det 18. århundrede fuldt af gradsforskelle i fortolkningen af naturen – også i sundhedsoplysningen – men visse fællestræk var der også. Det 18. århundredes sundhedsoplysere var enige om, at mennesket af naturen er sundt; det er skabt sundt og vil i almindelig-

---

[105] Broberg: *Nosce te ipsum!* s. 285-286.
[106] *Afhandling om Diæten* Indledning (upag.).

hed i naturtilstanden leve sundere og længere, end det nu var tilfældet. I sin naturlige tilstand tiltrækkes mennesket af det, som er sundt; det, det har lyst til at spise, er også det, det behøver; det, der er usundt for det, føler det en afsky for. Det sunde liv i en sådan spontan tilstand sikres af de naturlige tilbøjeligheder nedfældet i de enkelte individer. Tilbøjelighederne sikrer enkeltdelene i naturen deres fornuftige sammenhæng – deres finalitet. Den ydre, oprindelige natur må derfor modsvares af en indre naturens stemme.

Lidenskaber, appetit, tilbøjeligheder, drifter, instinkter var – sammen med det ofte benyttede 'naturens stemme' – begreber, som knyttede handlinger og behov sammen, så de blev led i den kæde, som måtte være mellem alle naturens væsner, hvis det skulle være et meningsfuldt hele. I naturtilstanden, forestillede sundhedsskribenterne sig, var livet organiseret spontant via drifter og tilbøjeligheder. Og mennesket måtte lade sig lede af disse.

Diætetikkens bestræbelser på at regulere menneskelivet former sig derfor omend på en lidt paradoksal vis nok så meget som et forsvar for de naturlige tilbøjeligheder, appetitten, lidenskaben, lysten og begæret. Det lyder næsten som et ekko fra Linné, når *Afhandling om Diæten* konstaterer "Det er forundringsværdigt, hvorledes Skaberen har indplantet en naturlig Drift hos Mennesker og alle Kreature. Havde ikke Appetiten mindet Menneskene, skulde de ofte forsømt Mad og Drikke, og saaledes sat deres eget Liv i Fare"[107]. Den tyske skolemand C.Ph. Funke regner appetitten og tørsten for en naturens lov, som må følges, og også den skotske læge William Buchan må stole på en orden: "Naturen har ikke givet os nogen Tilbøjelighed omsonst". Appetitten er sund – og borger for naturens orden. Det gælder både, hvad angår appetitten til fødeindtagelsen og til seksualiteten[108].

Natur-argumentet taler altså nydelsens sag – men ikke uden også at stille krav. "Filosofferne frigjorde kun mennesket fra Guds herredømme for at lade det underordne sig den naturlige skæbne", har den franske idéhistoriker Jean Ehrard[109] sagt om natur-idéens virkning i

---

[107] Samme s. 444-45.
[108] Buchan: *Huuslægen* bd. I, s. 226.
[109] Ehrard: *L'idée de nature* s. 353 (min overs.).

oplysningstidens filosofi, og selvom han vistnok med den formulering ikke levner helt plads nok til den frihed, som idéen også gav (og som han i øvrigt også viser i sin bog), så peger han på, at naturen nok er god, men dens godhed tillader ikke, at man ikke adlyder den. De naturlige tilbøjeligheder giver ikke kun frihed. Appetitten er også en fordring, som det civiliserede menneske ikke sjældent forsynder sig imod; man bør ikke spise uden at være sulten eller drikke uden tørst, for så tjener føden ikke sit formål (dvs. den bliver ikke ordentlig fordøjet)[110].

I hovedsagen er det rette liv og moral nu ingen vanskelig opgave eller tung byrde at dømme efter det helhedsindtryk, sundhedsskrifterne giver, for appetitten stemmer i princippet overens med vore pligter og behov: man erkender "deraf, hvorledes endog de os paalagte Pligter ere intet andet end Anviisninger til vor Velfærd"[111]. Det, som lysterne tilskynder os til at gøre, og som vi gør bare for vor egen skyld, er ofte i virkeligheden noget, vi skal gøre for den naturlige helheds skyld: "Skaberens Viisdom gav Dyrene, saavelsom Menneskene, Avledriften for paa en Maade at tvinge dem til denne Forplantning, ihvilken de gjøre hvad de bør, i det de troer allene at tilfredstille deres Begjerligheder"[112]. Aner vi ikke her et sammenfald mellem denne teori om menneskenaturen og den samtidige økonomiske om de egenkærlige handlingers alment gode virkninger? Lidenskaberne er nødvendige, for uden dem var der ingen aktivitet; de er ligeså nødvendige i menneskelivet som bevægelseslovene er det i fysikken[113]; de skal skabe dynamik og virksomhed. Så længe lidenskaberne er naturlige, må de også have en funktion i naturens finalitet. Virksomheden, bevægelsen, initiativet er nødvendige og gode elementer i menneskelivet – også selvom de af og til sætter for megen bevægelse i gang: At være herre over sine lidenskaber, "eller bedre, at være fri for Affecter [...] er en Regel for

---

[110]*Afhandling om Diæten* s. 104, *Bondepraktika* for 1805 s. 86-87.
[111]Unzer: *Lægen* bd. II, s. 329.
[112]Hildebrand: *Sundhedsbog* s. 222.
[113]Jfr. Ehrard: *L'idée de nature* s. 224. Se også González: *La dietetica*.

Sundheden, men ikke for Mennesker [...] Saa meget er vist, at Lidenskaber ere de fleste menneskelige Handlingers Drivefiædre"[114].

Sundhedens princip er i sin grundform ligeså enkelt, som det er smukt og naturligt: "Derfor behøver et sundt og stærkt Menneske, for at blive levende og frisk, neppe nogen anden Regel, end sin *naturlige Drift*, som uden Underviisning lærer ham at flye for druknende Bølger og fortærende Flammer, for qvælende Dunster og gjennemborende Vaaben", hedder det i Hildebrands *Sundhedsbog* lige efter århundredskiftet. I realiteten bliver det dog mere kompliceret, for den tyske læge G. F. Hildebrand fortsætter: "Men der gives, endog foruden disse, saa hastigt og saa voldsomt skadelige Ting, i Kredsen af vor legmlige Verden mangt og mangfoldigt, som lemfældigere og langsommere skader den Sundeste, og gjør af den Sunde en Syg [...]. At kjende og undgaae dette Mangt og Mangehaande, leder end ikke den meest ufordærvede Naturdrivt sikkert nok. Erfaringer og Eftertanke have først lidt efter lidt ved Skade gjort os klogere"[115]. Tilbøjelighederne må trods alt underordnes fornuften og uanset det forsigtige forsøg på at rehabilitere dem, er der ingen i det sene 18. århundrede, der giver tilbøjelighederne og lidenskaberne frit løb. Lidenskaberne er nok sunde, men kun når de er, hvad man kunne forstå som moderate og naturlige. Således mener den engelske læge Andrew Harper i dansk oversættelse 1795[116], at lidenskaber og sindsbevægelser er sunde, når de er regelmæssige og behagelige, men bliver usunde, når de er heftige og modbydelige. Overdrevne og ildestyrede lidenskaber (dvs. hævngerrighed, vrede, arrighed, ærgrelse, vildfaren elskov, vellyst og umådelig glæde) fører ifølge den tyske læge og forfatter Johann August Unzer til ulykker[117].

Tanken er klar nok. Det menneske, der lader sig lede af sine lyster – til en vis, fornuftig grænse – er det virksomme, ikke-vegeterende og alligevel fornuftige og rationelle menneske. Modsætningen til den forrige litteraturs krav om at styre lidenskaberne er klar: Cornaros

---

[114]Unzer: *Lægen* bd. II, s. 333.
[115]Hildebrand: *Sundhedsbog* s. 1-2.
[116]Harper: *Diætetiske Lomme-Bog*, s. 10-12.
[117]Unzer: *Lægen* bd. II, s. 333.

kontemplative liv er et indadvendt og statisk liv, som ikke kan tilfredstille den nye tids oplysere. Skønt den, "der er Slave af sine Lyster, bliver stedse en Skiændsel for den menneskelige Natur"[118], er det ikke tilbøjelighederne i sig selv, der er uheldige, men det umådeholdne misbrug af dem.

Faren består i, at mennesket ikke lader sig nøje med de naturlige glæder, men stedse opfinder nye nødvendigheder og forlystelser. For mens de ægte glæder giver egentlig tilfredsstillelse, så efterlader de unaturlige kun tomhed og krav om mere[119]. Lysten har således sin egen radikale lov om faldende udbytte. Det er altså ikke så meget de naturlige som de unaturlige lidenskaber, der er problemet – og kunsten består da i at kunne skelne mellem dem. Den mest gennemgående formaning i denne henseende gælder kosten: appetitten må ikke opvækkes med kunst – dvs. for lækre retter, for blandet kost, for mange krydderier. "Menneskene, ikke tilfreds med at følge Naturens simple Vink, opfinde konstlede Nødvendigheder, og søge bestandigen nye Forlystelser. Indbildte Fornøielsers Tilfredstillelse foraarsage aldrig fuldkommen Behag. Naturen er fornøiet med lidet; men Luxus kiender ingen Grændser"[120]. Det gælder også for seksualiteten, for den overdrevne, promiskuøse og uordentlige seksualitet kender ikke til måde, men kræver stadig mere og mere, mens den naturlige nydelse af den fysiske kærlighed i ægteskabet, derimod, har sin naturlige grænse; driften vækkes kun, når manden har en overflødighed af sæd, er Hildebrands beroligende forklaring[121].

Et yderligere problem består i, at det forfinede liv, som gør folk svage og ømfindtlige for sygdom, også gør det sværere for dem at styre deres affekter; for de "Fornemme ere svage og slappe i Fibrene"[122]. Måske kan det forklare, hvorfor sundhedsoplyserne så ofte peger på sindsbevægelserne som årsag til mange sygdomme blandt de fornemme

---

[118]Buchan: *Huuslægen* bd. I, s. 260.
[119]Samme s. 260, men tanken går igen – Linnæus: *Diæta Naturalis* s. 128, Callisen: *Physisk Medizinske Betragtninger* bd. I: 616, jfr. også Göckenjan: *Kurieren* s. 77.
[120]Buchan: *Huuslægen* s. 260.
[121]Hildebrand: *Sundhedsbog* s. 224.
[122]*Afhandling om Diæten* s. 520.

(og affekterede) byboere. På landet synes det i al fald i nogen grad at være anderledes. Bønderne er sjældent undergivet så voldsomme sindsbevægelser – deres jævnere liv giver også et roligere sind[123].

Alt i alt er sundheden måske alligevel ikke så let. Hos Linné øjnes ganske vist kun sjældent konflikter mellem tilbøjelighederne og sundheden. Men trods hans forsvar for lidenskaberne, er der allerede hos Unzer i 1766 en fornemmelse af, at sundheden ikke er så let en byrde: "Veyen til et langt Liv er, ligesom den til det evige, vanskelig og kummerfuld. Man har mange Slags ubehagelige Regler at iagttage", og selv da kan man ikke være sikker på resultatet[124]. Lidenskaberne kan i al fald ikke være uovervågede af fornuften, selvom de så måtte være nok så nødvendige eller gudgivne. Den danske læge Henrich Callisen mener, at "Skaberen dannede Mennesket til et sandseligt Væsen, satte det i en sandselig Verden, og indrettede den menneskelige Natur til at attraae Sandselighedens Glæder, men Skaberen gav tillige Mennesket Forstand og Skiønsomhed til at vælge dets Forlystelser med Klogskab, og til at nyde dem med Maadelighed". Som redskab i denne overvågning af tilbøjelighederne peger Callisen på religionen, som iøvrigt har samme oprindelse og er lige så naturlig som sanseligheden; religionen hører nemlig "upaatvivleligen til Menneskets Naturdrift" (hvilket blandt andet ses af, at den findes blandt alle folkeslag), og den hjælper os til at holde måde med vore lidenskaber og appetitter til sundhedens og det fælles bedste[125].

Lidenskaberne sætter altså mennesket over for et dilemma, hvis løsning ligger i at tøjle dem, at omgås dem med fornuft og forsigtighed, at finde ud af, hvilke der er naturlige og hvilke, der er unaturlige. Der er lang vej herfra til epikuræisme og hedonisme, udsvævelser og løssluppenhed. Der er snarere tale om en formning af tilbøjelighederne, som giver middelvejen udseende af naturgivenhed.

---

[123]Se fx. Paulizky: *Anviisning for Landmanden* s. 20.
[124]Unzer: *Lægen* bd. II, 388.
[125]Callisen: *Physisk Medizinske Betragtninger* bd. I: 587, 563.

Sundhedens naturlige idealer: fortiden og de vilde
Parallelt med ændringen i naturbegrebet kan man iagttage et skift i sundhedens billeder. Af det, som allerede er sagt, er det tydeligt, at fortiden hele tiden har spillet en rolle i diætetikken som en mere sund tid, og det vedblev den at gøre i hele det 18. århundrede, selv da mundus senescenstemaet (opfattelsen af verden som aldrende) begyndte at vige for et mere fremskridtsoptimistisk syn omkring midten af århundredet. Men fortiden er ikke længere den samme; der er sket en temporalisering og en historisering. Hvor historien før stort set kun havde én hændelse: syndens opståen i verden, så er den nu en proces og under udvikling. Agerbechs og andre af de helt tidlige sundhedsskribenters før-syndflodstid – som også var den fortid, Linné kendte til – skulle snart blive en langt mere konkret forhistorie. Hos Unzer synes den mådeholdende fortid allerede at være kommet tættere på; hans 'Forfædre' boede i skove og på marker, levede mådeholdende og åndede frisk luft, og for ham hersker der ingen tvivl om, at man i gamle dage var talrigere, stærkere, sundere og levede længere, end det nu er tilfældet[126], ligesom stort set alle andre mente, det forholdt sig. Lægen Melchior Adam Weikard går et skridt videre med hensyn til at finde ud af, hvornår den oprindelige sundhed egentlig gik tabt; det var hos grækerne og senere romerne, at vellysten vandt indpas og dermed fortrængte sundheden, og det var dette, der fik imperierne til at forgå. I Weikards samtid er vellevnedets og blødagtighedens centrum at finde hos franskmændene "disse vor Tidsalders sande Grækere" med deres forfinede kogekunst og i alle henseender usædvanlige overdådighed[127]. Også hos Callisen, som skriver efter århundredskiftet, har en konkret, 'historisk' – og tilmed national – fortid afløst en diffus oprindelsestilstand; hos ham gælder vikingetiden for den sunde, stærke tid. Fortidens skandinaver var nok ikke så langt fremme i videnskab og kundskab, men de var sundere, større, stærkere, muntrere og modigere – dengang, i "National-Kraftens gyldne Alder"[128].

---

[126]Samme bd. I: 21-22 og II: 330.
[127]Weikard: *Kjernen af Diæten* s.121-26.
[128]Callisen: *Physisk Medizinske Betragtninger* bd. II: 289, 292, 298.

Også barnet kan gøres til mønster for den naturlige sundhed. Barndommen er en slags individuel – voksenalderens gyldne – fortid, før civilisationens fortrængning af de naturlige tilbøjeligheder. Tanken går igen i periodens litteratur, som når Linné hævder, at børn med deres naturlige spontanitet har deres 'teoria diætetica' siddende i tungen[129]. Callisen er typisk, når han med en parafrasering af Rousseaus Émile fastslår, at "Mennesket er af Naturen godt og ufordærvet" og at "Barnet kommer godt af Skaberens Haand"[130], og også Tode finder en sund ufordærvethed hos "Det Barn, som endnu ikke har lært at lyve for sine Sandser, det Barn, hvori Naturens Røst endnu taler, det Barn, hvis Attraae er saa levende, hvis Begiærligheder ere saa umodstaaelige, hvis Hunger ingen Love kiender"[131].

De historiske idealer – barndommen eller fortiden – suppleres af de synkrone, samtidige. Det er karakteristisk, at de vilde i løbet af århundredets sidste del vinder indpas som sundhedsvidner i litteraturen i takt med, at naturargumentet i stigende grad bliver gangbart. Hos Linné, f.eks., drejer det sig først og fremmest om lapper, men også virginia-indianere og ostjaker (et finsk-ugrisk folk i Sibirien)[132], hos Unzer drejer det sig om indere og eskimoer, i *Afhandling om Diæten* om irokesere og huroner (som dog ikke længere er så sunde, som de har været på grund af de skadelige virkninger af den civilisation, som er bragt dem).

Endnu vildere end de vilde er selvfølgelig dyrene, for de er eksempler på liv styret helt af de naturlige drifter. Det er hos Linné mere end hos nogen anden, at dyret er argument, men i det hele taget går billedet af de sunde og (altid) lydefri dyr igen i sundhedsoplysningen. Dyrene vejledes af instinktet og begår derfor aldrig fejl, siger Buchan[133] (det drejer sig om yngelpleje, og argumentet er, at der jo ikke findes krøblinger hos dyrene), og hos Unzer er dyrene bedre end os i stand til såvel at skaffe sig føde og passe på giftige spiser som at unddrage sig

---

[129]Linnæus: *Diæta naturalis* s. 85.
[130]Callisen: *Physisk Medizinske Betragtninger* bd. II: 312, 311.
[131]Tode: *Sundhedstidende* s. 427.
[132]Linnæus: *Diæta naturalis* s. 128.
[133]Buchan: *Huuslægen* bd I: 6-18.

farer, søge midler til deres helbredelse i sygdom og beskytte sig mod vejrets, årstidernes og lidenskabernes virkninger[134]. Også i Abildgaards oversættelse er dyrene sundere, fordi de er mådeholdne. Modstillingen hos Abildgaard af de sygelige (by)mennesker og de sunde dyr eller vilde folk finder i øvrigt – når han i andre sammenhænge taler i sin egenskab af dyrlæge (Abildgaard var en af sin tids kendteste læger, men også veterinær) – sin parallelitet i modsætning mellem de svagere, unaturligt levende, udartede, domesticerede dyr og de stærke, vilde dyr[135].

Måske kan der nok opstå lidt uenighed om, hvilke dyr der er sundhedens mønster. Linné mener aben, fordi mennesket tilhører samme klasse som den; det ser man af ansigtet, tænderne, hænderne, fødderne og maven[136], og Tode giver ham ret, når han taler om "Menneskets Fætter Aben"[137]. Hildebrand peger på hesten, fordi den i "Bygning har den største Liighed med os"[138], og derfor nok kan tjene os til forbillede. Svinet, derimod, har en tendens til at få nok så stedmoderlig en behandling, og bliver snarere menneskets modbillede[139].

Nu kan dyret, ligeså lidt som de vilde, dog være noget egentligt ideal for mennesket; nok for hans fysiske tilstand, men ikke for hans hele liv, dertil drives dyrene alt for meget af deres 'utæmmede Affekter', er uden fornuft og ikke, som mennesket bør være: "Herre og Mester over alle Begierligheder"[140]. Dyrene er rigtignok meget sundere end mennesket, det mener f.eks. Callisen, og mennesket er så meget mere svageligt, udsat og afhængigt af andres hjælp; det er "umætteligt i sine Begierligheder"[141]. Men målet med dyrenes liv er også så meget mere

---

[134] Unzer: *Lægen* I: 340.

[135] Se hertil Hedegaard: *Kongens stutteri på Hesselø*. Når jeg i det følgende refererer til Abildgaard, er det til den af ham oversatte *Afhandling om Diæten*. Ganske vist er den altså ikke forfattet af ham, men han har dog fundet den den mest passende af "mange vel udarbeydede Skrifter" (Indledningen, upag.).

[136] Linnæus: *Diæta naturalis* s. 75.

[137] Anmærkning i Weikard: *Kjernen af Diæten* s. 85.

[138] Hildebrand: *Sundhedsbog* s. 95.

[139] F.eks. i *Bondepraktika* for 1805 eller Todes anmærkning i Weikard: *Kjernen af Diæten* s. 85.

[140] *Afhandling om Diæten* s. 444.

[141] Callisen: *Physisk Medizinske Betragtninger* bd. I, s. 1-2 & 371, bd. II, s 1-2.

begrænset, og det er som nys nævnt menneskenes begærs-motiver og sociale natur, der skaber dynamikken i et samfund, som er og bør være i forandring.

Så er det måske nok alligevel sikrere at referere til de indenlandske vilde, som bønderne kan gøre det ud for, selvom også de har deres brist. Der er almindelig enighed om, at bønderne med deres jævne kost og hårde, legemlige arbejde, rene luft og rolige sind lever sundere og har langt større modstandskraft over for sygdomme. Bonden er sund, siger Tissot, fordi han spiser langsomt og tygger omhyggeligt, får bevægelse, opholder sig i frisk luft, lægger sig tidligt og står tidligt op om morgenen[142]. Almuen er, med Todes ord, forblevet "Naturens Simplicitæt tro, og [...] spiser sit Brød i sit Ansigts Sveed". For at forstå, hvad der er sundt, må vi derfor "see til dem, der bør være Mønstere og Læremestre i Naturens rette Orden. For at lære at være physisk lyksalig, lad os see til dem, som ere det: til Bonden i Hytten, ikke til Monarken paa Tronen [...]. Hans Liv er mest overensstemmende med den hele levende Skabnings Orden, og derfor er han lyksalig"[143].

Faktisk er det sådan, at landboens sunde liv næsten gør diætetikken unødvendig – fik man bare den bevægelse, som han gør, kunne man spise, hvad man ville uden at behøve læger[144].

Er stemningen i almindelighed for det sunde landliv og landlivet billedet på sundheden, så er byen modbilledet på den. Det følger ganske naturligt af konstateringen af landlivets sundhed, at byen er sygdommens sted. Købstædernes indbyggere er jævnt hen sygelige og svagelige – og må derfor holde en nøje orden i deres levemåde ("ja, ligesom vaage over sig selv"), siger Abildgaard[145], og Møller må endog i en flot passage meddele læseren, at det, han har at give af gode råd mod forårssygdommene "fornemmelig [passer] paa Kiøbstæderne, det er ogsaa Kiøbstæderne, som fornemmelig begaae de groveste Feyl, og derfor meest behøver Sundhedens Omsorg, de er at ansee, som en

---

[142] Tissot: *Underretning* s. 42.
[143] Tode: *Sundhedstidende* s. 440 og *Moralske og satiriske Afhandlinger* s. 228-29.
[144] *Afhandling om Diæten* s. 120.
[145] I: *Afhandling om Diæten* s. 4.

Syge-Huus imod Landet; Her er det Ledighed, Uordentlighed, Overdaadighed, Fraadserie, disse Sygdommenes frugtbare Kilder ret har sit Sæde, her er en forunderlig Blanding af en alt for stor Kiælenhed og alt for grove Forseelser imod Sundheden"[146]. Byboerne er altså på samme tid alt for optagede af kroppen og alt for ligeglade med den.

Når bonden lever sundere end byboen, har det først og fremmest at gøre med, at han ikke har råd til at leve anderledes. Hans lykkelige, arbejdsomme nøjsomhed er mere et produkt af hans ydre omstændigheder end hans indre tilbøjeligheder; men det gør den ikke mindre helsebringende. Og således findes der gudskelov en naturlig retfærdighed, som nådigt sørger for orden i helheden. Thi den, som har, fra ham skal der tages, og den, som ikke har, ham skal der gives. I disse ord kunne den have været formuleret, men bliver det naturligvis ikke, for så ville kontrasten til Skriften og realiteterne blive for åbenlys. "De som Armod tvinger til at fortiene deres Brød i deres Ansigts Sveed, udgiør ikke alleene den største, men i Almindelighed den lykkeligste Part af Menneskene. Deres Arbeidsomhed beskytter dem mod Mangel, og deres Virksomhed tiener dem i Steden for Lægemidler. Dette finder især Sted hos Bønder", fastslår Buchan i 1796[147], som – lidt usædvanligt for denne tidlige sundhedsoplysning – taler om forskellige erhvervsgruppers særlige sundhedsproblemer. Det roser Tode ham for – ikke kun, fordi det kan tjene til forebyggelse af sygdom, men også, fordi det oplyser de fysisk hårdtarbejdende om, at "der ingen Stand gives, som er fri for sine physiske Onder, og at de Store selv maae være Sygdom og Plage underkastede, at altsaa den Almægtige er en god Fader, som ikke handler partisk imod een Classe af sine Skabninger, men tvertimod giver det igien i Sundhed, hvad han nægter i Vellevnet [...] Gud maale os Ondt og Got lige til"[148]. Vi kan lade Abildgaard opsummere, hvori bondens sundhed består:

"Den Guddommelige Godheds Gaver, som bidrage til Sundhedens og Livets sande Lykke, ere uddeelte med større Lighed end man

---
[146]Møller: *Sundheds-Magazin* s. 29-30.
[147]Buchan: *Huuslægen* bd. I, s. 223.
[148]Todes anmærkning i Buchan: *Huuslægen* bd I, s. 132.

tænker. Der ere en Deel Mennesker, som ere af slette Vilkaar; atter en Deel, som leve meget vel og i Overflod. Maadelig Arbeyde giver den Fattige en sund Føde, og som efter hans Trang tillige er tilstrækkelig; god Appetit, at han spiser med Fornøyelse, og fornøden Kraft til at fordøye Maden vel uden at ophidse Smagen eller optænde hans Passioner: han sover trygt, vel og til Vederqvægelse, og nagende Bekymringer foruroelige ham ikke; ved Ædruelighed opføder han en sund Familie. De Riges Overflod har adskiellige Følger: for at opvække Appetiten maae de bruge Krydder og Liqueurer, hvilke ved at underholde deres fine Smag, forderve og ophidse deres Blod og paadrage dem tusinde Uleyligheder",

hvoriblandt Abildgaard kan nævne søvnløse nætter og svagelige børn[149].

Den ikke-generaliserbare sundhed

Det var det sene 18. århundredes sundhedsskribenters opfattelse, at mennesket havde fjernet sig fra naturen. Ingen tvivl om det; hvad enten den repræsenteres af de vilde, fortiden, børnene, dyrene eller bønderne (som ganske vist ikke længere er så meget bønder, som de har været og burde være). Naturens stemme er i civilisationen knap hørlig længere, og dermed er der opstået et behov for at fortolke, hvad det er, naturen vil. En fornuft skal træde i stedet for det vise instinkt. "Jo længere Menneskene formedelst deres Forretningers Beskaffenhed blive borttrukne fra Naturtilstanden, desmere diætetisk maae de ogsaa søge at leve", siger den tyske skolemand C.Ph. Funke[150]. Jo mindre sundheden bare kommer af sig selv, des mere må det fornuftige menneske vide om den sunde levevis, og des mere må det holde sig til sundhedsforskrifterne. Lægen, videnskaben, kunsten, den viljesbestemte regulering og selvdisciplin skal erstatte den oprindelige, spontane visdom. Ganske vist ville denne spontanitet være det allersundeste og

---

[149] *Afhandling om Diæten* s. 126-27.
[150] Funke: *Anthropologie* s. 41.

allerbedste, dels fordi den er (temmelig) ufejlbarlig, dels fordi den er mest naturlig, og der er noget næsten unaturligt ved talen om sundhed, fordi den hæmmer det spontane[151]. "Det er blandt Landboere, Agerdyrkere, Matroser, kort blandt de Mennesker, som det mueligen i deres hele Liv aldrig er faldet ind at tænke paa, hvorledes man skulde forholde sig, for at blive gammel, man støder på de allerforunderligste Exempler i denne Henseende", siger Hufeland i 1800[152], og allerede længe inden (i 1759) havde den bog, præsten Friderich Dannefær Bøeg oversatte fra engelsk, hævdet, at sundheden allerbedst etableres, når mennesket bryder sig allermindst om det[153]. Sundhedsoplysningen har derfor et indbygget problem. For erstatter den ikke den naturlige drift mod det sunde og den ligeså naturlige afsky for det usunde med en unaturlig bekymring? Forvirrer den ikke den naturlige ubekymrethed og det glade sind, der er så vigtige forudsætninger for sundheden? Destruerer den i virkeligheden ikke det, den selv vil skabe? Tode spørger: "Giøre ikke Sundhedsregler som fremsættes til almindelig Underretning, større Skade end Gavn, for saavidt de indskyde Frygt for eet og andet, som den Sunde dog gierne kan taale og ikke bør altid vogte sig for? Lever man ikke langt lyksaligere naar man slet ikke bryder sig om Diæten?"

Todes svar på sit eget spørgsmål er et kompromis. Han svarer, at det i sundhedsoplysningen, som overalt, er misbrugen og ikke brugen, der er farlig. Som i alle andre ting er overdrivelse af det onde. "At holde Sundhed vedlige, at forekomme Svaghed og en brad Død, dertil udfordres at man vogter sig for det som enten tilig eller sildig kan blive en Aarsag dertil. Og hvor lærer man sligt? Ingensteds uden i gode diætetiske Skrifter"[154]. Sundhedsoplysning er altså nødvendig, og appetitten, lysten eller begæret kan man ikke helt stole på længere. Fornuft og viden om den sunde levevis er nødvendig[155]. På den måde

---

[151] Jfr. Göckenjan: *Kurieren* s. 66.
[152] Hufeland: *Konst at forlænge* s.142.
[153] Bøeg: *Sundhed bragt for Lyset* s. 180.
[154] Tode: *Nye Sundhedstidende* s. 217-19.
[155] I England havde George Cheyne allerede noget tidligere (i 1734) formuleret det således: "Since then our Appetites are deceitful, and Weight and Measure troublesome and singular, we must have Recourse to a Rule, independent of our Sensations". Cheyne: *An*

kan naturen alligevel blive til professionspolitisk argument: lægen er nødvendig.

Lægens rolle som rådgiver om det sunde liv er at fortolke naturen, men det betyder ikke, at hans kunst så er simpel og ligetil. Så langt fra. Lægens kunst er en kompliceret kunst; kompliceret af menneskekroppens kompleksitet og, hvad hans forgængere ville have kaldt 'kompleksionen', men som nu mere betegnes med begrebet 'konstitution'. Hvert menneske har sin særegne legemsbeskaffenhed, som giver sundhed og sygdom specifikke og individuelle betingelser og udtryk.

Kroppene er ikke ens; lægekunsten arbejder endnu ikke med den abstrakte lighed, den i de næste århundreder skulle nå frem til ved hjælp af fysiologien og patologien[156]. Menneskekroppene varierer efter forskellene i levemåde, køn, alder, stand, håndtering, klima og sædvaner. Forskellige kroppe reagerer derfor på forskellig måde over for ydre påvirkninger. En af måderne, hvorpå disse kroppenes forskelle sættes på begreb er temperamentslæren, som f.eks. i *Afhandling om Diæten* er en af de ting, forfatteren må forklare sin læser, inden han begynder på den egentlige diætetik. Skal man vide noget om den rette levevis, må man nemlig først forstå, hvor forskellige kroppene er, og hvilken særlig krop, man selv har. Ethvert individs natur er særegent, hedder det her i *Afhandling om Diæten*, men man kan dog skelne mellem fire forskellige temperamenter – som ganske vist aldrig findes hos de faktiske individer i ren form, men altid blandede. Forskellen mellem dem beror på den måde, blodet løber i kroppene (den klassiske humoralpatologis lære om de fire kropsvæsker er erstattet med en optagethed af blodets gennemstrømning og fordeling). Således cirkulerer blodet hastigt hos kolerikere, og de må derfor så meget mere vogte sig for krydret mad og brændevin – dvs. alt, der kan øge legemets varme – mens blodet cirkulerer langsommere hos melankolikere, hvorfor det farlige for dem snarere er grov spise og heftige sindsbevægelser. Hos flegmatikerne er omløbet svagt, og de skal derfor have stegt kød og god motion og gerne krydret mad, mens sangvinikerne

---

Essay of Health s. 39.
[156] Jfr. Foucault: *The Birth of the Clinic* og Göckenjan: *Kurieren* s. 228 & 284.

har et jævnt og let blodomløb, og derfor skal de holde sig til et sparsommeligt levned og afholde sig fra vin. Så forskellige er kroppene, og så forskellige er derfor også den rette levemåde. Af den grund må man aldrig overføre råd om levevisen fra den ene til den anden uden at betænke deres specifikke legemers karakter.

Sundhedens regler kan aldrig generaliseres, men må altid tage hensyn til stand, køn, alder, temperament og bevægelse, og man kan derfor aldrig angive den rette mængde af arbejde, føde eller søvn for alle og enhver[157], ligesom den også varierer med årstid, vejr og vind. "Gemeenligen dømmer man efter sine egne Følelser, og betænker ikke, at for andre Constitutioner i andre Klimater, en anden Føde kan være gavnlig", siger Weikard[158]; at generalisere sundhedsreglerne er at pådutte andre ens egne leveregler. Til dette kommer så, at de ikke-naturlige ting (mad og drikke, søvn, bevægelse osv.) også selv må indpasses efter hinanden: bevægelsen efter føden – og omvendt – føden efter søvnen osv. osv.

Skærer man helt ind til benet, er det kun erfaringen, der kan vise, hvorvidt noget er skadeligt eller gavnligt[159]; man må gå efter virkningerne på sin egen krop. Kroppens egen fornemmelse bliver autoriteten[160]. Det er en konklusion, som måtte have en vis tiltrækningskraft i denne lysets tid, hvor sansningen var tillagt så stor erkendelsesværdi. Ingen andre går dog så vidt som lægen Peter Severin Garboe (hvis bog fra 1767 på mange måder er meget atypisk for tiden). Han oversætter ganske vist en bog om en urt, som han præsenterer som et universalmiddel mod al slags dårligdom. Og det er interessant nok, for læren om kroppenes specificitet gjorde netop universalmidlerne til en hovedmodstander, for når menneskekroppene reagerer så uendeligt komplekst på midler, at de må tilpasses hver enkelt patients særlige, aktuelle omstændigheder, bliver universalmidler en umulighed. Og alligevel afstår Garboe i fortalen til bogen fra at give anvisninger til diæten med den begrundelse, at man må tænke på, "hvor ugiørligt det

---

[157]F.eks. *Afhandling om Diæten* s. 113-4, 379-80.
[158]I: *Kjernen af Diæten* s. 217.
[159]*Afhandling om Diæten* s. 260.
[160]Jfr. Coleman: *Health and Hygiene*.

er i Diæteticqven at give almindelige Regler, da Omstændigheder, i Hensigt paa Sygdommene og deres Aarsager, paa Personernes Constitutioner, Vilkaar, Smag, Sted og andre Ting, giøre, at om 10 Personer paa een og samme Tiid brugte denne Cur, maatte de maaskee have 10 diverse Diæt-Lister"[161].

Men hvis kroppens egen fornemmelse bliver autoriteten, hvilken plads bliver der da til lægens ekspertise?, det spørgsmål stiller også medicinhistorikeren Göckenjan i sin bog[162]. Én ting er sikkert: sundhedslitteraturen viser, at der bliver plads nok, ellers havde der jo ikke været mening med oplysningen. Det beror på, at man for at forstå kroppen må have viden. Man kan ikke kende sin konstitution eller sit temperament, ej heller andre faktorers indvirkning på sundheden uden at have viden. Man må "udforske sit Temperament, for at vide, hvad som hidser eller vederqvæger", hedder det i *Afhandling om Diæten*, og Weikard mener, at til at bestemme de 'særdeles Regler' i henseende til fødemidler under hensyntagen til "Alder, Aarstid, og det øvrige [...] dertil ere de tienligste Læger skabte"[163]. Lægekunsten er en kompliceret kunst, men derfor også en kunst, der må kaste glans over sine udøvere.

Sundhedsreglerne afhænger altså af temperament, kropsbygning, levemåde og levevilkår, og de varierer fra én samfundsgruppe til en anden. Der kan ikke opstilles almindelige regler, og derfor opstår et behov for bøger for særlige befolkningsgrupper. Og de formerer sig da også i løbet af den sidste del af det 18. århundrede og omkring år 1800. Af den grund må man have bøger specielt til bønderne, de stillesiddende, mødrene, selvom det i Danmark i hele den periode fremfor alt er spædbørnene, der får særlig opmærksomhed[164]. Møller er inde på dette: der er forskel på en hofmand, en borger, en bonde, en håndværksmand og en lærd. "Enhver Alder, ethvert Kiøn, enhver af de betydeligste Stænder kunde behøve en særdeles Afhandling, om det vigtigste, som

---

[161] Garboe: *Landmandens Haand-Middel* (upag).
[162] Göckenjan: *Kurieren* s. 85.
[163] *Afhandling om Diæten* s. 3 og Weikard: *Kjernen af Diæten* s. 260.
[164] Jfr. *Bibliotheca Danica* – en tendens, der i øvrigt understøttes af populationismens betoningen af vigtigheden af en stor befolkning.

de har at iagttage for at forskaffe sig en vedvarende Sundhed"[165]. de Meza, en anden dansk læge, erkender i 1794 denne dynamik i sundhedsoplysningens historie: den rigtige levemåde varierer efter en uendelig række omstændigheder. "Hvormeget ligner vel Philosophens Liv den Ulærdes? Hvormeget Fyrstens Agerdyrkerens? Hvormeget den Fattiges den Riges? Og herfra er det, at forskjellige Onder udbrede sig, ligesom af Pandoras Æske: heri er det, man maa søge Aarsagen til den generelle og specielle Lægevidenskab. Dette er Aarsagen til at saamange Afhandlinger, saamange Dissertationer..." har måttet forfattes, hvorved også er opstået en vis forvirring, fordi der slet og ret er for mange gode råd i omløb[166].

At blive sin egen læge eller at kende sin egen læge
Uagtet de selv producerede den, stillede sundhedsoplysningen lægerne over for et problem. For blev den lægelige hjælp ikke overflødig efterhånden som det udbredte mørke i samfundet også på dette felt måtte flygte for lyset? Jo, folk ville utvivlsomt blive sundere og ikke så ofte mangle lægehjælp, jo mere de blev oplyste. Møller vil således ikke lære folk "hvorledes de skulle være andres Læger, men hvorledes de skulle være deres egen, hvorledes de ved Hielp af fornuftige Sundheds-Regler, ey saa ofte skal behøve Lægernes Hielp"[167]. Diætetikken stræber selvsagt efter at gøre folk sundere, og en række af de sundhedsoplysende værker i århundredets sidste del indeholder tilmed opskrifter, der skal gøre folk i stand til at behandle sig selv i tilfælde af sygdom.

Hvis folk kan læse sig til alt, behøver de så lægerne? Ja, for her kommer sygdomsårsagernes og -dispositionernes kompleksitet lægerne til hjælp. Sygdommen er nemlig ikke bare, hvad den giver sig ud for; diagnosen afhænger af patientens erhverv, konstitution, forrige levemåde, fordøjelsens godhed og urinens karakter. Det er derfor ikke

---

[165] Møller: *Sundheds-Magazin* Fortale (upag.).
[166] de Meza: *Om Mængdens Vildfarelser*.
[167] Fortale (upag).

hvem som helst, der kan læse symptomerne; dertil kræves en kyndig læge. Og hvad behandlingen angår, så afhænger den ikke bare af sygdommen og de symptomer, den skal råde bod på, men ligesom diagnosen også af patientens kropslige konstitution osv., det som Göckenjan kalder 'Kontekstkenntnisse'[168]. Lægemidler brugt forkert forplumrer sygdomsbilledet og forvirrer helbredelsens naturlige gang til fare for patienten. "Medikamenter ere alt for ofte Hielpetroupper lige: de forstyrre og ødelægge de Kræfter som de skulle understøtte". Det er diagnosens og terapiens kompleksitet, der gør selvmedikamenteringen så farlig, for ulærde folk vil aldrig kunne overskue, hvad de gør. Og derfor er det så problematisk, når almuen tror sig i stand til at yde sig selv hjælp. Tode kan således kun advare mod "Almuens Selvraadighed i medicinske Ting"[169].

Det er sjældent oplysernes formål at gøre lægerne overflødige. Variationerne i fortolkningen af lægens rolle og selvbehandlingens mulighed er ganske vist store. Mest yderliggående er Garboe, i hvis bog der slet ingen plads er til lægen; de fattige landboere gives her opskrifter og råd i hænde, og lægen formodes ikke at tage del i dette (men Garboes bog er også, som nævnt, atypisk). Meget mere almindelig er den forsigtige holdning: folk skal ikke være henvist til sig selv hverken med hensyn til at finde frem til den rette adfærd i sundhed eller behandlingen af sygdom. Rådene til behandling skal kun bruges i nødsfald – i en akut mangel på lægehjælp[170]. Ingen kan erstatte lægen; kun han har den rette forståelse af menneskekroppens og sygdommens natur.

Ét går igen i al sundhedslitteraturen i perioden: målet med oplysningen er ikke, at folk skal blive dem, der ved mest om deres helbred, og Unzer er derfor typisk, men også mere klar end de fleste, når han i sit tidsskrift siger, at det skal handle om, "hvad der af den hele Læge-Kunst og alle dens Deele er nødvendig og nyttig for dem, der ikke gjøre Haandværk af denne Kunst, og dog vilde leve længere og bedre, end man i Almindelighed lever [...] deraf uden Møye selv lære at tænke

---

[168]Göckenjan: *Kurieren* s. 186-87, se også Jewson: *The Disappearance* og *Medical Knowledge*.
[169]Tode: *Sundhedstidende* s. 66 og 416.
[170]Paulizky: *Anviisning for Landmanden* s. iii og Tissot: *Underretning* kap. 1.

Medicinsk"[171]. Det, man skal lære først af alt, er at tage hensyn til sundheden, altid at indkalkulere den (det er det, Unzer kalder 'at tænke medicinsk'). Den tyske forfatter Karl Johann Osterhausen, som vil oplyse om oplysning om sundhed, har samme overvejelser: at lære at tænke over en ting, betyder ikke, at man bliver ekspert – og lægehjælp vil derfor ikke blive overflødig. Tværtimod drejer oplysningen sig om at skabe en almindelig bevidsthed om lægekunstens egentlige værd. Folk skal lære, hvornår en læge skal tilkaldes i sygdom (så han ikke, som lægerne altid klager over, kommer for sent, og dermed får skylden for patientens død). De skal lære, hvad der er rimeligt at forvente af lægen (så de ikke stiller overdrevne fordringer; en anden af de beklagelser, tidens læger fremfører), og de skal lære at skelne mellem de sande læger og de falske – dvs. hele raden af kvaksalvere, kloge folk osv.[172] Oplysningen skal altså ikke tjene til at gøre lægen overflødig, men til at øge hans værdi i folks øjne.

I slutningen af det 18. århundrede er sundhedsoplysningen blevet lægernes sag. Hvor Agerbech endnu i midten af århundredet kunne skrive mere i sin egenskab af teolog end som mediciner (han var nemlig begge dele), er der nu ikke megen tvivl om, at det er lægernes opgave at formidle sundhedens budskab.

Gennem sundhedslitteraturen skal folk lære at forstå deres kroppe, blive bevidste om dem. Men denne kropsbevidsthed skal kunne formuleres i bestemte begreber – de lægeligt anerkendte. Det er ikke enhver bevidsthed om kroppen, der er lige god. I det 18. århundrede klager lægerne over, at patienterne angiver de mest urimelige symptomer og årsager til sygdom. Det, som bønderne siger, må oversættes til, hvad de egentlig burde erfare i overensstemmelse med den medicinske nosologis (sygdomslæres) tegn og symptomer[173]. En almen rationalitet skal etableres. "De daglige Exempler af Folk fra Landet, som komme ind for at spørge mig om Raad, uden at kunde svare paa de Spørgsmaal jeg giver" havde fået Tissot til at tilføje et kapitel om, hvilke spørgsmål,

---

[171] Autors Fortale, bd. I (upag.).
[172] Se f.eks. Osterhausen: *Ueber Medicinische Aufklärung* s. 12., jfr. også Unzer: *Lægen* bd. II: 289ff, Tissot: *Underretning* s. 13 og kap. 33.
[173] Jfr. Mitchell: *Rationality and Control*, se også: Göckenjan: *Kurieren* s. 194-95.

man må være forberedt på at besvare, når man kommer til lægen[174]. Man må vide, om patienten har feber, hvordan pulsen er, hvor smerten er lokaliseret, hvordan åndedrættet er, menstruationens, afføringens og urinens karakter osv. Kroppens fornemmelser må belægges med bestemte ord. Som omtalt mener Abildgaard også, at betingelsen for at holde sig sund er at lære sin egen legemsbeskaffenhed at kende, at "udforske sit Temperament". Det er ikke ligegyldigt, hvordan sundheden formuleres, og det er lægernes sprog, der er det rette.

Mennesket –
'den allerforgjængeligste og corruptipleste Skabning under Solen'
Som nævnt var der blandt det 18. århundredes sundhedsoplysere en bevidsthed om livets skrøbelighed; mennesket synes mere end noget andet dyr at være udsat for sygdomme. Callisen ser næsten aldrig menneskelige legemer udviklet så fuldkomment som dyrenes og næsten aldrig deres sanser så stærke[175]. Det var en almindelig opfattelse, at mennesket næsten ikke har noget af dyrenes naturdrift eller instinkter, dels fordi de er ødelagt af civilisationen, dels fordi mennesket faktisk er givet mindre og dermed så meget mere truet af sundhedsfarer[176].

Men der er en mening med, at mennesket er så meget mere udsat for farer og tilbøjeligt til sygdom. Mennesket er nemlig det mest tilpasningsduelige af alle dyr. Der kan leve mennesker under de mest forskellige omstændigheder, overalt på Jorden og i alle klimaer. Derfor er det også vigtigt for mennesket at være fleksibelt; det skal fra barnsben hærdes til at kunne klare afsavn, rejser, nød, strabadser og krige, det er i al fald Todes holdning, og Hildebrand mener i 1802, at et sundt og stærkt menneske (som der dog kun er alt for få af) kan tåle

---

[174]Tissot: *Underretning* s. 28, Jfr. også hans kap. 34. Sagen kompliceres yderligere af, at det i det 18. århundrede var almindelig praksis, at det ikke var den syge selv, der tog til lægen, men derimod en, der gik hans ærinde – og altså let kunne overraskes af spørgsmål fra lægen, vedkommende ingen mulighed havde for at svare på.
[175]Callisen: *Physisk Medizinske Betragtninger* bd. I, s. 3.
[176]Samme bd. I, s. 1-3, bd. II, s. 1, Hildebrand: *Sundhedsbog* s. 3 og Hufeland: *Konst at forlænge* s. 174.

en mængde ting uden at blive sygt: forandringer i temperaturer, fødemidler og bevægelser. Så fleksibelt som mennesket er, er det i stand til at bebo størstedelen af jordkloden, ernære sig af et utal af fødemidler og gøre andre dele af naturen nyttig for sig. At mennesket ikke har så mange instinkter som dyrene, er også en del af naturens orden. For når mennesket "oprindelig *har mindre* Naturdrift, end *andre* Dyr, og *skulde* have mindre", så er det "for at give sin Fornuft Leilighed til Virksomhed og Uddannelse"[177]. Mangelen på instinkt ansporer til virksomhed – til brug af fornuften. I stedet for instinkt, siger Abildgaard, har mennesket så meget mere intellektuel kraft[178]. Menneskets egentlige natur er derfor ikke dyrenes statiske, indadvendte, organiske liv, men det udadvendte, skabende, formende og formbare liv. Arbejde er ikke kun Guds straf for et syndigt liv, men også et middel til sundhedens bevarelse, siger Cheyne i det 18. århundredes første del[179]. Men for Callisen, ved indgangen til det næste århundrede, er arbejde blevet meget mere: det er én af forsynets kostbare velsignelser. For et tænkende væsen kan der ingen lykke være til uden arbejde[180]. Det sundt menneskelige er ikke (længere) kun den organiske væren, men også videnskaben, kulturen og den skabende, fremskridtsorienterede fornuft. Deraf kommer, som allerede nævnt, forsøget på at rehabilitere lidenskaberne som motivation for handling og drivkraft for forandring – i klar modsætning til Cornaros måde-holdsfilosofi. For nok kan Cornaro rose sig af, at han i sin høje alder stadig kan være til gavn for andre[181], men han opholder sig langt mere ved alle de ting, han har passet på i den sunde del af sit liv: han har holdt sig fra hårdt arbejde, kulde og hede, mangel på luft og søvn og ikke udsat sig for meget for sol og vind. I slutningen af det 18. århundrede er det ikke længere nok at holde sig fra disse ting – man må kunne tåle dem og tilpasse sig dem. I accentueringen af det aktive,

---

[177] Hildebrand: *Sundhedsbog* s. 1,3,10.
[178] *Afhandling om Diæten* s. 5.
[179] Cheyne: *Regler til at vedligeholde Sundhed* s. 89.
[180] Callisen: *Physisk Medizinske Betragtninger* bd I:15.
[181] Cornaro: *Et Ædrue levnet* s. 25.

omformende dynamiske liv er der mindre og mindre plads til sådan en kontemplativ askese, som vi finder den hos Cornaro.

En stilisering af livet
I sidste halvdel af det 18. århundrede er det således i mange henseender en ny sundhedslitteratur, der bringes på banen, alene fordi man dårligt kan tale om en dansk sundhedslitteratur før bølgen af bøger og tidsskrifter fra 1760'erne. Som naturen – i betydningen af den større, for mennesket ydre, orden – i stigende grad bliver referencepunkt og dermed tillægges værdi, synes også fordringerne til tilrettelæggelse af livet at blive stadig større. Bevægelses- og hærdningstemaet kommer f.eks. i forhold til middelalderens og renæssancens værker til at spille en helt anden og større rolle[182].

I princippet synes der ikke længere at være grænser for, hvad der henhører under sundheden, også selvom gamle temaer (som f.eks. diskussionen for og imod middagssøvn, for og imod aftensmaden og betragtninger over dens størrelse) bibeholdes. Alt lader sig nu – potentielt – underkaste vurderinger ud fra sundhedshensyn. Det er en ny åben, bevægelig stil, med en omfattende fordring om detailregulering af livs-ordenen[183].

Oplysningens mål er ikke en fragmentarisk retten småfejl, men en almen vilje til at ordne livet. Intet område af menneskelivet skal i princippet undslippe. Det sene 18. århundredes sundhedsoplysning handler – som al sundhedsoplysning – om moral, men til forskel fra den senere, ser den ikke noget problem i det. Den tyske medicinhistoriker Heinrich Schipperges[184] har brugt begrebet livsstilisering om denne tilrettelæggelse af hele livet. Begrebet har han måske fra

---

[182]Jfr. Smith: *Prescribing the Rules* og Vigarello: *Le propre et le sale* og *The Transformation of Body Representations*.

[183]En reguleringsbestræbelse, som i slutningen af århundredet også overførtes på den statslige politik: det medicinske politi – læren om samfundets rette, sundhedsbefordrende indretning. Dermed rettedes opmærksomheden i sidste del af den her behandlede periode også i stigende grad mod de samfundsmæssige livsomstændigheders opfattede unatur og dermed forandrelighed. Se hertil kapitlet *To blik på byens natur*. Frevert: *Krankheit* har en udmærket fremstilling af dette problemfelt.

[184]I: Schipperges: *Heilkunde ist Lebenskunde*.

sociologen Max Weber, som brugte det i forbindelse med den måde, livsførelsen i forskellige stænder bestemmes gennem konventioner. Hver stand har sin egen korrekte adfærd, som stemmer overens med 'standsæren'[185]. Schipperges nævner kun begrebet i forbifarten uden at kommentere det, men det er i mine øjne en betegnelse, som er ualmindelig velvalgt, uanset hvad Schipperges så har lagt i det. Bestræbelsen på at ordne hele livet – at stilisere det – rummer to i denne sammenhæng vigtige dobbeltheder i sig. For det første er livsstiliseringen en orden, man skaber for sig selv, men som samtidig har en funktion i omgangen med andre i kraft af livsstilens karakter af social distinktion. For det andet antyder begrebet, at denne bestræbelse er noget, der på én gang er et resultat af individets frie valg, af en aktiv handling (livsstil*isering*), en aktiv formning af livsstilen, og af et socialt forhold, hævet over individets vilje og bevidsthed – fordi livsstil også altid er kulturelt bundet.

Man kan øjne endnu nogle dobbeltheder i den nye sundhedsoplysning. Den vil etablere en ny kropsforståelse og kropsbevidsthed. Det skal være en bevidsthed om, at kroppen på den ene side er *betingelse* for menneskets intervention i sin fysiske og sociale omverden, fordi det at sanse og handle forudsætter en krop. Sundhed er derfor nødvendig for et aktivt og nyttigt liv. På den anden side er kroppen et foranderligt *produkt*, som kan mærkes af personens fornuftige livsførelse og derfor kan aflæses; den udmærker det menneske, som har den. I det tidligtborgerlige samfund synes kroppen at kunne blive investeringsobjekt. Samtidig er kroppen på samme tid problem og ressource; noget, der skal være objekt for såvel disciplinering som dyrkelse[186].

Efterhånden som sundhedsdiskursen fastslår sundhedens betydning, dens relation til det naturlige og dens krav til ordningen af menneskelivet, bliver det også tydeligt, at det er de lægelige eksperter, der er dens legitime bærere. Mens sundhedslitteraturen frem til midten af det 18. århundrede ligeså meget lånte pen til teologer og andre som til læger, så er sundhedsoplysningen i slutningen af århundredet blevet et

---

[185] Weber: *Klasse, stand, partier* s. 60-67.
[186] Se hertil Nielsens udmærkede *Krop og oplysning*, som netop arbejder med denne dobbelthed i kropssynet i de tidlige bestræbelser på at institutionalisere legemsøvelser.

udelukkende lægeligt anliggende – i hvert fald, når undtages værker om legemsøvelser og onani. Begge dele blev nemlig tilsyneladende især udøvet i skolerne. Legemsøvelserne, fordi det var gennem skolerne, man kunne nå (bønder)børnene. Onanien, fordi den – at dømme efter skrifterne om den – voksede i udbredelse med koncentrationen af børn i de tyske drengeskoler.

Cheyne, som delte livshistorie og fedme med Cornaro, får ikke som denne sin autoritet gennem henvisningen til sit eget eksempel; til sin egen tilstand, handling og succes, han får derimod autoritet som læge, videnskabsmand, uddannet person. Hans motivation er nok personlig, men hans viden er abstrakt og videnskabelig. Det er ikke længere eksemplet, der giver autoritet, men ekspertisen.

Et sidste væsentligt kendetegn for den nye sundhedslitteratur er dens bestræbelser på at inkludere flere og flere befolkningsgrupper i sundhedens rationalitet. Jeg har været inde på den middelalderlige litteraturs snævre publikum. I det sene 18. århundrede forfægter diætetikken derimod sundhedens almenmenneskelige relevans. Efterhånden som modtagergruppen – optimalt set – gøres større, uddifferentieres også særlige grupper af den; først (spæd)børnene og de studerende, senere også forskellige andre befolknings- og erhvervsgrupper. Fra at have rettet sig mod dem, som man formodede allerede var motiverede, handler det nu om at motivere de vrangvillige eller ligeglade – det er ikke mindst *deres* liv, der skal reformeres. Det, som starter med spædbørnene (repræsenteret ved deres mødre), kommer hurtigt til at handle om bondestanden, som i nogle sammenhænge nu defineres som samfundets største 'risikogruppe' – men paradoksalt nok også som den sundeste. De særlige udfordringer og problemer, dét afstedkommer for oplysningen, er temaet for de to kapitler *'Den populære Medicin...'* og *Sundhedens katekisering*. Men inden da handler det om sundhedslitteratur til byernes mere dannede borgere, og især er det lægen og forfatteren Johan Clemens Todes forvaltning af sundhedsdiskursen, vi skal se nærmere på.

Den naturlige sundhed i J.C. Todes sundhedsoplysning

Om at gøre sundhed til objekt for en diskurs – og naturen til argument for det sunde

I Danmark blev det lægen og forfatteren Johan Clemens Tode, der især kom til at tegne sundhedsoplysningen i de sidste 3 årtier af det 18. århundrede, og det er hans bøger og blade, der står i centrum for dette og de følgende tre kapitler. I dette kapitel handler det om, hvordan Todes sundhedsoplysning spillede med i etableringen af en diskurs om sundhed i Danmark. Kapitlet belyser nogle aspekter af italesættelsens væsen, men går også mere i detaljer med indholdet af Todes skrifter – i første omgang mere alment, siden med hensyn til brugen af naturen som argument for sundheden. I den sammenhæng er Tode nemlig særlig interessant, ikke fordi han argumenterer mere med naturen end andre, men fordi han samtidig også leverer en kritik af samtidens naturdyrkelse.

Tode, som vi allerede har mødt talrige gange, var i den sidste del af det 18. århundrede en af Danmarks mest fremtrædende læger og landets første egentlige sundhedsoplyser. Han var født i 1736 i Nordtyskland, men kom som ung i lære som kirurg i Tønder og tog dér kirurg-eksamen. Dengang var forskellen mellem kirurgi og medicin endnu stor; mens medicinen var et universitetsfag, så var kirurg-uddannelsen af praktisk karakter. Hvor kirurgerne i princippet skulle tage sig af de udvortes sygdomme, var de indvortes medicinernes privilegium. I løbet af det 18. århundrede var der dog sket en betydelig tilnærmelse mellem de to, og kirurgien var ikke længere et almindeligt håndværk, men blev efterhånden en lærd gerning. Kirurgien synes i sidste del af det 18. århundrede at have givet enestående muligheder for social mobilitet, og Tode var langtfra den eneste kirurg, der med raske skridt arbejdede sig op igennem samfundets hierarki.

20 år gammel kom Tode til København og tjente dér hos hofkirurg Wohlert. I sine erindringer[187] fortæller han, at han benyttede lejligheden, når han skulle våge hos de syge i hofkirurgens fornemme patientkreds, til at dyrke sine skønlitterære interesser i deres bogsamlinger. I løbet af disse år kom Tode til at færdes hjemmevant i både fag- og skønlitteratur og i en række forskellige sprog. Fra begyndelsen af 1760'erne var Tode rejsekirurg ved Frederik den 5.s hof i Fredensborg, hvor han hurtigt blev vellidt af både kongen og hoffolkene. Tode fortæller selv, at livet i Fredensborg passede ham udmærket; han kunne gøre sig til gode med kongens storartede køkken og vinkælder, nyde de landskabelige omgivelser og dyrke sine litterære interesser. Men "Todes Hoved var bedre end hans Haand", det mente i al fald hofkirurgen[188], og Tode blev derfor sendt udenlands for at læse medicin. På sin studierejse besøgte han Europas mest fremtrædende medicinske fakulteter, og vel hjemkommen fik han i 1769 doktorgraden i medicin. Samme år begyndte han at forelæse ved Københavns Universitet, i 1771 blev han hofmedikus, i 1774 professor i medicin, dog først mere end 20 år efter – i 1796 – med løn. I den mellemliggende tid ernærede han sig dels som skribent af såvel faglige og populærmedicinske som skønlitterære værker (romaner, skuespil, klubviser), dels som praktiserende læge.

Det var ikke kun hofkirurgens fornemme patienter, der dannede Todes lægelige erfaringsgrundlag. I de første mange år af sin tid i København tilså Tode patienter på Frederiks Hospital på et tidspunkt, hvor hospitaler især tog sig af samfundets laveste lag, og senere, som medicinsk doktor, blev han tilknyttet Vartov og Børnehuset – begge dele institutioner under fattigvæsnet. Som for mange andre af tidens lægers vedkommende synes den viden, Tode indhøstede, således at stamme fra samfundets to yderpoler: de fattigste og de mest velhavende. Af de 100-150 medicinere og akademisk uddannede kirurger, der dengang var i Danmark, levede nemlig kun få udelukkende af privat praksis. De fleste ernærede sig som distriktslæger eller fysici (begge

---

[187] Gengivet i den i øvrigt nyttige biografiske oversigt Schmiegelow: *Johan Clemens Tode.*
[188] Refereret i Johnsson: *Johann Clemens Tode* s. 15.

dele forløbere for embedslægesystemet), som skulle yde uformuende lægehjælp, men suppleredes vel oftest dette med en privat praksis – som efter alt at dømme især betjente samfundets øverste lag[189].

I 1801 blev Tode rektor for Københavns Universitet, og han var da forlængst en kendt debatør, forfatter og (med)stifter af en række foreninger og selskaber – både faglige og alment filantropiske og reformerende. Han blev således, som Schmiegelow udtrykker det i sin biografi: "en af de førende forgrundsfigurer i Danmarks aandelige og sociale samfund". Ret tidligt hørte Tode op med at praktisere for at skrive, fordi han så dét som sit egentlige kald. Men økonomisk var det ikke nogen forgyldt vej, og han endte sit liv i sygdom og afsavn.

Set ud fra et traditionelt medicinhistorisk synspunkt må Todes bidrag vel egentlig siges at være ret begrænset. Mest kendt er hans insisteren på, at gonorré og syfilis er to forskellige sygdomme i modsætning til, hvad læger almindeligvis mente at vide. I medicinhistorien er det ofte denne skelnen, han kendes for[190]. Hans betydning lå dog ikke så meget i det videnskabelige som i hans forfattervirksomhed. Tode var mere formidler end videnskabsmand. Hans store forfatterskab falder i tre dele: dels sørgede han for i en lang række faglige udgivelser til brug for andre medicinere og kirurger at referere og kommentere nye opdagelser i medicinen, dels søgte han gennem sit sundhedsoplysende virke at sprede viden om den rette levevis, dels både skrev og oversatte han teaterstykker og romaner – Tode har forlængst fundet en plads i Danmarks litteraturhistorie og regnes almindeligvis for den første danske egentlige romanforfatter.

Med sit store kendskab til forskellige sprog var det ikke mindst oversættelser, Tode gav sig af med, navnlig i de sidste 10-15 år af sit forfatterskab, hvor hans kræfter tog af. Men Tode oversatte altid på en måde – både hvad angår de faglige og de skønlitterære tekster – så han satte sit umiskendelige præg på dem. Det har fået litteraturhistorikeren Vilhelm Andersen til med vid og sprogsans at beskrive hans levnedsløb som en fordanskelsesproces: "...Johann Clemens Tode (1736-1806) var

---

[189]Jfr. Vallgårda: *Sjukhus och Fattigpolitik* s. 16.
[190]Den er f.eks. den primære genstand for Johnsson: *Johann Clemens Tode* og omtalen af Tode i Gotfredsen: *Medicinens historie*.

i det hele en af Tidsrummets lykkeligste og frugtbareste Fordanskere. Først fordanskede han sig selv, idet han fra Vierlandene, hvor han var født, og Hamborg, hvor han gik i Skole, kom til Hertugdømmerne som Kirurg og derfra i 1757 til København, hvor han tillige blev Mediciner og en Snes Aar efter dansk Kritiker, til sidst Digter, og i alle Retninger udfoldede en Frodighed, der ligesom Dampen af hans fede Fødeland fik Baggesen til at holde sig for Næsen"[191]. Fordanskningen var ikke uvæsentlig, for København var på Todes tid præget af tyske indflydelser, navnlig af de mange tysksprogede indbyggere. Størsteparten af kirurgerne i København var tyske, ligesom de var det i landet som helhed[192]. Men netop de sidste tiår af det 18. århundrede begyndte en dyrkelse af det patriotiske at gøre sig gældende, ikke mindst som en tyskfjendtlighed. I sine skrifter tog Tode tydeligvis parti for det danske; han betragtede sig som dansk og satte en ære i at beherske det danske sprog.

Fælles for Todes skønlitterære og faglige skrifter er hans sprudlende vittighed; han var vidt berømt for sin livlighed, sit engagement og sin farverige karakter ("Han i mangent Samfund skabte Glæde/ Og i mangent saaret Hierte Ro/Selve Veemod hørte op at græde/ Naar hans engleglade Aasyn loe" – skrev hans i flere henseender efterfølger Rasmus Frankenau om ham). Hans skriverier bærer præg af stor viden og belæsthed, men den havde han jo også benyttet enhver lejlighed til at tilegne sig. Tode var utvivlsomt en usædvanlig sproglig begavelse, og hans produktion præges af en fremtrædende sans for og glæde ved sproget – tit så meget, at det synes at løbe af med ham. Han var, som det fremgår, uhyre produktiv, og hans skrifter bærer i nogen grad præg af, at han var mere optaget af at meddele sig end af at skabe stringens og kohærens i produktionen.

Man kan således nok finde fællestræk mellem Todes forskellige genrer – det populært-oplysende, det fagligt-medicinske og det skønlitterære – men Todes 'værk' er ingen enhed. Forskellen mellem hans klubviser – til madens, vinens og venskabets ære – og hans sund-

---

[191] W. Andersen: *Illustreret dansk Litteraturhistorie* bd. II s. 872.
[192] Meisen: *Medicinsk historiske Afhandlinger* s. 37.

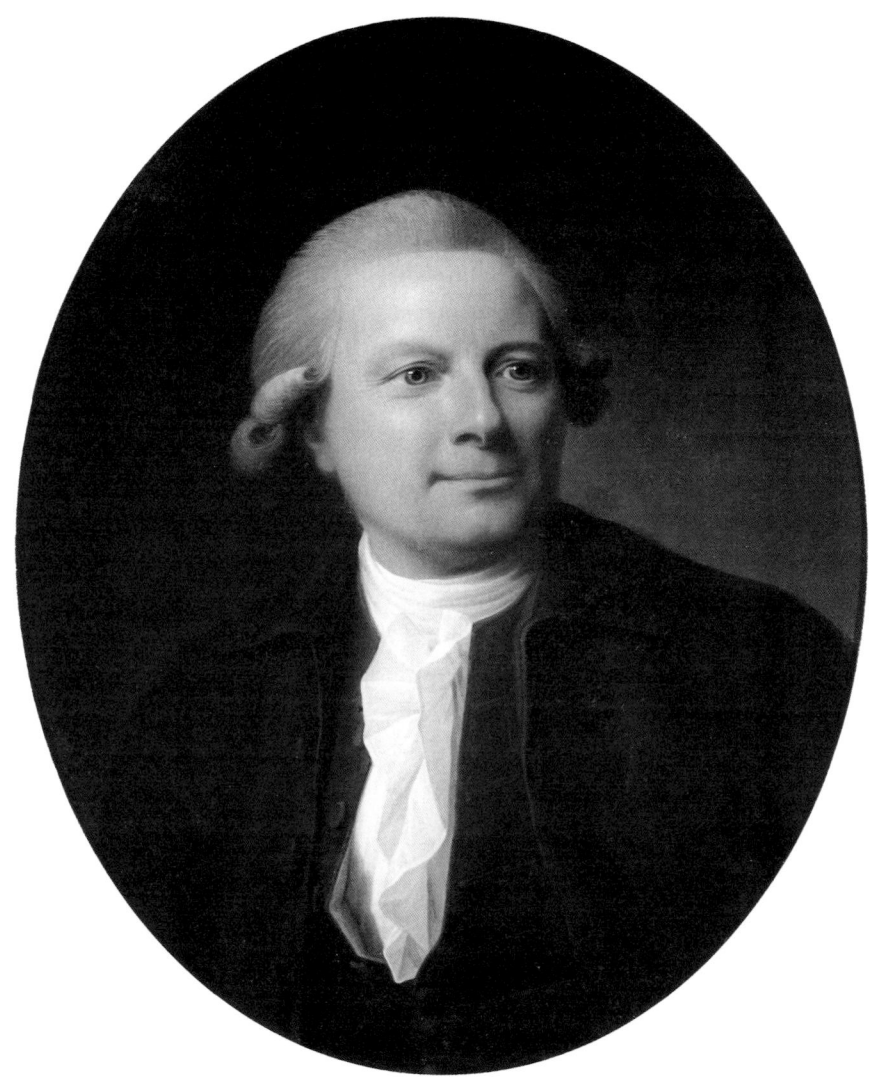

Det var om lægen og forfatteren J.C. Tode, Rasmus Frankenau mente, at "Selve Veemod hørte op at græde/Naar hans engleglade Aasyn lo". Tode er her malet af Jens Juel i 1787 (Københavns Universitet).

hedsråd er f.eks. så betydelig, at der kan være god grund til at behandle dem hver for sig – og i denne sammenhæng er det sundhedsoplysningen, det handler om. Todes forskellige skrifter om sundhed bærer på problemstillinger, temaer og former, som har mere at gøre med sundhedsdiskursen i almindelighed end med Todes andre skrifter eller hans biografi. Todes sundhedsoplysning er nemlig ikke identisk med Tode som person – vi behøver eksempelvis ikke gå ud fra, at Tode selv har levet efter sine egne sundhedsråd. Forklarer man Todes arbejder med hans biografi, afskærer man sig fra at forstå de processer, der foregår bagom ryggen på de involverede; sundhedsoplysningens vilje til stilisering af hverdagslivet forklares nemlig ikke under henvisning til enkelte personers biografier. Todes livshistorie og person kan derfor nok kaste lys på hans skrifters særlige udformning og deres kontekst, men det er mindst ligeså meget i sin sammenhæng med sundhedslitteraturen i øvrigt, man skal forstå dem.

Næsten alle Todes publikationer sigter mod en dannet læserskare. De retter sig mod et veluddannet publikum med kendskab til fremmedsprog og med en velsitueret livsstil, som også det følgende vil antyde. Den eneste undtagelse er hans oversættelse af den tyske hoflæge B.C. Fausts *Sundheds-Catechismus* ("heel igiennem omarbeidet og mangfoldigt forøget"), som retter sig specifikt mod landalmuen. Tode oversatte og kommenterede en række udenlandske bøger om sundhed, men nok så vigtigt er det *Sundhedstidende*, som han i årtier udsendte, ganske vist til stadighed under nye titler, men selv opfattede han det tydeligvis som ét skrift. Dette *Sundhedstidende* blev til efter tyske og franske forbilleder; han nævner selv et fransk tidsskrift, men Unzers *Lægen* ser også ud til at have dannet mønster, ligesom i øvrigt også de moralske ugeskrifter må have gjort.

Sundhedens detaljer

Johan Clemens Tode var således en betydelig repræsentant for bestræbelserne i det sene 18. århundrede på at gøre sundheden til et diskursivt objekt; nu kunne sundheden og dens betingelser for alvor analyseres. Sundheden var ikke længere kun relevant, når den manglede, men måtte være aktuel hele tiden. Den måtte være noget, man hele tiden tog hensyn til; noget, man altid måtte tænke på. Sundhedshensynet skulle altså gerne blive en naturlig del af livet. Helbredet er nemlig med Todes ord "det dyrebareste paa Jorden"[193], og folk skal derfor lære at værdsætte den ikke misrøgtede menneskekrop og at sætte pris på sundheden.

Som jeg allerede har været inde på, er betoningen af sundhedens værdi sammen med den konstante bekymring blandt de træk, der kendetegner italesættelsen af sundheden. Ikke mindst træder dette frem hos Tode. Menneskets omgivelser byder på utallige sundhedsfarer:

> "Mennesket lever og svæver imellem de største Sundhedsfiender, ja endeel af disse har det i sit eget Legeme og i sit eget Sind. Ei allene Spiise og Drikke, Luft og Veirligt, Klæder og Prydelser, Forretninger og Forlystelser, Bevægelser og Hvile, Søvn og Vaagen, Legemets Stilninger og Leie, men ogsaa dets Udkastelser, Forstoppelser og forskiellige Forandringer, ja Sindets Arbeide og Bevægelser, sætte vor Helbred dagligen i Fare"[194].

Det er med konstant fare for liv og førlighed, at mennesket lever sit daglige liv, omgivet som det er af allehånde trusler. Livet er en stadig balancegang mellem de mange forskellige sundhedsfjender; hver dag har sine farer og fristelser. Det er i denne labyrint af faldgruber og snarer for sundheden, hvor selv små fejltrin får store konsekvenser, at Tode med sin sundhedsoplysning ville vise sine læsere vej. Som vi véd fra de foregående kapitler, ser problemerne kun ud til at være blevet større af, at mennesket har fjernet sig fra naturen; ligesom sundhedsoplyserne i almindelighed så Tode sine samtidige som sygelige. Med alle disse voldsomme farer, disse lurende fjender, han kunne se overalt i menneskets omgivelser, er det da heller ikke underligt, at Tode valgte

---

[193] f.eks. Tode: *Nye Sundhedstidende* s. 459.
[194] Tode: *Sundhedstidende* s. 181.

at vie en stor del af sit liv og et tusindtal af sider til bekæmpelsen af sundhedsfjenderne og uvidenheden om dem.

Italesættelsen af sundheden blev fulgt af en opmærksomhed over for alle sundhedens aspekter i deres fineste nuancer. Sundhed var her i det sene 18. århundrede noget, der kunne – og derfor burde – tales meget og længe om, og sundhedsoplysningen fremkom med nøje vurderinger af alle menneskelivets detaljer. Ingenting kunne længere være uden betydning for sundheden, alt måtte nu vurderes og falde enten til den ene eller den anden side: være enten sundhedsfremmende eller sundhedsskadeligt. Hos Tode er intet emne for småt til at blive grundigt behandlet i en vurdering af konsekvenserne for sundheden. Således den stadige bekymring for den rette aftensmad: ikke bare må mængden være rigtig (dvs. ikke for stor), men den må også have den rette sammensætning og serveres til rette tid, hvis ikke det skal gå ud over fordøjelse og nattesøvn[195]. De enkelte retter kan også blive genstand for behandling, som når Tode beskriver de plager, der følger af gåsesteg, men også har en artikel om, hvad man skal gøre, hvis man alligevel ikke har kunnet modstå fristelsen til at spise sådant[196]. En unaturlig ret er frikadeller, "een af de suureste Plager, som i lang Tiid have været brugelige og hvorved mangen en Mave er gaaen til Grunde"[197], og en længere artikel i *Sundhedstidende* behandler nathuer, hvis skadelighed beror på, at blodet strømmer til hjernen, og således disponerer til "Apoplexie, Forstandssvagheder og Feil i Sandserne"[198].

Hele tiden må Todes læsere passe på kulden, så på heden, så aftenluften, som i sensommeren kommer overraskende, så på, at sindet er så fornøjet, som nødvendigt er for at sundheden kan vedligeholdes. Altid er der noget at bekymre sig om. Og Tode bekymrer sig ikke uden grund; livet *er* vitterligt farligt, og man bliver mindet om det, når han kan berette om dødsfald som følge af selv små fejl i diæt og levevis.

---

[195] F.eks. samme s. 329f.
[196] Tode: *Diætetiske Afhandlinger* s. 144.
[197] Tode: *Sundhedstidende* s. 755.
[198] Samme s. 569

Sundhedens fjender og den lægelige ekspertise

For en forfatter som Tode er sundhed ikke længere noget, som enten er der eller ikke er der; den er ikke længere et resultat af en uforanderlig skæbne, men noget, som mennesket i høj grad kan påvirke, og som kræver konstant bekymring. Sundheden er blevet et problem, som må forvaltes rigtigt, og hvis forvaltning kræver både udbredelse af viden blandt befolkningen og intervention i samfundsindretningen af dem, der besidder ekspertisen. Lægerne skal nu ikke længere som tidligere i historien blot tage sig af de syge; de skal også tage sig af vidensformidling og sundhedens rette forvaltning. Intet i folks levevis – eller for den sags skyld i byens udformning, i administrationen af offentlig hjælp, skoler og fængsler eller lignende – bør længere undgå den årvågne læges kritiske blik. Der dukker til stadighed nye typer af farer op og kræver *deres* særlige regulering af det daglige liv, som f.eks. forårets komme, som behandles under overskriften "Advarsler for alle dem, som troe vi nu een Gang have faaet Foraar"[199], eller:

> "Den stærke Heede, som nu er indfalden og som maae have des farligere Virkninger, da den pludseligen følger paa et koldt Veirligt, burde udbrede Skræk og Redsel iblant alle dem der hidtil i største Sikkerhed have syndet imod Lægekonstens Forskrifter"[200].

Tode kan også bekymres over de nye fødemidler, som lægerne til hans beklagelse knap får lejlighed til at vurdere, inden de tages i anvendelse: "Enhver drikker nu Chokolade uden næsten at spørge en Læge, om den er sund eller ikke"[201]. Vi véd allerede, at den vidende læges rolle er så meget mere vigtig, som sundhedens regler ikke lader sig generalisere, men netop varierer i et komplekst samspil af erhverv, alder, køn, levemåde, fødested, temperament, kropslig konstitution og disposition for denne eller hin sygdom. Derfor er det irrationelt at tvivle på nødvendigheden af en kvalificeret rådgivning. Som fornuften er

---

[199]Tode: *Sundhedstidende* s. 494.
[200]Samme s. 257.
[201]Tode: *Den Salernitanske Skoles Leveregler* s. 307.

nødvendig i menneskelivet i almindelighed, er læger og oplysning nødvendige til sundhedens vedligeholdelse i særdeleshed.

Sundhedsoplysningens mål er at lære folk at være opmærksomme på deres krop, formålsrettet at ordne deres liv efter sundhedsforskrifterne, men også, i tilfælde af sygdom, straks at opsøge en rigtig læge. Netop fordi lægeligt arbejde er så svært – meget sværere end det ser ud til – er det en af sundhedsoplysningens vigtigste formål at lære folk at skelne mellem de falske kvaksalvere og de sande læger; noget, som i endnu højere grad understreges i skrifterne til almuen, end i dem til dannede folk. Mens kvaksalverne også hos Tode beskrives som udspekulerede folk, drevet af pengegridskhed og ude på at narre det godtroende publikum, så repræsenterer lægerne den sande videnskab og menneskekærlighed.

Undertiden ivrer Tode også mod de emsige kvinders indblanding i plejen og behandlingen af de syge. Mange unødvendige dødsfald sker på grund af en helt uforstandig pleje af de syge. "Tanter og Cousiner [...] martre og dræbe dem [dvs. de syge] under Dydens, under den ømmeste Paapasseligheds Maske", ved at holde patienterne i alt for indeklemte værelser, alt for varme senge og ved at nægte dem noget at drikke. Alt sammen af misforstået godhed. Sagen er, at den læge, der behandler de syge, ikke tør vise kvinderne bort, for han er afhængig af hele familien for sit udkomme[202]. Lægen er fanget i et markedsproblem, som udspringer af lægekunstens vilkår i denne periode. Lægepraksis var på Todes tid altid besøgspraksis, og omkring lægen og patienten samlede sig derfor gerne en iagttagende og kontrollerende offentlighed af familie og naboer. Lægen var afhængig af at optræde på ret vis over for denne, bl.a. altså ved at indrømme dem retten til pleje og omsorg på deres vis[203].

Kampen for at få vristet sygebehandlingen ud af kvindernes hænder var overalt en del af forsøget på at skabe et lægeligt vidensmonopol. Af alle konkurrenter til en medikaliseret omverdensfortolkning var kvinderne måske de vigtigste. Men lægerne stod her over for et

---

[202]Tode: *Sundhedstidende* s. 531ff.
[203]Jfr. Göckenjan: *Kurieren* 161ff.

problem; for kvinderne kunne ikke helt udelukkes. Selvom Tode besværer sig over kvindernes egenrådighed, så tilskriver han dem nemlig samtidig naturlige forudsætninger for omsorg og pleje og går tilmed imod lægelig indblanding i visse ting. "Kan en Mandsperson bedre lære et Qvindfolk qvindeligt Arbeide [amning], end et Fruentimmer, som selv har havt og handlet Børn?", spørger Tode retorisk[204]. En række opgaver ligger stadig bedst i hænderne på dem, som naturligt har en plejende funktion – f.eks. burde det være mødrene selv, som stod for indpodningen af kopper. Indpodningen vil efter Todes udsagn først rigtigt blive almindelig, når "den kommer igien i de Hænder, udaf hvilke Lægerne have reven den"[205]. Tode er altså nok at se som led i professionaliseringen af sundheden, men han advarer også imod den.

Hvis sundhedsoplysningen kan siges at være en del af medikaliseringen – den lægelige monopolisering af viden og magt – så er den en kompliceret og flertydig proces. Den drejer sig ikke kun om en undertrykkende disciplinering og magtudøvelse (det er denne negative form – medicinen som en form for social kontrol – man har fokuseret på, siden medikaliseringsbegrebet dukkede op med kritikken af den moderne medicin fra omkring 1970). Den skal også ses fra sin positive side: som aktivt producerende. Medikaliseringen er ikke kun at fratage ikke-læger kontrollen over deres egen krop, at berøve dem en tidligere og mere oprindelig og, som det ofte formodes, mere sund kropsforståelse. Det er også et forsøg på at give et sprog til formidling af kropserfaringen, og først og fremmest er det opdyrkelsen af en følsomhed over for kroppen og dens ytringer; noget, Tode var en tydelig eksponent for.

Sundhedens fordringer til hverdagslivet

Som mennesket nu, med Todes ord, "lever og svæver imellem de største Sundhedsfiender", så må det for at bevare sit helbred udvise en agtpågivenhed i alle livets aspekter: i kost og påklædning, fornøjelser

---

[204] Tode: *Sundhedstidende* s. 677.
[205] Samme s. 94.

og udsvævelser, bevægelse og omgang med andre. Alt har en relation til sundheden, og alt må rationelt reguleres. Hvordan skal mennesket da leve for at vedligeholde sin kostbare sundhed? Hos Tode, ligesom så mange af tidens andre sundhedsoplysere, er nøgleordene ordentlighed og mådehold. Dét skal herske både i indtagelser, i påklædning, hvile og kroppens og sindets bevægelser og arbejde. Med hensyn til mad og drikke gælder det først og fremmest om ikke at sætte for store mængder til livs – en uhyre almindelig forbrydelse mod sundheden, skal man tro Tode, og tillige én, som indebærer store farer for sundheden: "Derfor [ved at overfylde sin mave] har saa mangen een betalt et got Maaltid med Livet"[206]. Men ikke alene må føden ikke indtages i for store mængder, den må heller ikke være for sammensat, for blandet og slet ikke for krydret – for det vil medføre irritation og allehånde deraf følgende sygelige forandringer[207]. Den sunde kost er altså den simple, jævne, usammensatte kost, og den må for at have sin sunde virkning på kroppen indtages til ret tid. Fremmede fødemidler er ikke tilpasset landets klima – og maden må derfor helst være produceret i landet selv. En af Todes oftest gentagne kritikpunkter er aftensammenkomsterne, hvor der som regel bliver spist alt for meget, for blandet, for krydret og for sent. Sådanne sammenkomster har i Todes øjne mest til formål at vise værtsfolkenes økonomiske formåen og kommer næsten nødvendigvis til at overskride "Naturens Orden".

Mådehold må også gælde for søvnen. Nok er søvnen en forudsætning for arbejdet om dagen, men man bør ikke sove for meget, kun om natten, som af naturen er bestemt til at sove i, og det er farligt for sundhed og sædelighed at ligge og drive i sengen om morgenen[208].

Sindsbevægelser har også stor betydning for sundheden. Et fornøjet sind er forudsætning for at vedligeholde sin sundhed; heftige lidenskaber af forskellig art er derimod undergravende for den. Man må derfor vogte på sit humør; munter må man være, men ikke overspændt. Legemlig bevægelse og kropsligt arbejde virker styrkende for alle kroppens processer, fordøjelsen ikke mindst. Men de kropslige

---

[206]Samme s. 565.
[207]Samme s. 426.
[208]Samme s. 578.

udfoldelser må ikke være for heftige, fordi de da snarere er til fare for sundheden. Af alle legemsbevægelser er spadseringen derfor den "naturligste, den tienligste, og den hvortil det menneskelige Legeme meest er indrettet og bestemt"[209]. En passende kølighed i boligen og ikke for varme klæder hærder og styrker legemet, særligt fordi de hindrer de opstigelser af blod til hovedet, der er så farlige.

Når regelmæssighed i levevisen er så vigtig, og når der bestandig må udvises agtpågivenhed over for madvarernes karakter og deres tilberedning, bliver en ordentlig husholdning en afgørende forudsætning for et sundt liv. Ægteskabet og familien bliver derfor af største betydning som ramme for hverdagslivet. Kvinderne bliver her garanter for den rette pleje af de små børn og forvaltere af husholdningen: "O I priisværdige Mandinder [...] Under Eders skarpe Øine ere Gryderne reene og Maden ubeblandet. I vaage over Eders Tienestetyendes Fingre og Eders Mænds Helbred"[210]. Uordentlighed i de huslige forhold kan derimod få alvorlige følger; er maden ikke klar til tiden, fører det let til både dårlig appetit og fylderi, og dermed til fordærvede væsker i maven og til sygdom[211]. Alt i alt er konsekvensen af Todes mange spredte formaninger, at alle livets forhold må reguleres. Tidsanvendelsen ikke mindst. Alting må udføres til ret tid. Men det er mere sammensat end som så, for han advarer samtidig om, at regelmæssigheden og regulariteten ikke må overdrives; evnen til at omstille sig må bevares – den er nemlig et af tegnene på ægte sundhed. Også i mådeholdet må der være mådehold.

Og faktisk er de sundhedsregler, Tode ligesom andre oplysere taler for, ikke særlig fordringsfulde, når de betragtes fra det sene 20. århundrede. Således skal motionen være mådeholden, og mens spadseringen er gavnlig (når man da ellers går langsomt og mageligt frem), og sang, tale og riden kan være passende for visse konstitutioner, så er løb farligt for folk, der ikke er vant til det. Den friske luft, som ellers berømmes, bør heller ikke overdrives, og Tode kan således

---

[209]Todes anmærkning i Cheyne: *Regler til at vedligeholde Sundhed* s. 29.
[210]Tode: *Sundhedstidende* s. 183.
[211]Samme s. 406.

ikke anbefale åbne vinduer om natten[212]. Selv Salernoskolens leveregler – de gamle diætetiske forskrifter – må modificeres efter lejligheden: der findes tider og steder, hvor man ikke skal holde sig for meget tilbage med alkoholiske drikke. Det er middelvejen, Tode taler for – ikke en askese.

"Den anden Natur"

Allerede af det foregående kapitel fremgik det, at Tode – ligesom så mange andre af hans samtidige – bruger naturen til at begrunde og identificere det sunde. Især på grund af det herskende, unaturlige umådehold har mennesket forladt sin forrige sunde tilstand. For Tode – som for så mange andre – bliver barnet ('hvori Naturens Røst endnu taler'), fortiden (hvor folk endnu nød en 'blomstrende Sundhed') og bønderne (som er forblevet 'Naturens Simplicitæt tro') således forbilleder for det sunde liv.

Men samtidig er Tode dog mange steder yderst kritisk over for brugen af naturen som argument, og hans skrifter derfor ikke uden modsigelser. Han kritiserer sine samtidige for at ville "forklare alting af Naturen, uden dog at forklare, hvad Naturen er"[213]. Dermed sætter han ord på det element af tvivl, der er tilstede i tidens skrifter. Nok er man enige om, at naturen vil mådeholdet. Men problemet er, *hvor* mådeholdent naturen kræver, mennesket skal leve. Hvor meget skal det naturoverensstemmende mådehold styre adfærden, og hvor meget kan man stole på de tilbøjeligheder af forskellig slags, som naturen selv har lagt ned i mennesket? I hvor høj grad er de tilsyneladende så naturlige tilbøjeligheder i virkeligheden tillærte – og altså kunstige? Det gælder for sundhedsoplysningen i sin helhed, at naturargumentet både kan fremføres for en nydelsesfilosofi baseret på de naturlige tilskyndelser og for en streng afholdenhedsideologi. Stillet over for spørgsmålet om, hvad naturen er, og hvilken adfærd den anviser mennesket, synes sundhedsoplysningen nemlig i denne periode at

---

[212] Samme s. 319.
[213] Tode: *Moralske og satiriske Afhandlinger* s. 83.

komme lidt i tvivl. Naturen er ikke så let at aflæse. Mange sundhedsoplysere argumenterer f.eks. for, at vand er den eneste naturlige drik for mennesket, og vin derfor er usund og nedbrydende. Men behøver mådehold at være afholdenhed? En skribent som Funke konstaterer nok, at vand er den bedste drik, men indrømmer samtidig, at det ser ud til, at naturen selv har sørget for, at der af "adskillige Frugter udflyder [...] en sød Saft", og at denne saft let går i gæring. Der er derfor noget naturligt ved vin; og den må derfor være sund – når blot den nydes med måde. At lade naturen udpege det sunde er altså ikke så lige til. Tvivlen lader sig også aflæse i de forskellige udlægninger af, hvori de vildes rosværdige naturlighed består. Er de spartanere, som nøjsomt og lykkeligt lever uden civilisationens bekvemmeligheder, eller er de sybariter, som naturen har givet glæden ved at hengive sig til føden, til elskoven og til tidsfordrivet? De fleste af periodens forfattere reflekterer faktisk kun indirekte over dette problem i modsætning til Tode, der tit og ofte opholder sig ved det.

Tode ser også et andet problem. Ikke alene er det svært at bestemme, hvad naturen egentlig kræver, men naturen er heller ikke i sig selv et entydigt ideal. Den er nemlig ikke kun skønhed og orden, sundhed og harmoni, liv og vækst; men også sygdom og død. "Den samme Natur [...] som pynter Engen med Blomster, fylder et Hospital med Stank". Naturen, mener Tode, frembringer ikke kun det velskabte, sunde Barn, men også de kopper, der "udspile det englelige Ansigt til cyklopisk Vanskabning...". At gøre naturen hellig og god, som han kritiserer sine samtidige for at gøre, er i hans verdensanskuelse – med en gammel analogi – at forveksle tjeneren med hans herre: tjeneren er her naturen, det skabte, mens herren er Skaberen[214]. Når Hufeland (natur)begejstret indleder sin *Konst at forlænge det menneskelige Liv* med at beskrive naturen som gennemtrængt af liv og livskraft, må Tode i en anmærkning protestere: sandt nok er der overalt i naturen liv, men der er også død og ødelæggelse[215].

---

[214]Tode: *Sundhedstidende* s. 479-481.
[215]Hufeland: *Konst at forlænge* s. 3. Se iøvrigt hos Charlton: *New Images* kapitlet "Death and destruction".

Tode peger på, at det er svært at finde ud af, hvad naturen faktisk er, og at den indeholder både positive og negative ting. Derfor står det klart for ham, at man ikke uden videre kan gå ud fra, at moralen af sig selv stemmer overens med naturen – sådan som ellers mange 1700-talstænkere måtte forestille sig det. At lade naturen være vejleder for handling er simpelt hen i Todes øjne at give den menneskelige moral alt for stor frihed.

Tode sætter med sædvanlig sans for ironi sin argumentation på spidsen med en lille beretning, som han har hentet stoffet til i et tysk magasin. "Om Menneskeædere" kalder Tode den lille artikel i *Sundhedstidende* for onsdag d. 9. maj 1781, og han fortæller her historien om en kohyrde i Tyskland, der i året 1772 skal være blevet henrettet, fordi han havde forbrudt sig mod loven ved at dræbe og spise mennesker. Tode skriver om hyrden:

"Han stjal et fattigt Pigebarn, slagtede hende, og kaagte Kiødet paa en almindelig Bede- og Fastedag og fortærte den første Ret under Gudstjenesten. En Tiid tilforn havde han myrdet en reisende Haandværkskarl og gjort baade sig og sin Hund tilgode med Kiødet; men denne sidste slagtede han siden ogsaa, og fandt ham ret lækker".

I følge den kilde, Tode har, var hyrden hverken dum eller ukærlig, og heller ikke vildledt af religiøse vrangforestillinger eller overtro, så i Todes øjne må det være fornuften og naturen alene, der har vejledt ham. Det er alene hyrdens lyst til kød, der har drevet ham ud i kannibalismen. Tode skriver:

"...han har adlydet Naturen; han har fulgt den Røst, som siger: 'Ophold dit Liv med hvad du kan faae; smag og nyd hvad du har Lyst til. Har du Drift til at spise Menneskekiød, saa fornøi den; thi enhver Drift er et Bud af mig. Overlad dig til din Attraa, og vær lyksalig'".

For Tode er den logiske konsekvens af tidens dyrkelse af fornuft og natur, oplysning og rousseausk følsomhed i sidste instans troen på, at menneskets instinkter og appetit vil lede det på ret vej. Med den lille historie er det hans ærinde at pege på det paradoksale i, at drømmene hos 'de Store og Middelstanden' om det naturlige er muliggjort af, at bønderne arbejder for dem. Det er jo, fordi "I, som ligge paa Silkepuder og pønse i vaagne Drømme paa almindelige Oplysningsmidler..." materielt er sikret, at de kan filosofere og drømme om rousseauske idealtilstande. De besiddende har kun bønderne til at arbejde for sig, fordi de endnu ikke har fået samme ideer om natur, naturret og naturens fornuft, som de selv. Det er ikke naturen, der befaler bonden, at han, som Tode siger,

> "skal finde sig i Landgilde, og Tiender, og Hoverie, og Extraskat, og Indquartering, og Kriigstienste, og Regimentsskrivere, og Ridefogeder, og Skovfogeder, og Ladefogeder, og det som nok er det suureste af altsammen, i at fløtte fra en forbedret Gaard til en forfalden, at see en anden høste Frugter af hans Ansigtes Sveed, og at slide, slæbe og trælde uden Haab af Eiendom..."

Tode mener, at hvis først almuen fik samme idé som de højere stænder: at de skulle følge, hvad naturen byder dem, så ville det, som han siger til sidst,

> "...eengang [blive] bekiendt, hvor spiseligt, hvor lækkert Menneskekiød er: saa vil det være raadeligt for Forældre, at passe paa deres Børn, og usikkert for rødmosede trivelige Folk at reise allene. En ganske ny, lækker og forbuden Ret, hvilken Morceau friand [lækkerbisken] i sin Tiid! hvilke Udsigter for en spekulerende Kaagekunst!"

Med sin lille anekdote gør Tode opmærksom på, at naturdyrkelsen var – og egentlig *måtte* være – et fænomen for de velbjærgede. Naturdyrkelsen, mener han, er paradoksalt nok betinget af opretholdelsen af den herskende sociale orden. Imidlertid er Todes mål med den lille historie egentlig at fremme de samme dyder, som de sundhedsforfattere, som mere uforbeholdent kan se de vilde som idealer: nemlig enkelhed, mådehold og arbejdsomhed.

Beretningen *er* at sætte tingene på spidsen, men argumentet er klart nok: hvis folk blot skal følge, hvad de mener er deres naturlige indskydelser, så vil det befordre hedonisme og nydelsessyge. Alt for ofte, mener Tode, bliver naturen brugt som en undskyldning for usund og umoralsk adfærd. Sybariterne skyder sig ind under at have en naturlig drift mod dette eller hint, og meget hurtigt kommer det i konflikt med den almindelige, kristne moral. Ofte er det, der føles som en naturlig drift, slet og ret afhængighed af en vane. Bliver en vane tilstrækkelig indarbejdet, føles den nemlig som natur; den bliver, hvad Tode kalder den anden natur. "At man længes efter en Ting og man finder Vellyst i at nyde den", siger Tode[216], "bør ei altid udlægges som Naturens Røst". Det er ikke naturen, der fejler, men mennesket selv. Man må derfor lære at skelne mellem natur og vane i en selvdisciplineringsproces – og ikke lade en ubillig henvisning til naturen forhindre den fornuftige livsorden. Viden og kristen moral skal være rettesnor – og ikke de naturlige indskydelser.

Vane og tilvænning har gjort menneskene afhængige af en række kunstige ting – ikke mindst hvad angår mad og drikke, hvor ting som te og kaffe og endnu værre: fyldert og grovæderi, er blevet uundværlige dele af livet på trods af deres indlysende sundhedsskadelighed. Det er ikke naturens røst, der giver os trangen til disse ting, det føles bare sådan, og så undskylder vi os med naturen.

Hvis vanen blev styret eller i hvert fald overvåget af fornuften, så kunne den tjene en naturlig-sund og moralsk levevis. Men det er menneskets lod, at dårlige vaner har det med at være stærkere end de gode. Det giver Tode to eksempler på: alkohol, som hurtigt gør folk afhængige af den og ikke let slipper dem igen, og onanien, "denne vederstyggelighed, denne skændsel mod vor natur [...] Ingen last bliver så let til vane, til uovervindelig vane, som denne"[217]. Liv og helbred går

---

[216] Tode: *Sundhedstidende* s. 132.
[217] Tode: *Der unterhaltende Arzt* s. 129ff, min overs.

tabt i vanens tyranni. Derfor kan naturen ikke være vores sikreste vejleder; naturens røst er ikke stærk nok til at lade sig høre igennem vanens. Kun den kristne moral kan tjene os som rettesnor, hævder Tode.

Den første, rigtige, natur kan kun skelnes fra den anden – indbildte – i kraft af fornuften. Kun gennem fornuft og uhildet erfaring kan man finde frem til, hvad naturen er bag vane og sædernes fordærv. Og dermed har Tode skabt en fornem plads til sin sundhedsoplysning. Den anden natur bemestres kun med en rationel selvdisciplin – som er nødvendig for menneskets sunde og moralske liv. Individets krop bliver eksercérplads for dets fornuft og vilje. Den borgerlige enkelhed, som Tode gør sig til talsmand for, skal dog ikke ses som en fornægtelse af kroppen og en given afkald på livets glæder. Hans systematisering og kropsdisciplin er tværtimod et forsøg på at give kroppen ny betydning og få så meget ud af livet som muligt ved både at forlænge det og intensivere det.

Som følge af hans kritiske eller ambivalente opfattelse af naturen som argument kan Tode ikke uden videre godtage samtidens henvisning til dyrene som dem, der skulle besidde en større sandhed om sundhed: ""Saaledes giøre ogsaa Dyrene, de uforkiælnede, ufordærvede Naturens Børn" raaber Philosophen. Men lad os eengang have Fred for disse Dyr. Disse nye Vise ere nogle artige Folk: de tage den menneskelige Natur for en Bondegaard, den maae endeligen have en Besætning af Beester...". Dyrene skal ikke være 'Moralitætsmønstre' for os[218] – det skal i stedet menneskets egen natur. Tode må også reagere mod den lovprisning af de vilde, som ellers havde så mange støtter i det sene 18. århundrede. Hos Tode er de vilde ikke de ædle vilde, der lever i forbilledlig enkelhed i et sundt samfund, men mennesker, der lever som "Bæster i Skove"[219], blottet for moralsk følelse. De sejpiner og fortærer dyr og endog mennesker på grusommeste vis. Hos Tode kan de vilde derfor ikke fungere som mønster for sundhed og levevis blandt "kristne" (for fremgår nemlig, at det er religionen, der er

---

[218]Tode: *Sundhedstidende* s. 559-560.
[219]Tode: *Den Salernitanske Skoles Leveregler* s. 325.

skillelinjen mellem det civiliserede og det vilde), men tværtimod kun som et skræmmebillede på et ikke-menneskeværdigt liv: "et gyseligt Ecce Homo", som han siger. Der er det galt med de vilde, at de i deres dyriske liv ikke realiserer de potentialer for vækst og udvikling, der ligger i mennesket. Menneskets bestemmelse er nemlig for Tode, som i øvrigt for andre repræsentanter for det sene 18. århundredes sundhedsoplysning, langt højere end dyrenes. Sundhed er ikke et mål i sig selv, men et middel til noget videre. Man må tænke på, siger Tode, hvor "uendeligen vort Kiøn [dvs. menneskeheden] er forskiellig fra alle andre Dyr i det Physiske [...] hvor himmelhøit vi ere opløftede over alle de øvrige levende Skabninger i det moralske [...] Vor Bestemmelse er langt ædlere end Dyrenes. Vi ere skabte til Virksomhed, til at arbeide med hinanden til fælles Lyksalighed. Det er noget inden i os, som ideligen sporer os, saa at sige, til noget større" i modsætning til dyrene, som bare skal æde, drikke og forplante arten[220]. Mennesket skal ikke bare forholde sig dyrisk, nydende og passivt, men arbejde for at bringe noget højere frem i sig selv.

I sin *Konst at forlænge det menneskelige Liv* siger Hufeland, at menneskets bestemmelse er at virke og handle, ikke blot at være til, men at udvikle de guddommelige kim, der ligger i det. Og alligevel er det ikke radikalt nok til Tode. Han kritiserer i sine anmærkninger i samme bog Hufeland for at anvise en alt for passiv livskunst. Hufeland forestiller sig nemlig, at mennesket såvel som andre skabninger er i besiddelse af en levekraft, som er selve organismens og livets organisationsprincip. Om man kommer til at leve længe eller ej, afhænger af, om denne levekraft forvaltes på ret vis. Konsumtionen af levekraften må nemlig ikke ske hurtigere end regenerationen af den. Hufelands teori bekymrer Tode, for hvis man lever for ekstensivt for at spare på livskonsumtionen, så kan man ikke opfylde sin borgerpligt og være andre til gavn. Tode foretrækker en Bonaparte (den danske oversættelse udkom 1800), for han kan fremstå som typen på den aktive, udfarende – fremfor en Cornaro: renæssancens mådeholdsfilosof, som hos Tode bliver symbol på Hufelands ekstensive livskunst. For Tode

---

[220]Samme s. 39-41.

er det ikke noget mål at forlænge livet, hvis man ikke bruger det aktivt til gavn for samfundet. Sundhed og et langt liv må ikke blive et mål i sig selv, men netop et middel til noget videre. Hvis ikke menneskets kræfter investeres i udviklingen af dets potentialer, så lever det som "Bæster i Skove" – et fornedrende liv for mennesket. Trods det, at mennesket er et dyr, er det dyriske nemlig ikke naturligt for mennesket. Mennesket er hævet over den øvrige skabning.

Den franske sundhedsoplyser J.-J. Virey er noget senere inde på lignende tanker. Det forholder sig nemlig sådan, at alle andre organismer end mennesket tjener til føde for andre. Kun menneskene nærer sig af alle fødemidler og tjener dog ikke til fødemiddel for andre. Kun de er født for deres egen skyld; kun dem er det beskåret at herske over Jorden.

Men som allerede nævnt er det netop den almindelige opfattelse, at menneskenes evne til at leve under de mest forskellige vilkår gør den fornuftige livsorden (hygiejnen eller diætetikken) til en nødvendig forudsætning for deres overlevelse. For Virey ser civilisationen ganske vist umiddelbart ud som en trussel for sundheden, men det er bemærkelsesværdigt nok den, der samtidig også giver muligheden for "den mest passende, den sundeste levevis for menneskenaturen"[221].

En yderligere civilisering

For den tidlige sundhedsoplysnings folk – her eksemplificeret ved Tode – er målet ikke en tilbagevenden til naturen, men yderligere at civilisere menneskelivet og at realisere de menneskelige potentialer. For Tode gælder det, at menneskets energi ikke må ligge passiv hen, men hele tiden skal være i cirkulation – i øvrigt ganske parallelt med, hvad hans samtids store købmænds pengemidler måtte. Kræfterne skal investeres og bidrage til det fælles bedste i et samfund i udvikling og fremskridt. Ganske vist er varehandlen det, der har frembragt den usunde overdådighed, som ødelægger velfærd og fordærver sæderne[222].

---

[221] Virey: *L'hygiene philosophique* s. xxi, min overs.
[222] Tode: *Moralske og satiriske Afhandlinger* s. 206.

Men handlen er samtidig også det, der bringer velsignelse og velstand, og dermed dét, der gør det gode liv muligt, når først det bliver tilrettelagt i overensstemmelse med sundhedens krav – en tankegang, der passer til periodens florissante konjunkturer.

Det ideelle menneske, sådan som det dukker frem i Todes sundhedsoplysende skrifter, er rationelt og individualistisk; det er det individ, der regulerer sit eget liv ved rationelt at organisere sine midler for at opnå sine mål. Idealet er et nøjsomt, arbejdende, velordnet, nytteorienteret, moderne og målrettet individ.

Naturen bliver argument – ikke for en laden-stå-til eller nydelsesfilosofi, men for mådeholdet, den velordnede levevis; den borgerlige enkelhed: "Midt imellem de umiddelbart gode egenskaber hos den vilde eller bonden og sædernes raffinement hos aristokratiet finder "naturens stemme" således sit bedste udtryk i den borgerlige simplicitet", siger den franske idéhistoriker Jean Ehrard til forklaring af naturideens udbredelse i oplysningstiden[223]. Naturen bliver et yndet argument i sundhedsoplysningen i denne periode, fordi den kan fungere som et socialt distinktionsmiddel ved at placere arbejde og nøjsomhed som de centrale værdier i en borgerlig forestilling om enkelhed. Denne tanke folder jeg mere ud i kapitlet *Sundhedsoplysning i "en ædende og ødende Tid"*. Inden da gælder det dog onanien, hvis tilsyneladende problematiske natur kondenserer naturargumentets tvetydigheder, og som derfor er velegnet til at belyse forestillingen om 'det naturlige' i sundheden.

---

[223]Ehrard: *L'idée de nature* s. 209, min overs.

Johan Clemens Tode
og de hemmelige synders unaturlige natur

I slutningen af det 18. århundrede fik læger, filantroper og pædagoger rundt om i Europa i løbet af kort tid en voldsom interesse for børns – særlig drengebørns – onani og de skader, de mente, den påførte dem. Og lige så stort et problem, som de anså onanien for at være, ligeså stor en trang følte de tilsyneladende til at tale og skrive om den. Sundhedsoplysere og andre rettede deres skyts mod den forsømmelighed og ligegyldighed, de mente fra gammel tid omgav børnenes 'ensomme vaner', og dermed skabtes et stort tekstkorpus om onaniens karakter og kendetegn, årsager og følger.

I introduktionsbindet til *Seksualitetens historie* betegner filosoffen Michel Foucault denne debat om onanien som en pædagogisering af børns seksualitet – med den bliver børnenes seksualitet slået fast, og det bliver gjort nødvendigt at tilrettelægge deres liv under hensyntagen til den. Denne pædagogisering af børnenes seksualitet, siger Foucault, er ved siden af blandt andet psykiatriseringen af de perverse et af de vigtigste elementer i opbygelsen af den moderne seksualitetsdiskurs. Det sene 18. århundredes læger og pædagoger antog, at næsten alle børn hengav sig eller var tilbøjelige til at hengive sig til onani; en last, som gav dem både fysiske og moralske skader. Onanien blev på én gang opfattet som naturlig – fordi så mange hengav sig til den – og naturstridig – fordi den var farlig og nedbrydende for sundhed og moral.

Det er en almindelig forestilling, at seksualiteten i det moderne samfund – dvs. fra det 17. århundrede og frem – er blevet undertrykt, og at vi først i disse år gradvist er ved at blive frigjorte. Kampen mod onanien ses som et af de tydeligste redskaber til denne undertrykkelse; et redskab, der tidligt satte ind med overvågning og undertrykkelse af børns seksuelle aktiviteter. Et dansk eksempel på denne tolkning finder man i Poul Aaby Sørensens artikel *Om konstitueringen af den borgerlige psyke*, hvor onanilitteraturen ses som del af en seksualundertrykkelse, som netop har medvirket til 'konstitueringen af den borgerlige psyke'. Undertrykkelsen består i en 'selvfremmedgørelse' og -disciplinering; en sublimering af energier. Aaby Sørensen ser baggrunden for denne udvikling i nødvendigheden af en disciplinering til et nyt, kapitalistisk konkurrenceforhold. Af samme grund ser han et sammenfald mellem de lande, hvor onani-diskussionen blomstrede, og dem hvor særligt udviklede former for kapitalisme trivedes[224].

Det primære mål for Foucault er at gøre op med den tese om undertrykkelse, som også Aaby Sørensens artikel er udtryk for. Seksualiteten i det moderne samfund er i Foucaults øjne ikke undertrykt, tværtimod, siden det 17. århundrede har der været en opmærksomhed mod den som aldrig før; man har dyrket talen om den med stor fortættethed, og aldrig før har man ladet diskursen om den sætte flere skud. Aldrig før har man omgærdet seksualiteten, dens normalitet og anomalier, dens tegn og symptomer med så intens en snakkesalighed og så stor en nysgerrighed. Seksualiteten, mener Foucault, skal man ikke forstå som en biologisk essens; som noget, der eksisterer før – og uafhængigt – af talen om den. Det skal selvfølgelig ikke forstås sådan, at seksuelle handlinger ikke altid har eksisteret, men at vores forståelse af kønnet og dets natur er historisk og produceret. Seksualiteten findes ikke som en kerne af natur inden i mennesket. Den er noget, der først frembringes af al den tale, vi fører om den, og af al den vidensindsamling, den er blevet gjort til genstand for i medicinen, pædagogikken, biologien, demografien, psykiatrien osv. Man har i de sidste hundreder af år ikke undertrykt eller fortiet seksualiteten. Derimod har man i ét væk talt om det normale og det anomale og dermed udspaltet distinkte seksualitetsformer fra hinanden og skabt de forskellige kategorier af perverse individer (såsom homoseksuelle, onanister m.m.).

Seksualiteten, hævder Foucault, har ikke været undertrykt; den er netop blevet gjort til noget, der skulle overvåges, udforskes og begrebsliggøres. Når den ser ud til at være undertrykt, er det fordi, den

---

[224]Sørensen: *Om konstitueringen af den borgerlige psyke.*

pligt til at tale om seksualiteten, der har været så grundlæggende et træk i vor kultur i snart lang tid, ikke kun er en pligt til at tilstå den, men samtidig indebærer en tvang til at tale om den som en hemmelighed; til at lade den synes skjult gennem omskrivninger og komplicerede regler for, hvem der kan tale og hvornår.

Gennem talen om seksualiteten bliver der i det moderne samfund skabt en forståelse af den som en skjult kerne i mennesket, der i princippet kan blive årsag til snart sagt alt; noget på én gang farligt og uhyre kostbart og skrøbeligt. Seksualiteten bliver selve menneskelivets hemmelighed, som gennem forskellige analytiske metoder må aflæses og fortolkes. Og dermed opstår nødvendigheden af eksperterne: læger, pædagoger, terapeuter til at forvalte den magt og viden, der hører seksualiteten til.

Det er karakteristisk for vor kultur, at seksualiteten kulminerende med psykoanalysen har fået rollen som dét, der skal søges i alle individets kroge: i hans adfærd, drømme eller barndom. Den er, siger Foucault, blevet individualitetens kendetegn. Individets selvforståelse har nu sin basis i seksualiteten; perversionerne forstår man f.eks. ikke længere bare som kategorier af handlinger, som man gjorde i den førmoderne tid, men som kategorier af personer med særegne forhistorier og personligheder, egen livsform, anatomi og fysiologi. Onanidiskussionen i slutningen af det 18. århundrede skabte således kategorien af onanister, hvis tilbøjelighed nok er hemmelig, men dog kan aflæses i deres krop og sind. Seksualiteten gennemsyrer individet og er tilstede overalt i det.

Foucaults betragtninger er ingenlunde uvedkommende, når det drejer sig om den tidlige onanidiskussion i Danmark. Hensigten med dette kapitel er ikke så meget at give et overblik over onaniproblematikken i denne periode[225] som at se nærmere på et par iøjnefaldende paradokser i diskussionen: hvordan forsøget på at fortie onanien snarere blev til en italesættelse, og hvordan onanien fik den mærkelige rolle at være et stykke unaturlig natur. Dermed egner diskussionen sig

---

[225] I artiklen *Hænderne over dynen* har historikeren Flemming Bøge givet en god oversigt over onanidiskussionen i denne periode. Se også Sørensen: *Om konstitueringen*.

også til at belyse nogle af naturargumentets egenskaber og tvetydigheder.

Fortielse og tale

"Onanie, denne vor Tidsalders Pest, som har udbredt sig over en Deel af vor Jordklode", er heller ikke, mener den danske læge Henrich Callisen i 1809, ualmindelig i København[226]. Onanisten, fortæller han, kan kendes på sin gule, blege ansigtsfarve, sine indfaldne kinder, et frygtsomt, skummelt blik og slappe muskler. Onanien er langt mere udbredt, end pædagogerne sædvanligvis tror, og det er uheldigt, for "Ingen Gienstand udfordrer en meer omhyggelig Omsorg endog lige fra Menneskets spædeste Barndom af"[227]. Callisen er bekymret, men ikke mere end tidens andre forfattere af bøger om sundhed og opdragelse.

Det var den schweiziske læge Auguste Tissot, der med sin bog om onanien fra 1758 satte gang i diskussionen og opdyrkelsen af den nye fare[228]. I Tissots bog blev onanien for første gang behandlet som et medicinsk problem. Den blev videnskabeliggjort. Onanien havde ganske vist også før været et problem, men vel at mærke et religiøst; fordi selvbesmittelsen var en synd mod Gud. Hos Tissot blev onanien naturens hævn over mennesket, fordi det havde forbrudt sig mod dens love med en forkert levemåde. Onaniens symptomer er hos Tissot ikke længere Himlens straf; de kommer af naturlige årsager. I sin bog redegør Tissot for, hvordan børn og unge mennesker bliver fanget i onaniens fælde, han beskriver alle de skader for helbredet, der flyder af den, og han angiver midler til at forebygge og helbrede den. Onaniens store farlighed beror på, at den betyder alt for store tab af sæd – for som det var almindeligt i tiden, opfattede Tissot sæden som den koncentrerede livsvæske. Tabet af 1 unse sæd var værre for kroppen end tabet af 40 unser blod, sagde man. I de 'ensomme vaner'

---

[226]Callisen: *Physisk Medizinske Betragtninger* bd. II, s. 396.
[227]Samme bd I: 550-52.
[228]Tissot: *L'onanisme*. Jfr. Bøge: *Hænderne over dynen*, Jordanova: *The Popularization* og Emch-Dériaz m.fl.: *L'eveil médical*.

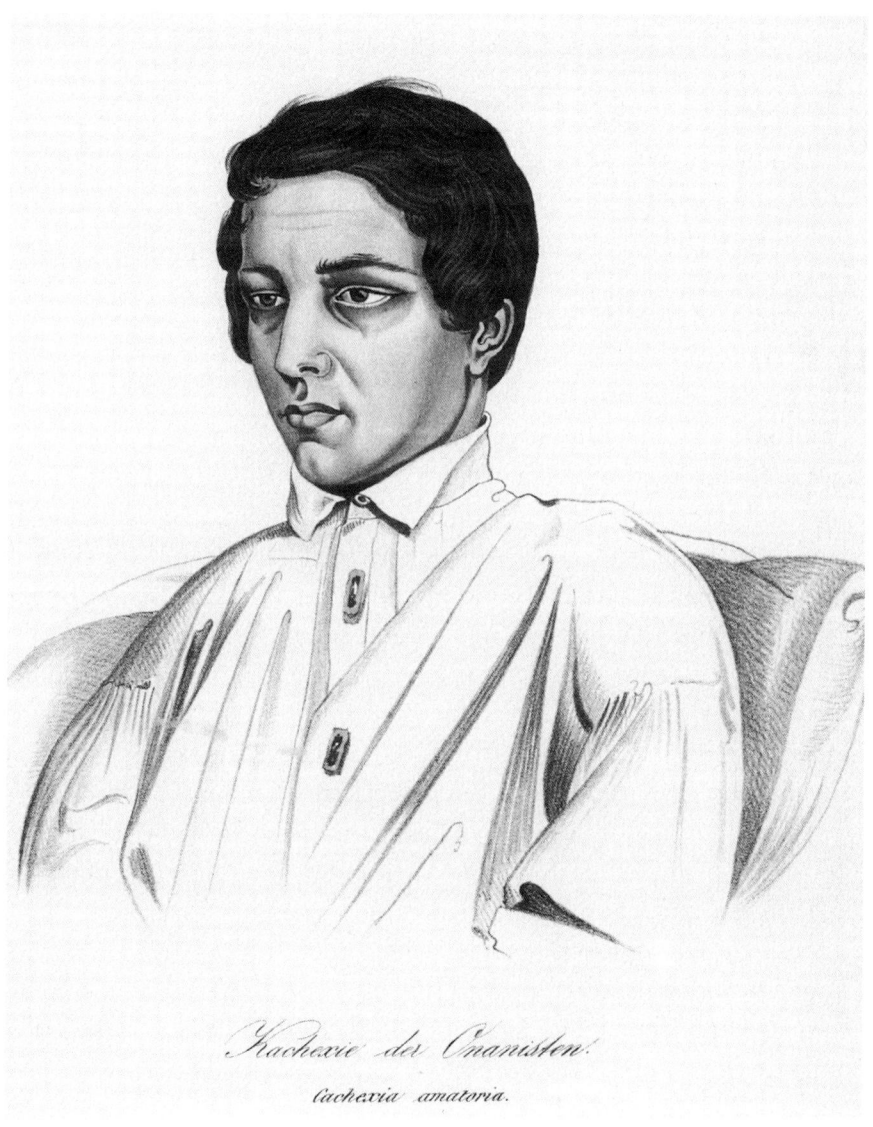

1700-tallets litteratur om onanien har ingen illustrationer, men K.-H. Baumgärtner har i sin bog *Physiognomice Pathologia – Kranken Physionomik* fra 1842 portrætteret én med de samme kendetegn, som man regnede med et halvt århundrede tidligere (Danmarks Natur- og Lægevidenskabelige Bibliotek).

skete tabet af disse vigtige væsker på et tidspunkt, hvor børnene endnu ikke var færdigudviklede og følgerne for dem derfor så meget alvorligere. Dertil kom, at dyrkelsen af onanien ikke kendte de naturlige grænser, som den naturlige seksuelle omgang gjorde. Og en ting til: kræfterne blev ikke så hurtigt bygget op igen efter sædtabet som i kærlighedsforholdet mellem mand og kone, hvor det fysiske og det sjælelige flød sammen.

Tissots bog blev hurtigt meget efterspurgt og oversattes til mange andre sprog, men blev også startskud til udgivelsen af en række andre bøger med samme tema. Det sene 18. århundredes læger øjnede onaniens fare overalt, og fordi opmærksomheden var ny og stadig voksende, blev man også overbevist om, at tilbøjelighederne var af relativt ny dato, og at stadig flere børn og unge blev syge af onanien. Derfor var oplysning om onanien så vigtig. Men i denne forbindelse opfattede man ingenlunde oplysning som nogen let sag.

I 1785 havde en københavnsk forlægger planer om at udgive Tissots værk på dansk. Udgivelsen blev imidlertid ikke til noget, og det skyldtes Todes protester. I et af sine *Sundhedsblade*[229] fra dette år anmodede han forlæggeren om at tilbageholde udgivelsen af bogen, "som visseligen vilde giøre uendeligen større Skade end den kunde giøre Nytte". Sagen er, at en bog som Tissots gør folk kendt med den hemmelige synd, og den lokker dermed endnu flere i uføre. Nogle vil måske af nysgerrighed læse skriftet, og snart bliver de fanget i onaniens snare. Tode kritiserer Tissot for at beskrive 'Ondet' i alt for mange detaljer, som i alt for høj grad vil nære fantasien. Ganske vist forklarer Tissot de forfærdelige følger for helbredet, men han gør det på så udførlig en måde, at nysgerrigheden og fantasien må næres.

For ikke selv at gøre sig skyld i sådan at opvække fantasien nævner Tode i sit indlæg hverken bogens titel eller forfatterens navn, ej heller selve betegnelsen onani, men betjener sig hele vejen igennem af omskrivninger. Han taler om 'et vist Skrift', som skal tjene til at gøre unge bange for 'en vis ting', 'den samme Materie', 'det Onde'. Hensigten er, at de, som intet ved om disse ting, skal forblive i

---

[229]Tode: *Sapienti sat*.

uvidenhed, mens de som allerede kender til det, ved hvad det drejer sig om (artiklens titel er netop *Sapienti sat*, dvs. for den vidende er dette tydeligt nok).

Samme år svarede den københavnske forlægger igen med at udgive en brevveksling mellem en unavngiven læge og den fremtrædende tyske filantropiske pædagog Christian Gotthilf Salzmann under titlen *Er det ret at skrive offentlig om Ungdommens hemmelige Synder?* Salzmann var netop i færd med at skrive en bog om onaniproblemet, og det anonyme brev udtrykker en foruroligelse over et sådant projekt. Det er de samme synspunkter, som Tode i sine *Sundhedsblade* havde gjort sig til talsmand for. Forfatteren til det anonyme brev spørger således: "Ville ikke mange Vellystige just kiøbe saadan en Bog, for at hente sig Behagelighed deraf?" – altså slet og ret bruge oplysnings- og advarselsbøgerne pornografisk. Ligesom Tode frygtede han, at et sådant skrift ville bidrage til udbredelsen af ondet. Udtrykt i Foucaultske begreber drejede det sig om, hvorvidt italesættelsen af onanien ville frembringe begæret selv. Salzmann forsvarer sig dels med, at han vil rette sit skrift mod forældre og lærere, som har ansvaret for de unge, og ikke mod de unge selv, dels med at han vil skrive i "et Sprog, som ingen skal forstaa, uden den, der kiender sagen" – at han altså vil bruge den dulgte tale, som Tode også benyttede sig af. Salzmann mener i øvrigt ikke, skriftet vil tjene til udbredelsen af onanien; det er den allerede alt for udbredt til. Onanien findes nemlig "overalt, hvor der er *Cultur*"[230].

Ved således at have gjort Salzmanns synspunkter til sine håbede forlæggeren på at have bilagt striden. Men i skriftet *Aftvungent Svar* tog Tode til genmæle, og kontroversen mellem Tode og forlæggeren fandt til sidst sin løsning i et kompromis: I stedet for Tissots detaljerede bog skulle Salzmanns mere afdæmpede bog *Om Ungdommens hemmelige Synder* oversættes med et tillæg om helbredelsesmidler af Tissot. Og Tode skulle så skrive en pamflet om lægemetoder, som dog ikke udkom før mere end ti år efter og da var en omarbejdet oversættelse af et tysk skrift: *Om de bedste Midler at forebygge Følgerne af Selvbesmittelse og overdreven Elskov.*

---

[230]Salzmannn: *Om Ungdommens hemmelige Synder* s. 28-19.

I den bog om de hemmelige synder af Salzmann, som oversattes til dansk, bliver onaniens farlighed blotlagt. Ved selvbesmittelsen berøves mennesket safter, og tilmed safter af den ædleste slags. Deraf følger en svækkelse af hjerne, mave og nerver, ja, af det hele menneske. Onanien medfører en uformuenhed til at tænke og handle, en kraftesløshed, en mangel på stræben efter at komme videre frem og hæve sig op over det almindelige. Årsagerne til onanien ser Salzmann i en forfejlet børneopdragelse og en manglende overvågning af børnene. I skolerne sover skoledrengene alt for ofte to og to sammen i sengene, de går i lange kapper (hvorunder meget kan foregå), og ofte lades de uden opsigt under deres leg. I hjemmene er sengestederne for varme, og børnene bliver forkælet med varme drikke, kød og krydderier, hvilket fører til gæring og opkog i kroppens væsker. Men det er ikke mindst uvirksomheden, der er et problem. Mens landsbyens bønderbørn arbejder og lever et mådeholdent liv af simpel nødvendighed og dermed ikke er så forfaldne til hemmelige synder, så er de velstående folks børn alt for ofte stillesiddende og uvirksomme og har ikke legemligt arbejde, der kan gøre dem trætte. Ofte er det tjenestefolk, ammer og den slags, der lærer børnene onanien, men også andre børn kan have uheldig indvirkning på de uskyldige børn. Ungdommens hemmelige synder findes både hos piger og drenge, men Salzmann koncentrerer sig i sit værk om drengene, fordi han ikke selv mener at kunne udrette meget til forebyggelse blandt pigerne. Men han regner med, at meget af det, han har at sige om "Mandkiønnets Udsvævelse" vil kunne anvendes på dem. I det 18. århundrede som i århundreder før blev mandkønnet opfattet som det generelle, det almindelige, mens kvindekønnet blev set som det specifikke, dvs. undtagelsen fra det almindelige. Det er tydeligt, at det 18. århundredes onani-debattører først og fremmest havde drengene og de unge mænd i tankerne.

For at underbygge sine forklaringer om onaniens kendetegn, årsager og farer citerer Salzmann en lang række breve fra mænd, der lider eller har lidt under lasten. De skal virke som skræmmebilleder og beskrive den voldsomme kamp mod lysten, der i hemmelighed udkæmpes allevegne. Det forlener værket med en fornemmelse af drama mellem det gode og det onde – et 'sundhedsdrama', som Jordanova (1987) kalder det i sin analyse af Tissots tilsvarende bog om onanien. Men disse personlige beretninger viser ikke kun onaniens nedbrydende væsen, men også dens store magt og voldsomme tiltrækning. Det er vel ikke underligt, at Tode kunne antage, at denne type fortællinger havde en lystvækkende funktion.

Salzmann peger på nogle midler til at forebygge onanien: børnene må ikke lades alene, de må ikke lege uden opsigt, ikke sove sammen med andre, ikke vise sig nøgne for andre, ikke have farlig omgang med tjenestefolk. De skal holdes i stadig virksomhed med havearbejde, dyrepasning og andre nyttige ting. De skal stå tidligt op og altid være trætte, når de går i seng. Deres føde skal bestå af enkle næringsmidler. Således skal alt i børnenes dagligliv indrettes på deres mulige trang til selvbesmittelse, men samtidig skal de holdes i uvidenhed om sagerne så længe som muligt. Børnenes hele liv skal altså gennemsyres af bekymringen for onanien; altid skal der holdes et vågent øje med dem (f.eks. skal man sørge for at komme uventet ind i det værelse, hvori de opholder sig). Og dog skal børnene ikke vide, at de er overvågede, og slet ikke hvorfor de er det.

De kendetegn, som bør vække opdragernes mistro er sådanne som bleghed, slaphed i musklerne, brunrøde og indfaldne øjne, blege læber, kraftesløshed, søvnighed, mismod og let hensættelse i ondt lune, trang til ensomhed. Med så mange tegn og symptomer – hvordan kunne et barn så undgå at vække opmærksomhed og mistanke?

Når det for Salzmann er så vigtigt at oplyse om de hemmelige synder og sørge for, at der bliver taget forholdsregler mod ondet, hænger det sammen med, at det har grebet voldsomt om sig. Onanien har "angrebet næsten den hele Ungdom, [...] i de fleste Ansigter [ses] nu den døende Uskyldighed". Endog kvindekønnet er angrebet af det, og dermed kan man frygte "meget svagelige og elendige Efterkommere"[231]. Ingen kan derfor gå fri af mistanken, og overalt må læger og lærere, pædagoger og forældre holde et vågent øje med børnene.

Om de bedste lægemetoder for onanisterne handler Tissots tillæg til *Om Ungdommens hemmelige Synder*. Anvisningerne går i hovedsagen

---

[231]Samme s. 2,11.

ud på at tilrettelægge børnenes liv, så de får frisk luft, rigtig kost og drikke, legemsbevægelser og adspredelser. Ligesom i lægekunsten i almindelighed, er det endnu først og fremmest en bestemt levevis, der ordineres, først i anden række foreslår Tissot lægemidler som kinabark og jern. Medikaliseringen af onanien var i første omgang ingen 'medikamentering', men derimod en almen tilrettelæggelse af livet i overensstemmelse med diætetiske forskrifter – en livsstilisering.

Johan Clemens Tode om onanien

"Todes Forfatterskab", skriver medicinhistorikeren J.W.S. Johnsson i sin biografi over Tode[232] "bevæger sig ikke sjældent paa Omraader, som man ikke gærne taler højt om, særlig ikke i de saakaldte dannede Kredse". Men Tode gør det ikke, siger Johnsson, for at kaste et skær af pikanteri over sit forfatterskab, men alene for det "almene Borgervel". Og det er ganske rigtigt borgervellet, der i Todes øjne er det højeste mål for sundhedsoplysningen som for livet i øvrigt, men helt uden utilsigtet og tilsigtet pikanteri er det nu ikke.

Den kontrovers, der var mellem Tode og den københavnske forlægger om udgivelsen af Tissots bog, blev igangsættende for udgivelsen af en række danske publikationer om onanien[233]. Tode selv skriver flere forskellige steder – også i hans alment sundhedsoplysende skrifter – om denne skæbnesvangre drift, som tilsyneladende griber mere og mere om sig i al hemmelighed. Onani fører til så alvorlige og så mangeartede og forskellige lidelser som: afmatning, tæring, diarré, lungesot, hypokondri, stær, hæmorroider, koldpis, krampetrækninger, orm, brok, forvirring og nervesygdomme, vrantenhed og almen svækkelse[234]. Netop svækkelsen gør, at offeret mindre og mindre er i stand til at modstå trangen og dermed kommer mere og mere i onaniens vold. Ligesom Tissot og Salzmann mener Tode, at onanien

---

[232]Johnsson: *Johann Clemens Tode* s. 39.
[233]Se Bøge: *Hænderne over dynen*. Omtrent de samme diskussioner viste sig i øvrigt andre steder. Om den temmelig parallelle kontrovers i Spanien om oversættelsen af Tissot se Perdiguero: *Los tratados* og González & Perdiguero: *Los valores morales*.
[234]Tode (overs.): *Om de bedste Midler* og *Der unterhaltende Arzt* s. 129ff.

især befordres af lediggangen – og i det hele taget af en urban eller aristokratisk livsstil: en blødsøden opdragelse og mangel på legemligt arbejde. For at forebygge onanien hos børnene råder Tode ligesom Salzmann først og fremmest til, at man sørger for, at de til stadighed er under overvågning. Så nærværende er onanifaren blevet for Tode, at han føler sig foranlediget til i sin oversættelse af Fausts *Sundheds-Catechismus* at tilføje følgende spørgsmål og svar – sigtende direkte til onanifaren:

> "Hvad har, foruden andre moralske Midler, sin store Nytte til at bevare et Barn for at tabe sin Uskyld?"
> "At det hele Dagen sysselsættes, saa at dets Tanker adspredes; at det aldrig er enten uden Tilsyn, eller i tummelfulde Lege; at det vænnes til at holde det for en stor Skam at blotte sig selv, eller see en anden blotte sit Legeme; at lade hvert Barn sove allene; at faae det om Aftenen saa trættet ved Leeg, at det strax sover ind, og at sørge for at det aldrig faaer visse advarende Skrifter at læse"[235].

Selv børnene hos almuen, som sundhedskatekismen retter sig imod, må altså have deres liv tilrettelagt efter onaniens fare. Og den ydre kontrol er ikke nok. Forældrenes eller opdragernes overvågning skal fuldendes med en indre kontrol: barnet må "holde det for en stor Skam at blotte sig selv". En blufærdighed må opdyrkes, ikke fordi den i sig selv er en naturlig følelse, men fordi den er et effektivt og nødvendigt redskab i bekæmpelsen af onanien. Let er det ikke, for hele tiden må børn og voksne tage hensyn til blufærdigheden, også f.eks. når børnene skal have prygl; da må de ikke blotte 'sædekødet' af hensyn til 'Ungdommens Uskyldighed'[236].

Af sundhedskatekismens ovenfor citerede svar-tekst fremgår det også, at børnene ikke må læse Tissots bog. Men samtidig med, at de skal vide, de ikke må læse den, må de dog ikke vide, hvad det er, de ikke må læse ("visse advarende Skrifter"). En raffineret omgang med

---

[235]Tode: *Sundheds-Catechismus* spørgsmål 70.
[236]Tode: *Moralske og satiriske Afhandlinger* s. 155.

de hemmelige ting, men næppe noget, der kunne undlade at sætte fantasien i gang. Tode bestræber sig meget konsekvent på ikke at nævne ordet onani – eller Tissots navn. Disse omskrivninger er nok forsøg på at fortie ondet, men virker det ikke snarere som en hemmeligholdelse, som indbyder til opdagelse? Netop det, at de hemmelige ting ikke kan udtales, viser jo læseren, hvor vigtige, de er – og hvilken stor tiltrækningskraft, de besidder.

I den allerede omtalte artikel i *Sundhedsblade* advarer Tode som nævnt mod at give for mange detaljer om selvbesmittelsen. Det kan opvække nysgerrighed og begær. For at forklare sig nærmere sammenligner han det at udpensle onaniens fare (som han kritiserer Tissot for at gøre) med en fader, der ville advare sin søn:

"Mit Barn, seer du disse Bær, her i Krogen? Du kiender dem vel ikke engang? De smage søde, overmaade søde. Derfor ere saa mange Drenge galne efter dem. Naar du eengang har faaet Smag paa dem, vil du neppe mere lade være at nyde dem, naar du kan komme til. Og du kan sagte komme til dem; det kan jeg ikke altid forhindre. Men viid, disse søde Bær bør ingen god Dreng spise: det kan vor Herre ikke lide, og det vilde gjøre dine Forældre stor Sorg. Tilmed volde de meget ondt i Maven; du bliver syg efter dem, meget syg".

En sådan fader, siger Tode, handler ikke ret; han skulle hellere slet og ret skjule det, som kan friste sønnen.

Men det er ikke det, Tode gør. Han giver tværtimod gennem analogier som denne fornemmelse af, hvor "søde bærrene er", også selvom skriftet her i første række retter sig mod de voksne opdragere. Ingen kan efter dette lades i tvivl om, at onanien bærer en stor hemmelig sødme i sig, at den er uimodståelig trods sin giftighed. Selvom han gerne ville, tier Tode ikke onanien ihjel. Han dyrker tværtimod lysten til den, og indskriver sig således i en form for foucaultsk spiral, hvor lyst, magt og viden hele tiden styrker hinanden. Todes forsøg på fortielse bliver bag ryggen på ham selv til italesættelse og opdyrkelse af onanien – og af seksualiteten generelt.

Men også på en anden og mere tilsigtet måde kaster Tode et "skær af pikanteri over sine skrifter", selvom Johnsson i sin biografi siger det modsatte. I et læserbrev i *Sundhedstidende*[237], som givetvis er forfattet af Tode selv, opfordres han til at skrive om den værste fejl af alle i levemåden: "den som er ligesaa skadelig for en Mands Udkomme og Forretninger, som for hans Natteroe og Helbred". Fjorten dage måtte læserne i 1780 vente på Todes redegørelse om onanien og fik så en drillende overraskelse: Tode spiller på sin modvilje mod at drøfte onanien offentligt og skriver i stedet om de overdådige aftenselskaber. "Det, Hr. X.Y.Z. sigter til [...] kan efter min Gisningskraft neppe være andet, end de selskabelige Aftensmaaltider", skriver han og giver sig derefter veloplagt til ordrigt og udførligt at drøfte denne (anden) sundhedsnedbrydende vane.

Todes deltagelse i onanidebatten er ingenlunde et forsøg på at undertrykke seksualiteten. Tværtimod lader han ingen i tvivl om, hvor stor værdi, han tillægger den. Han taler gerne om kønslivet og det i vendinger som: fyldestgørelsen af "os alle medfødte Drifter", "en Pligt, som ellers er den behageligste i Naturen", "Ægtestandens sødeste Rettigheder", "Amors sødeste Gaver", en af naturens "vigtigste Handlinger", "et Elysium". I det hele taget ligger der jo i frygten for onanien en grundfæstet tro på sædens store værdi. Tode omtaler den som "det fortrinligste af Menneskers Livskraft"[238]. Hvis sæden er det koncentrerede liv, hvilken værdifuld størrelse er da ikke kønslivet? Vel af samme grund angiver Tode selv, at det bedste middel mod onanien er ægteskabet. Kun kønslivet selv har tilsyneladende kraft til at kurere uorden i kønslivet.

Kærlighedens nytte

Seksualitetens værdi ligger for Tode, som for andre af onanidebattens deltagere, ikke kun i avlingen, og onanikampagnen skal ikke bare tjene til at gøre alt andet end sex i avlingsøjemed illegitimt. Kønslivet har en

---

[237] Tode: *Sundhedstidende* s. 328.
[238] Tode (overs.): *Om de bedste Midler*.

stor værdi i sig selv; det er en kostbar gave; en vigtig, men skrøbelig energi, som skal forvaltes på ret vis – også i ægteskabet, for også umådeholdenhed her kan afføde svækkelse og sygdom.

Denne opvurdering af kønslivet bliver særlig tydelig, når man ser den i kontrast til de gamle lægebøger og skrifter om diætetik. Dér bliver kønslivet udelukkende betragtet i henseende til, at det medfører en udsondring – på linje med de andre: blod, slim, afføring, urin osv.[239] Nu, i slutningen af det 18. århundrede, er kønslivet blevet en lidenskab, en mægtig kraft. Den store værdi, der tillægges seksualiteten, ses tydeligt hos Callisen, som omtaler kønsdriften som "den mægtige Drift", og siger om sæden, at den "er ikke blot den kraftigste Livs-Balsom for selve Individet, eller tiener til at beskytte Varigheden af dets Legeme, at forhøie dets Styrke og Energie; men den indeholder tillige Spiren til den ufødte Slægt, der skal staae frem som en nye Generation". Særlig Abildgaards oversættelse gør meget ud af kønslivet. Elskovsevnen er en naturlig drift, som sikrer slægtens beståen, men mere end det: den giver styrke i legemet, hurtighed, skærper hukommelse og forstand, vedligeholder varmen i legemet og sundheden. Nærmest må man vel forstå den som indbegrebet af det voksne, sunde, udadvendte liv. Den fornuftige forvaltning af den er derfor meget vigtig, og her drejer det sig ikke kun om ikke at overdrive: samlejet bør hverken søges for ofte eller sjældent; hyppigheden bør dog afhænge af alder, legembeskaffenhed, årstid osv.[240]

Måske kan man også se Linnés botaniske klassifikationssystem som en betoning af seksualitetens betydning. I hvert fald blev han af sin samtid kritiseret for at være for optaget af (planternes) kønsliv[241]. Og seksualiteten *er* vigtig for ham, for han mener ligesom Abildgaard, at kønskirtlernes sekretion giver både styrke, eftertanke, munterhed og en god hukommelse.

Også Callisen råder til en fornuftig brug af kønsdriften. Han advarer således om, at ugifte mænd ikke kun skader staten ved ikke at bidrage til at vedligeholde folkemængden, men i endnu højere grad sig selv. De

---

[239]Se hertil Dahl: *Pligten til sundhed*.
[240]*Afhandling om Diæten* s. 445-46 & 464.
[241]Jfr. Thomas: *Man and the Natural World* s. 65-66.

ugifte mænds undertrykkelse af kønsdriften er usund; den gør dem egoistiske, gør ånden dorsk og sløv og påvirker kraft og styrke[242]. Andreas Harper er inde på samme tanker: dersom man lever længe ugift og afholdende, bliver kredsløbet langsommere, sjælen knarvorren og egennyttig[243]. Mennesket kommer nemlig åbenbart til at vende sig ind i sig selv, bliver passivt, indadvendt og selvcentreret – sig selv nok. Og det er ikke nok for det 18. århundredes sundhedsoplysere.

De unaturlige drifter og det ideelle menneske

Med onanidebatten blev børns seksualitet skabt som diskursivt objekt.[5] Men det var ikke en diskurs uden indre modsætning.

En del af dén naturens orden, som sundhedsoplyserne i det sene 18. århundrede stolede på, og som de troede organiseret af 'naturens stemme', var seksualiteten, som naturligt ledte kønnene sammen i ægteskabet. Seksualiteten var altså naturlig og derfor god. Samtidig mente det sene 18. århundrede generelt, at børnene – i modsætning til den forvirring af naturens stemme, der var sket for de fleste voksne – endnu var uspolerede af civilisationens skadevirkninger. Børnene lod sig endnu spontant lede af naturen.

Disse to forudsætninger: at seksualiteten er naturlig, og at børnene er naturlige – samt at, underforstået, det naturlige er sundt -, stillede onani-debattørerne over for et problem. For er børns seksualitet så ikke også naturlig? Er det ikke naturen selv, der forleder til onanien? Salzmann håber det ikke, for han holder "Kampe mod Naturen for betænkelige og næsten altid forgieves"[244]. Naturen er for stærk en modstander. Men det er sikkert ikke det hele; bidragende er vel også, at han gerne vil opretholde det naturlighedsdogme, som var så vigtig en del af verdensanskuelsen hos periodens sundhedsoplysere. Salzmann, og mange andre med ham, løser problemet om onaniens mulige naturlighed ved at gøre onanien til et resultat af en uheldig påvirkning

---

[242]Callisen: *Physisk Medizinske Betragtninger* bd.I, s. 556-57.
[243]Harper: *Diætetiske Lomme-Bog* s. 55.
[244]Salzmann: *Om Ungdommens hemmelige Synder* s. 58.

fra andre. Det drejer sig især om tjenestefolk og andre lav-status personer, som i løbet af opdragelsen får kontakt med barnet. Men onanien kan også sprede sig mellem børnene særlig på skolerne, hvor synden efter hans udsagn er uhyre udbredt.

Salzmann mener som nævnt, at onanien er udbredt "overalt, hvor der er *Cultur*". Det skyldes, at den herskende unaturlige, dekadente levevis særlig blandt byernes fornemme svækker legemet og fører til unaturlige drifter. Livet i byen er uden den hærdende, nøjsomme arbejdsomhed, landlivet præges af. Tyendet kommer her til at stå i en mærkelig, tvetydig position. For på den ene side er de jo repræsentanter for de naturlige, landlige mennesker (uspoleret af civilisationen); på den anden side er det dem, der i kraft af deres uvidenhed og ligegyldighed (deres mangel på civilisation) forleder børnene til unaturlige handlinger. Men under alle omstændigheder er onanien en unaturlig ting for børnene.

Også hos Tode kommer onanien til at understrege tvetydigheder i naturargumentet. Allerede i *Sundhedstidende* fra 1780[245] behandler Tode onanien i en artikel, der skal vise, at drifterne ikke altid er vejledere for sund adfærd. Alt for ofte bliver en uheldig vane så grundfæstet, at den føles som selve naturens røst, men det gør ikke vanen mindre nedbrydende. Af alle sådanne udyder er onanien den værste og mest vanedannende. Det er mangel på selvkontrol, der gør det så almindeligt at henføre sig til naturens røst. Indskydelser og følelsen af trang til forskellige ting skal man derfor ikke uden videre adlyde, i stedet må man lide på den selvdisciplinerende fornuft og en mådeholdende, kristen moral.

Selvbesmittelsen, "denne Vederstyggelse", denne "den ureeneste Begiærlighed paa Jorden" er for Tode på den ene side den "unaturligste af alle Forlystelser", fordi den er skadelig og syndig – det er ikke til dét, seksualiteten er bestemt. På den anden side opfatter Tode lasten som så almindeligt udbredt, blandt begge køn endog, at den ikke kan være forårsaget af enkeltpersoner (som ellers Salzmann ville have) eller nationers natur eller levemåde, men må ligge i den "moralske Fordær-

---

[245] s. 525ff.

velse, hvormed vi ere fødte". I selvbesmittelsen ses det, at mennesket endnu bærer på arvesynden, og at det ikke fra naturens side bare er født godt. Tilbøjeligheden til onanien er altså medfødt, og dog er den unaturligere end noget andet. Når disse to ting kan siges samtidig, skyldes det, at menneskets natur ikke bare er det medfødte, det stabile, stadige, uforarbejdede; dets natur er som allerede nævnt snarere dets potentialer for vækst. Det naturlige for mennesket er ikke mindst det, som skiller det fra dyrene. Lykken er ikke et vegeterende, nydende, passivt liv, men et udadvendt og virksomt liv. Onanien er tegn på, at sanseligheden i menneskets liv har vundet over fornuften og dermed det dyriske over det sandt menneskelige. At drengene i 'de ensomme vaner' er ene om at tilfredsstille den kønsdrift, der har sit rette sted i samværet mellem to mennesker med komplementære egenskaber, understreger de asociale elementer i disse vaner. De er blevet selvtilstrækkelige. De unaturlige handlinger berøver folk deres menneskelighed; fornedrer dem til hjælpeløshed og afhængighed af andre.[246] Som altid fremtræder "det naturlige" ikke som noget værdifrit; det er en kulturel størrelse, ladet med billeder af det gode liv.

---

[246] Jfr. Jordanova: *The Popularization of Medicine*.

Sundhedsoplysning
i "en ædende og ødende Tid"

For Tode som for så mange af hans samtidige syntes tiden – de sidste årtier af det 18. århundrede – at være en kritisk og skrøbelig overgangstid, hvor fremmede varer strømmede til landet, nye befolkningsgrupper gjorde sig gældende, og gamle traditioner og levemåder smuldrede.

Lang tids fred, skriver Tode et sted i sit *Sundhedstidende*[247], har sammen med en slap tidsånd forvandlet danskerne fra spartanere til sybaritter. De har ikke i krig skullet opøve deres kampånd og vilje til at klare prøvelser, og freden har bragt dem en velstand, som ikke er uden omkostninger. Et andet sted forklarer han, at den handel, som i rigt mål er gjort mulig af freden, nok er en velsignelse, fordi den bringer velstand, men den kommer ikke alene. Hånd i hånd med den går overdådigheden, som ødelægger, hvad den anden bygger op. Så vidt går Tode, at han kalder "Overdådighed [...] en slemmere Landeplage end Hunger selv; thi den ødelægger ikke alene Velfærd, den fordærver ogsaa Sæderne; den avler først Hovmod og omsider Fattigdom". Tidernes gunst har givet folk så gode kår, at de ikke længere behøver at leve et tarveligt liv og ikke længere at strenge sig an. De indtjente penge omsættes i et ødselt luksusforbrug: "Vi leve nu i en ædende og ødende Tid", kan Tode konkludere[248]. I en sådan levevis går de sande værdier som arbejdsomhed, virksomhed og nøjsomhed tabt, og følgen af overdådigheden er da også en lang række sygdomme. Handelen og velstanden fører derfor både et moralsk og et legemligt forfald med sig.

Som det allerede er fremgået, forekom det særligt at være i byen, det usunde liv levedes. Den dekadence og overflod, man kunne finde i Frankrigs storbyer, så Tode efterlignet af de velhavende i København, og efter hans udsagn er det efterabningens natur, at det først og

---

[247]Tode: *Sundhedstidende* s. 640.
[248]Tode: *Moralske og satiriske Afhandlinger* s. 208.

fremmest er det slette, der kopieres. Altså lader København ikke andre steder efter, hvad det ødsle, ørkesløse, usædelige levned angår, og resultatet ses da tydeligst i den sundhedsskadelige mode (som er for kold, for varm, for snæver, osv.) og i den farlige brug af parfume[249]. "Stæderne ere saa fulde af Kunst", skriver Tode, "at Naturen ikke sætter en Fod inden for Porten"[250]. Det er i byen, at de store sundhedsfarer eksisterer i form af overdådighed i mad og drikke, krydrede og sammenblandede retter, sene nattesæder, mangel på legemligt arbejde, vellyst og overdreven 'dyrkelse af Venus'. "Sædernes tiltagende Fordærvelse har forvandlet Naturens Eenfoldighed i broget Konst, Frihed i Tvang, Aabenhiertighed i Hyklerie"[251]. Den uheldige udvikling af civilisationen har frembragt ørkesløse individer, som af overdådighed og mangel på bevægelse, ved at overskride dag og nats grænser og ved at pirre sig med stimulanser som te og kaffe er ofre for overdreven sværmeri og følsomhed og disponeret for alle civilisationens sygdomme.

Men løsningen på dette problem ligger for Tode ikke i, at København og københavnerne skal vende tilbage til tilstanden før handelseventyret – til de forrige tiders nødvendighedens tarvelighed, men derimod i at forhindre handelen i at fostre overdådighed ved at lære borgerne selvdisciplin. Tarveligheden skal ikke sikres gennem en ydre tvang, påført af de nødvendige livsomstændigheder, men gennem en indre besindelse på sundhedens og anstændighedens krav til menneskelivet.

Et florissant København

Den fred, som Tode fandt havde afstedkommet overfloden, havde rådet siden 1720. I mange årtier havde Danmark undgået krige, og freden var en vigtig forudsætning for de gode økonomiske konjunk-

---

[249]Parfumens farlighed beror på, at dens kunstige lugt let fører til hovedpine, øjenbetændelser og farlige opstigelser til hovedet, se f.eks. Tode: *Sundhedstidende* s. 442 & 449. Om parfumen som objekt for social kritik, se Vigarello: *Le propre et le sale* s. 145.
[250]Tode: *Sundhedsbog* s. 4.
[251]Tode: *Sundhedstidende* s. 330.

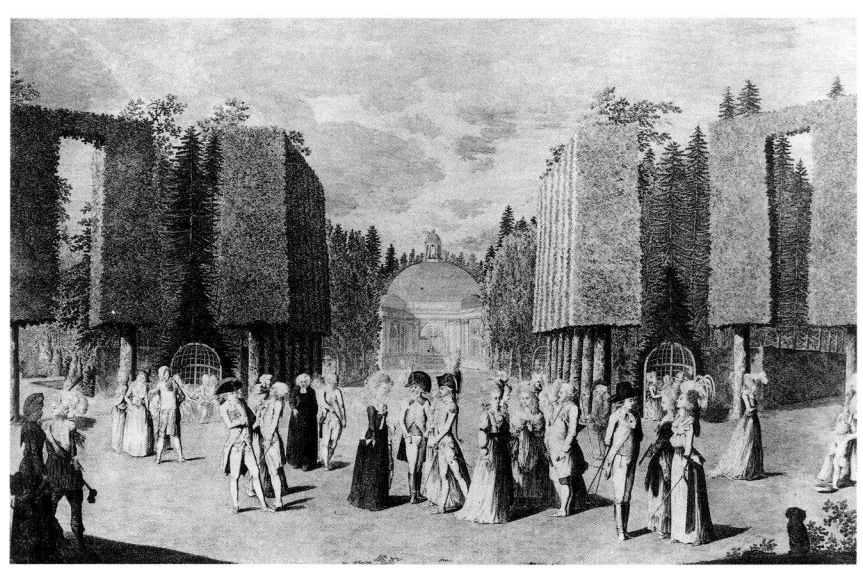

"Stæderne ere saa fulde af Kunst, at Naturen ikke sætter en Fod inden for Porten", kan Tode hævde, og på C.G. Schules stik af indgangen til Frederiksberg Have 1786 danner publikums klædedragt – kvindernes indsnøringer og opsatte hår og mændenes stive puds og parykker – da også en fuldstændig parallel til træernes lige så stive og tvungne former (Københavns Bymuseum).

turer, der herskede i de sidste årtier af det 18. århundrede. Tode forfattede sine skrifter om sundhed i det, der almindeligvis i dansk historieskrivning kaldes 'den florissante handelsperiode'. Mens andre handelsnationer lå i indbyrdes krige, lykkedes det Danmark at holde sig neutral, og det muliggjorde en blomstrende fremgang for handel, navnlig på oversøiske destinationer. Af særlig betydning var Den amerikanske Frihedskrig 1778-83 (samtidig med *Sundhedstidende*) og Revolutions- og senere Napoleonskrigene fra 1793 (samtidig med udgivelsen af Todes *Prosaiske Skrifter*). Danske storkøbmænd og redere kunne under Danmarks neutralitet udnytte et marked, der var i vækst som følge af den øgede internationale arbejdsdeling og den stigende efterspørgsel efter oversøiske produkter. I disse år hjembragte danske købmænd og redere store mængder af krydderier, te, kaffe, porcelæn, silke og bomuld fra Kina og Indien, sukker, kaffe og tobak fra Vestindien, foruden fødevarer, tømmer og metaller fra Europas forskellige lande til København for så for størstedelens vedkommende at reeksportere dem[252].

Som regel beskrives handelen og det florissante præg, den satte på livet, som næsten udelukkende et Københavner-fænomen, og her åbnede den for betydelige sociale ændringer. I kraft af de gunstige vilkår for handelen blev det nu muligt for mænd uden en adelig baggrund at opnå indflydelsesrige stillinger i samtidens samfundsliv. Det var år med gennemgribende ændringer i det københavnske miljø – økonomiske såvel som sociale og kulturelle. Det borgerskab, som havde tjent sig op på handelen, blev stadig mere selvbevidst og overbevist om dets egen samfundsmæssige værdi. Der var en tendens til, at det ikke længere var nødvendigt at være adelig og jordbesiddende for at have status; positionen som købmand synes i det sene 18. århundrede i langt højere grad end før at have været tilstrækkelig til at give anseelse i egne og andres øjne.

Med højkonjunkturen fulgte også ændringer i forbrugsmønstret. Den sidste halvdel af det 18. århundrede oplevede en markant vækst i forbruget af udenlandske og eksotiske forbrugsgoder, sådan at varer

---

[252]Jfr. Feldbæk: *Den lange fred* s. 296ff el. opslaget *"Den florissante handelsperiode"*.

som te, kaffe, sukker, bomuld og krydderier ikke længere var forbeholdt landets absolutte elite, men efterhånden indgik i den daglige husholdning for stadig flere af samfundets medlemmer[253].

Også med hensyn til kunst og finkultur skildres det sene 18. århundredes Danmark gerne som et samfund i opbrud og nyformning. Det er tiden for salonkulturen; i de litterære saloner dyrkede reformorienterede aristokrater og dele af det nye borgerskab nye strømninger i fransk, engelsk og tysk filosofi og litteratur, fra oplysningslitteratur til følsomme romaner. Også det naturlige var genstand for en ny opmærksomhed: hvad enten det kunne findes hos de vilde, børnene eller kvinderne[254]. Der var en ny smag for det landlige, en opdagelse af landskabets æstetiske værdi. Tiden dyrkede i det hele taget det følsomme; i de nye landskabelige haveanlæg – som blandt andet nogle af de nytilkomne, københavnske storkøbmænd stod bag – skulle romantisk naturlighed afløse de ældre havers klassiske symmetri og orden. Ikke at naturligheden skulle være helt selvgroet, tværtimod måtte den være nøje planlagt og plejet for at kunne fremkalde en spændvidde af følelser: forskellige dele af haven skulle tjene til at opvække skiftende stemninger hos den følsomme vandrer – en nøje tilrettelagt, og måske nærmest højst unaturlig natur. Det romantiske haveanlæg markerede opdagelsen af den landskabelig-æstetiske værdi i den natur, der omgiver byen, og haverne blev en vigtig del af en ny toneangivende befolkningsgruppes selvforståelses fysiske rammer. Det var dog ikke kun et nyt bevægelses- og sanserum, de landskabelige haver tilvejebragte; de havde også den funktion at forsyne de tidlige nationale landskabsmalere (Pauelsen, Juel m.fl.) med egnede prospekter. Kunsthistorikeren Chr. Elling[255] peger derfor på, at haverne også fik betydning for det almindeligt vedtagne billede af fædrelandets natur.

---

[253]Feldbæk: *Den lange fred*, jfr. også, for europæiske forhold, Braudel: *Les structures du quotidien* s. 220ff.

[254]Jfr. Povlsen & Sørensen: *Skønånden og den litterære salon* og Charlton: *New Images of the Natural*.

[255]Elling: *Den romantiske Have* s. 57.

'Den florissante handelsperiode' er tiden blevet kaldt, men det er ikke kun i økonomisk forstand, den synes at have blomstret. Den florissante tid var præget af optimisme. Oplysningstidens tro på menneskeslægtens evne til at forme sine livsvilkår og livsomstændigheder kulminerede i sammenfaldet med de gode konjunkturer. Inden for mange områder var det en tid, der tænkte i reformer – også hvad sundhed og sygdom angik. I denne periode reformeredes kirurgi- og jordemoderuddannelserne, fattig- og hospitalsvæsen fik tildels ny struktur (for dermed at kunne give bedre og mere effektiv hjælp, men også for at kunne forsyne lægeuddannelserne med klinisk materiale) og en distriktslægeordning blev etableret. Også med hensyn til forståelsen af menneskelivet og menneskekroppen var troen på fremskridt og fornuft levende. Livets længde var for oplysningens repræsentanter i første række et resultat af omgivelserne og af det enkelte menneskes mere eller mindre fornuftige handlinger.

En ny foruroligelse

Men samtidig med troen på forandring var der også en bekymring for dens følger. Tode og hans samtidige kolleger, ikke bare i Danmark, men i det meste af Europa, lader til at have følt sig oversvømmet af udenlandske varer: af teen, kaffen, krydderierne og chokoladen, af urter og frugter fra alverden. Der spores en generel foruroligelse. Ikke alene var det usikkert, hvordan de fremmede ting harmonerede med det hjemlige klima (man spurgte sig, om man mon kunne tåle de eksotiske fødevarer, som ikke var tilpasset vore breddegrader) – men man så også strømmene af importerede varer som et tegn på, at appetitten var ved at tage magten fra fornuft og anstændighed. Et mavens tyranni så ud til at være ved at vokse frem. Et moralsk problem, altså. Hertil kom det nationaløkonomiske argument, som også sundhedsoplysningen ikke sjældent fremførte: var det ikke udtryk for upatriotisk adfærd at konsumere fremmede varer, for derved mindskes jo statens rigdom. Tiden for forfægtelsen af merkantilistiske handelsbegunstigelser var endnu ikke løbet ud.

Selvom foruroligelsen var der, behøver vi nu ikke at overvurdere ændringerne. I sin appetitvækkende og sanselige bog om oplysningstidens livskunst hævder den italienske mentalitetshistoriker Piero Camporesi, at det 18. århundrede var århundredet, hvor masse-hedonismen holdt sit første indtog. Den savoir-vivre, som før kun havde været kendt og praktiseret af en elite, blev nu opnåelig for alle, der formåede at arbejde sig op og blive rige[256]. Tiden var, siger Camporesi, karakteriseret af en almindelig smag og begejstring for alt det nye, som handelsflåden hjembragte. Alt skulle nu helst være udenlandsk, eksotisk og fremmed, skriver han og mener, at det hjemmelavede eller indenlandsk producerede mistede sin tiltrækningskraft i disse år.

Når han fastslår dette, forveksler Camporesi dog holdninger med faktisk adfærd – eller hvad der kommer ud på ét – går ud fra, at de to ting stemmer overens. Rigtigt er det, at litteraturen – ikke mindst sundhedslitteraturen – er fuld af bekymrede udsagn om den nye tids nye varer. Men der er ingen grund til i dén grad at tage kritikken på ordet, som Camporesi gør. Kritikken af det eksotiske forbrugsmønster er ligeså meget en del af hele den bevægelse, som hans selvsamme bog beskriver: fra en smag hvad maden angår for det stærke, krydrede, tunge, stærktlugtende i retning af det lettere, det elegante, mod orden og mådehold. Skiftet fra det tunge italienske barokkøkken til det franske, lettere køkken var en afvisning af overdådigheden, af et massivt og monumentalt køkkens vilde praleri og en tilnærmelse til 'den gode smag' og dens afvisning af det, den holdt for at være vulgære fødevarer. Det pudsige er jo, hvad Camporesi ikke ser, at kritikken netop er udtryk for en påskønnelse af de indenlandske produkter. Netop det, at kritikken hævder, at landets egne produkter værdsættes for lidt, er jo tegn på, at de værdsættes. Bekymringen er nemlig ikke nogen direkte afspejling af den materielle virkelighed, men derimod en fortolkning af den. Tilsyneladende lever smagen for det nye og værdsættelsen af det hjemlige faktisk side om side.

Foruroligelsen var der imidlertid, og den føltes reel nok. For sundhedsoplyserne ser de nye varer ud til at kunne true både mave og

---

[256]Camporesi: *Exotic Brew* s. 24.

moral. Jeg har allerede tidligere citeret en af Todes reaktioner på samtidens forbrug af fremmede nydelsesmidler: "Enhver drikker nu Chokolade uden næsten at spørge en Læge, om den er sund eller ikke". Men jeg har ikke citeret fortsættelsen og forklaringen: "At en Chokolade med Vanille, eller med andre og mere hidsige Kryderier, er en hemmelig Forgift, som volder en Grad af Feber, og som giver, med en tilstødende Anledning, des vissere Betændelse, Udslæt og Skarphed i Blodet, det kan man nok begribe"[257]. Spørgsmålet om chokoladedrikkeriet er ingenlunde nogen ligegyldig detalje, bragt på banen af ærekære skribenter; det er for en forfatter som Tode dødsens alvor.

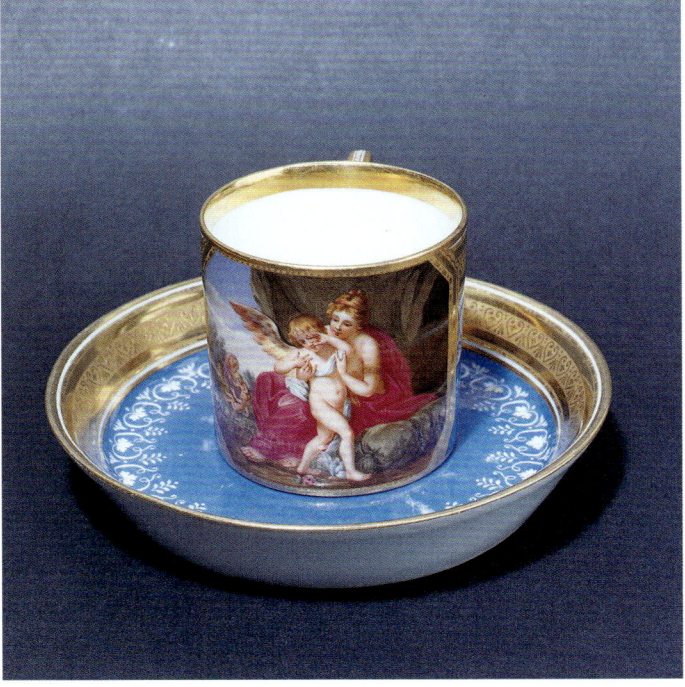

Blandt Todes mange abonnenter var også storkøbmanden Niels Ryberg, som har efterladt sig denne overordentlig smukke kop. Med de gode tider og det forøgede forbrug af kaffe, te og chokolade fulgte nemlig også en efterspørgsel efter porcellæn til formålet (Handels- og Søfartsmuseet på Kronborg).

---

[257] Tode: *Den Salernitanske Skoles Leveregler* s. 307-9.

De varme drikke var i det hele taget en yndet genstand for kritik. De virkede slappende og svækkende på kroppen samtidig med, at de var vanedannede. Det gjaldt også kaffen, som dog ikke alene svækkede, men også forårsagede urolighed, tungsindighed og ængstelse. Der var en fornemmelse af, at kaffen var en ny tids nye plage; den syntes at have erstattet øllet (den gamle, danske, patriotiske drik). Men kaffen indtog alligevel en underlig dobbeltrolle, for nok var kaffen fremmed og usund, men den var også, som nogle historikere har peget på, den nye borgerlige offentligheds ædruelige drik[258].

Fødevarerne og nydelsesmidlerne ansås for vigtige faktorer for helbredstilstanden – og der ofredes dem megen plads i sundhedslitteraturen. Og sundhedsproblemerne ved fødemidlerne skyldtes ikke mindst de tilstrømmende nye varer. Men det er også tydeligt, at der til den fysiologiske knyttede sig en samfundsrevsende betydning – kritikken af kosten bliver til en kritik af det udanske, overdådige levned i al almindelighed. Der er nu formentlig også andre grunde til den store vægt, maden fik i den populære sundhedslitteratur. Omtalen af de fremmede varer og deres rette tilberedningsmåde er måske nok så passende for et publikum med honnette ambitioner. Her får man anvisninger på den korrekte måde at forholde sig både med hensyn til spiseseddel, tilberedningsmåde og måden, hvorpå maden skal indtages. Dertil kommer, at sundhedsoplysningens underholdningsværdi ikke bliver mindre af de udmalende beskrivelser af serveringer og gæstebud, som man særligt finder dem hos Tode.

En florissant sundhedsoplysning

Underholdningen lægger Tode i det hele taget megen vægt på i sine skrifter. Nok er sundhedsoplysning dødelig alvor, men den skal også være fornøjelig. Hans blade indeholder masser af anekdoter og historier om kuriøse tildragelser, som dog ikke kun skal underholde, men også altid er led i Todes argumentation. Også *Sundhedstidende*s

---

[258]Se hertil Becher: *Geschichte des modernen Lebensstils* s. 77-84, Schivelbusch: *Paradiset*, Østergård: *Politikkens kulturhistorie* eller Camporesi: *Exotic Brew* s. 83.

brevkasse bliver udnyttet til underholdende nok så meget som til oplysende formål. Undervejs i de tre års *Sundhedstidende* 1778-81 opfinder Tode et helt persongalleri af spørgere, som kan stille de spørgsmål, han ønsker at give svar på, og giver dermed indirekte et skælmsk portræt af københavnerne. Persongalleriet består f.eks. af den lidt tungnemme Jacob Næmmeløs, som ikke fatter Todes spøgende hentydninger til kønslivet og derfor kræver en forklaring, den lidt mistroiske Povel Misocriticus, som tvivler på ægteskabets sundhedsværdi, den ukunstlede Caroline Sandfærd, som klager over den herskende, unaturlige mode, den bekymrede Knud Jernhue, som gerne vil have rede på æblegrødens betydning for sundheden, og den "halvfortrydelige Læserinde" Øllegaard Humlekiær, som besværer sig over københavnernes stigende forbrug af vin – formodentlig fordi det skader hendes egen forretning. Tode understreger underfundigheden, når han undskyldende og imod enhver logik daterer et par af brevene senere end de numre af *Sundhedstidende*, de optræder i.

Brevene giver Tode kærkomne lejligheder til satiriske udfald mod sin samtids københavnere, som når han opfinder den naive, simple, forfængelige og noget sludrevorne "Jomfru O.P.O.", som i sit temmelig ubehjælpsomme sprog, en noget uortodoks stavning og ikke uden at åbenbare sine honette ambitioner spørger[259]:

"HøyÆdle Og Høylærte HEr Professor!

Jeg Beder de Tager min dristighed Ilde op at Jeg Udbeder mig den godhed at de vil skrifve I deres Suneds Tiende et par Or Om deres Oprigtige mening Om det er Sandt folk Sier man faar aldrig Sin faarige fare Igien naar en er Blefven Inokileret [Inokuleret, dvs. indpodet med kopper] Jeg kan ikke negte Jeg kiender en vis person Som har ganske mistet Sin kulør efter Inokilasionen Omenskønt Somme Sier at hun har vaaren Ude paa amalien Borg Sien det skulle Giøre mig meget Undt Om Jeg skulle miste min fare Ti vær man Sier den er mangfoldig til min Avindtase Og Om Jeg Sæl skal Sie det

---

[259]Tode: *Sundhedstidende* s. 152.

den har Ofte Opvakt stor skalesi hos visse personer være det ville overmaade Sang Siblet for mig Om disse Bleifiser skulle faa røvangse over mig I vor vel det I Sig Sæl kan være det Samme ti det er ikke vær at dylle vad hele Byen veed at Tale Om at Jeg skal have Bryllop naar Jeg har staat til Konfermasion min Kæriste er saa parteret for mit ansigt saa det er forskrækkeligen Og vil akselut jeg skal lade mig inokilere vilket Jeg dog ikke Tør vove førin de Sier mig en Slags akseranse at jeg beholder min fare hver saa God Og fabricer mig med et Svar i deres Suneds Tiende da Jeg bestandig forblifver deres beredvillige Tienerinde
O.P.O."

Hvis jomfru O.P.O. er billede på københavnerne flest, så står det klart, at de lader skinnet (og skindet) gå forud for den egentlige sundhed; at de er mere optagede af den ydre form end af den indre substans, og at deres honette ambitioner ikke kan fortrænge deres mangel på sand kultur. Hun er dog næppe et billede af, hvordan Tode forestillede sig sine læsere, for som jeg senere vil vise, regner han dem for langt mere kultiverede -og måske også mere florissante.

Der er ingen tvivl om, at sundheden i Todes sundhedsoplysning i første række er et individuelt problem. Det er den individuelle, private levevis, der er forudsætningen for sundheden, og kun yderst sjældent omtaler han de samfundsbestemte, ydre levevilkår – selvom der kan spores en bevægelse i retning af en større opmærksomhed mod disse ting i 1780'erne og 1790'erne. Tode tager for givet, at hans publikum har en dispositionsfrihed – at den enkelte har mulighed for at organisere sit liv efter eget ønske og egen vilje – og at alle har de materielle ressourcer til at udfolde deres livskunst. De tiltalte her er de velbjærgede af borger- og adelstand. Kun enkelte steder berører Tode de samfundsmæssige hindringer for sundheden, f.eks. de syge fattige; et problem, som han i øvrigt karakteristisk nok opfordrer sine læsere til at løse gennem privat velgørenhed. Ganske vist roses den tyske læge J.P. Franks *System einer vollständigen medicinischen Policey* som en ypperlig bog, men i Todes eget sundhedsoplysende virke har den offentlige forvaltning af sundheden ikke megen plads. Når f.eks.

"Kiøbenhavn fremturer i sit diætetiske Onde"[260] med alvorlige sygdomme til følge, så er det byens *enkeltpersoner*, der ikke ret overholder naturens og sundhedens regler: "Gigt og andre Sygdomme, kummerlige Alderdoms Svagheder i de bedste Aar, Ufrugtbarhed eller usle sygelige Børn; ere nu vore unge Folkes glade Udsigter: og disse Udsigter ere deres eget Arbeide"[261]. Hos Tode er sygdom og sundhed folks eget ansvar og først og fremmest bestemt af deres egen indsats.

Et portræt af Todes læsere

Den helt overvejende del af Todes forskellige skrifter har som nævnt et meget klart sigte mod en dannet læserskare; det gælder f.eks. de mange forskellige blade og tidsskrifter, han udgav i de sidste tre årtier af det 18. århundrede. Og det er måske ikke så sært, for skulle Tode gøre sig forhåbninger om at kunne leve af sine skriverier, måtte han nødvendigvis rette dem mod et publikum, der kunne efterspørge dem. Sundhedsoplysningen forudsatte folk af en vis formuenhed, men mere end det; den forudsatte også eksistensen af læsende folk, der var villige til at omfortolke deres krop og sundhed og måske tilbøjelige til at regulere deres liv i overensstemmelse med sundhedens krav.

Tode gør sig implicit nogle forestillinger om sine læsere i sine skrifter. Eftersom de er fyldt med udenlandske citater, regner Tode tilsyneladende sine læsere for i al fald tysk-, fransk- og latin- og måske også engelskkyndige. For at de kunne fatte meningen i de mange henvisninger til f.eks. græsk mytologi, må han også have forestillet sig, at læserne var i besiddelse af en vis klassisk dannelse. Men det har næppe heller været noget problem at finde læsere med sådanne kvalifikationer; aristokratiet og det højere borgerskab kunne fransk – ofte var det det sprog, breve blev skrevet på. Tysk var også almindeligt, ikke mindst selvfølgelig i kraft af de mange tysksprogede, indvandrede handelsfolk og embedsmænd, som udgjorde en ikke ringe del af Københavns befolkning, og som en tid lang udgjorde en stor del af det

---

[260] Tode: *Sundhedstidende* s. 257.
[261] Tode: *Nye Sundhedstidende* s. 6.

toneangivende og magthavende lag. Lærde mænd kunne desuden latin og græsk, kvinderne beherskede ofte engelsk, italiensk og spansk[262]. Så det har formodentlig ikke voldt de veluddannede dele af Todes publikum nogen problemer at følge med i de nok populariserende, men alligevel lærde og kosmopolitisk orienterede sundhedstidender og -blade.

Det er tydeligt, at Tode oftest forestiller sig, at læseren er en mand. Han henvender sig ganske vist også ind imellem til kvinderne, men gør så udtrykkeligt opmærksom på det med vendinger som: "Noget for de (halv)smukke", "vores yndige mandinder" osv. Af Todes forskellige udsagn fremgår det også, at læseren formodes at leve under bestemte ydre omstændigheder. Det billede af læseren, der fremstilles i Todes sundhedsoplysende blade, er billedet af en borger, travlt beskæftiget med forretninger, "hovedarbejde" eller studeringer; "De fleste Mænd føre en stille siddende Levemaade"[263] – et signalement, som ellers kan forekomme mere rammende for det sene 20. århundredes læsere end for Todes. De praktiske gøremål: kakkelovnsfyring, madlavning og børnepasning m.m., varetages nemlig af tyendet, som disse sundhedsråd ikke gælder. Som tidligere nævnt blev menneskenes livsgerninger og livsomstændigheder opfattet som så forskellige i det 18. århundrede, at man ikke kunne generalisere sundhedens betingelser på tværs af standsforskellene. Selvom tyendet derfor havde kunnet efterspørge skrifterne, ville de ikke have kunnet bruge sundhedsrådene. Det menneske, sundhedsoplysningen henvender sig til i denne periode, er altid et menneske i en bestemt livssituation. "Der findes ingen klasse-*u*specifikke kroppe" i periodens medicin med dens helhedssyn og 'økologiske' sygdomsforståelse, har medicinhistorikeren Göckenjan sagt[264]. Kroppene er forskellige og har forskellige sygdomme efter deres livsomstændigheder – og man kan derfor ikke skabe en generel sundhedsoplysning.

For Todes læsere indskrænker det legemlige arbejde sig tilsyneladende til spadsering i byens gader eller dens mere landlige omgivelser og

---

[262]Povlsen: *Salonkulturen* og *Salon à la Coppet*.
[263]Tode: *Sundhedstidende* s. 334.
[264]Göckenjan: *Kurieren* s. 187 (min overs.).

til fordøjelsen af al den føde, som "det ædekiære Kiøbenhavn" fortærer.

Læseren – og med hensyn til tøjmoden især læserinden – er (i hvert fald potentielt) offer for modens franske, før-revolutionære luner: flagrende plumager, høje hæle, monstrøse hårvalke og parykker, hvad der får Tode til at mene, at København langt mere tager sig af de ydre, kunstige end de indre ægte og naturlige kvaliteter. Men det er ikke kun med hensyn til klædedragten, læserne omgiver sig med ikke så lidt luksus og overdådighed. Todes gennemgang af de diætetiske og medicinske sider af fødevarerne fremstår som et helt katalog over gastronomien: agurker, andekød, asparges, butterdej, harer, kramsfugle, rejer og østers udgør bare en lille del af de fødevarer, der omtales, og opskrifterne er fyldt med en mængde fødevarer fra alverden, som det kosmopolitiske København forbruger med den største selvfølgelighed: lybske tvebakker, bayonneskinker, spanske ansjoser, parmesanost, postejer fra Périgord, Bilbao kastanjer, chesterost og kinesisk soja, nedsvælget med fransk vin, engelsk porter eller siciliansk syracuser. Det er i kontrast til den overflod, han ser i dette, at Tode kan længes tilbage til den tid, hvor det tarvelige måltids tre retter endnu kunne slå til ved et hæderligt gæstebud.

Når det gælder tidsfordriv og forlystelser, er det ved siden af spadseringen i Københavns ildelugtende gader især komedierne, ballerne og skovturene til Dyrehaven og disses betydning for sundheden, Tode opholder sig ved. Men undervejs får han forklaret, hvad der er spadsereturens ideelle omgivelser, som bemærkelsesværdigt nok ganske svarer til idealet for den nye, romantiske havekunst. Man bør for sin sundheds skyld spadsere i skyggefulde skove, over blomstrende enge, kunstløse haver med yndige udsigter og idelige afvekslinger, på jævnttrådte stier[265]. Beskrivelsen stemmer meget godt overens med, hvad man kunne opleve i storkøbmændenes nye landskabelige haver i byens landlige omgivelser med deres stadig nye udsigter og skiftende stemninger. Og sundhedens krav passer med havens intentioner: "Langsom og mageligen bør man gaae frem, og fra Sted til Sted hvile

---

[265] Tode: *Sundhedstidende* s. 191-2.

sig; thi ellers trætter man Legemet uden at gavne det"[266]. I den romantiske have er det nemlig meningen, at man skal vandre og dvæle.

Følger man denne portrættering af læseren med hensyn til arbejde, klæder, føde og forlystelser, er det tydeligt, at Tode regnede med at have sine læsere blandt folk, der var hævet over den umiddelbare, materielle nødvendighed. Men det var vel også betingelsen for, at de i kraft af viljesbestemte handlinger kunne tilrettelægge deres liv i overensstemmelse med lægernes sundhedskrav.

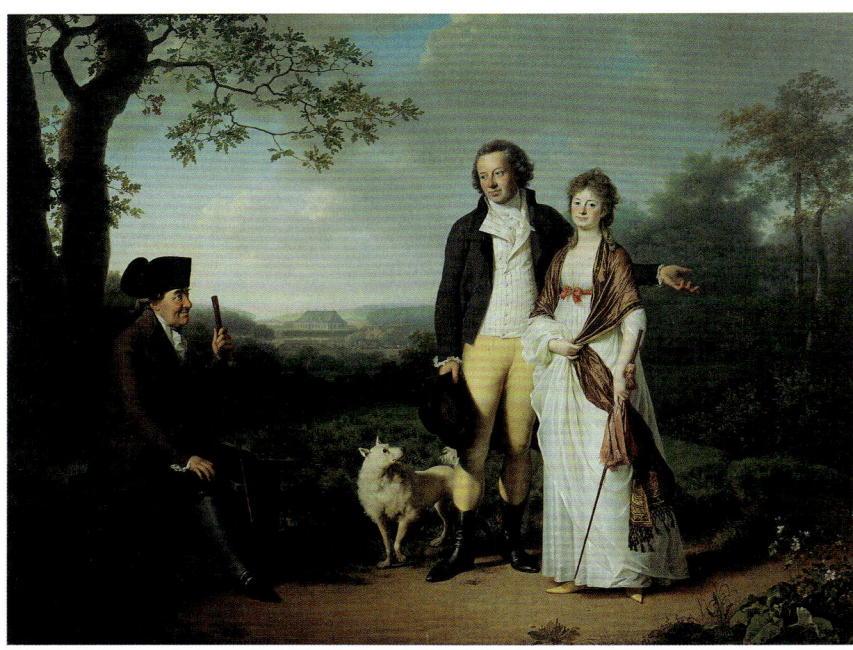

I 1797 lod storkøbmanden Niels Ryberg sig male af Jens Juel med sin søn og svigerdatter i parken ved sin fynske herregård Frederiksgave (nu Hagenskov Slot). Her var landskabelige omgivelser, som ganske godt kunne svare både til den romantiske havekunsts fordringer til afvekslende stemningsfuldhed og til Todes udsagn om spadsereturens ideelle scene. Jens Juel: Det Rybergske Familiebillede (Statens Museum for Kunst, fot.: Hans Petersen).

---

[266]Samme s. 192.

Sundhedens efterspørgere

Det tiltænkte publikum svarer ikke nødvendigvis overens med det publikum, der faktisk efterspurgte skrifterne. Medicinhistorikeren Roy Porter har set nærmere på nogle 1700-talsbøger med gode råd om sex og har konstateret, at selvom de ser ud til at have skullet fungere i et absolut overklassemiljø, så tyder de mange genudgivelser på, at publikummet var langt bredere[267]. Der er ikke noget nødvendigt sammenfald mellem det portræt, teksten tegner af læseren, og de faktiske forbrugere.

I tilfældet med Todes tidsskrifter kan vi faktisk få mere at vide om, hvem efterspørgerne til skrifterne var. Ganske vist er abonnenter og læsere ikke det samme: man kan abonnere uden at læse, og man kan læse uden at abonnere (man må nemlig regne med, at der var flere læsere til hvert eksemplar[268]). En helt anden ting er, at vi heller ikke skal slutte fra, at folk læste skrifterne, til at de faktisk lagde deres liv til rette efter deres råd. Der kan nemlig være mange andre grunde til at læse; man kan blive underholdt og se sin samtid blive revset – tiden yndede satiren som form. Sundhedsråd er heller ikke i sig selv nødvendigvis i første række beregnet til at blive fulgt, men måske til at give indhold og forklaring; en livsfortolkning.

Et blad som *Sundhedstidende* kunne man kun købe i abonnement, og foran i hver af de tre årgange er der trykt lister over abonnenterne – for de flestes vedkommende med angivelse af titel. Tode havde omkring 500 abonnenter på *Sundhedstidende* – for den tid et ganske betydeligt antal – og blandt dem har Tode med stolthed noteret mange navne blandt landets fornemmeste: kongehusets betydeligste medlemmer, men også magtfulde mænd som A.G. Moltke, statssekretær Ove Høgh Guldberg, statsminister A. P. Bernstorff og personligheder som de tre lærde Suhm, Bolle Luxdorff og Zoëga. Også flere af samtidens store florissante købmænd findes i listerne; her figurerer folk som Niels Lunde Reiersen, Niels Ryberg, Peter Tutein, Gustmeyer, Black.

---

[267] Porter: *"The Secrets of Generation Display'd"*.
[268] I en artikel om pressen og den offentlige mening i det 18. århundredes Danmark-Norge har historikeren Thorkild Kjærgaard gættet på, at det drejer sig om 10 gange så mange læsere som abbonenter (*The Rise of Press*).

Den medicinske profession er også repræsenteret med samtidens mest fremtrædende folk: professorerne Callisen, P.C. Abildgaard, Frankenau og Saxtorff, livlæge von Berger osv. Ikke underligt udgør læger, kirurger, apotekere og studenter en tredjedel af abonnenterne – de må jo formodes at have haft en vis professionel interesse i emnet. Sammenligner man med befolkningen som helhed[269] viser det sig, at både civile og gejstlige embedsmænd er stærkt overrepræsenterede i forhold til både Københavns og landets befolkning som helhed – der er næsten seks gange så mange, som man kunne have forventet. Omvendt er der meget få militære i forhold til deres andel af Københavns indbyggere som helhed, endnu færre håndværkere og tilsyneladende slet ingen tjenestefolk eller daglejere, selvom disse ifølge folketællingen udgjorde en femtedel af Københavns indbyggere i 1787.

Det var altså hovedsageligt blandt hoffet og centraladministrationens lærde samt inden for medicinen og beslægtede fag, Tode havde sine læsere, selvom også en hel del større handlende og grosserere var blandt dem. Abonnenterne var for de allerflestes vedkommende københavnere – men det er formodentlig nok så meget et resultat af den sociale fordeling; det var simpelt hen her, størstedelen af det dannede publikum var. De forholdsvis få provinslæsere var særligt præster og et lille antal læger (såvel medicinere som kirurger).

Det er for resten nogenlunde samme resultater, Francisca Loetz er kommet til i sin undersøgelse af abonnenterne på den tyske originaludgave af Unzers *Der Arzt* næsten 20 år tidligere[270]. Hun er nået frem til, at abonnenterne især er embedsmænd, gejstlige og medicinere/ kirurger. Hun finder ingen repræsentanter for samfundets lavere lag: håndværkersvende, tjenestefolk osv. Sjovt nok viser det sig ved en gennemgang af den danske udgave af Unzers *Lægen*, at op mod en femtedel af de danske abonnenter på de første bind af denne mere end ti år senere tegnede subskription på Todes *Sundhedstidende*[271].

---

[269] Her er Johansen: *Dansk socialhistorie* s. 147 taget til hjælp. Hans opgivelser baserer sig på folketællingen 1787. Til opgørelserne over Todes abbonenter har jeg benyttet mig dels af Todes egne angivelser af titel, dels, hvor disse mangler, primært af *Dansk Biografisk Leksikon* til at identificere dem.

[270] Loetz: *Leserbriefe als Medium ärztlicher Aufklärungs-bemühungen*.

[271] Jfr. subskribtionslisterne i hhv. Unzer: *Lægen* bd. 1 og Tode: *Sundhedstidende*.

Når disse lister overhovedet er blevet trykt med i et blad som *Sundhedstidende*, hænger det formodentlig sammen med, at de med deres mange navne på samfundets øverste og mest velanskrevne personligheder kunne tjene til at give autoritet til Todes udsagn. At så fine og lærde folk udgjorde så stor en del af læserne, måtte jo borge for kvaliteten. I den første årgang er Tode da også stolt af at kunne konstatere, at "det er de mest oplyste som finde mest Fornøielse i at læse disse Blade"[272], og når han er det, har det vel at gøre med, at det bliver et tegn på skrifternes oplysthed. Måske har det samtidig bekommet abonnenterne vel at få lejlighed til at fremstå som oplysningssindede, fremskridtsvenlige personer, som interesseret kunne følge den proces, hvor krop og sundhed blev gjort til mål for en ny værdsættelse og italesættelse.

Tode selv lægger i sine blade ikke skjul på, at han foretrækker at skrive for læsere af den dannede klasse. I fortalen til en af årgangene af *Sundhedstidende* skriver han:

"Iblant hans [forfatterens, dvs. Todes] Abonnenter ere de, hvis Navne den der attraaer den Ære at skrive for en Nation, heller bør tegne, end heele Hundredes af den store Hob. Almuens Røst er ikke Folkets Røst, naar det gielder om at bedømme Skrifters Værdie og Skribenters Fortjeneste"[273].

Almuen er ikke eftertragtelsesværdig som læsere for Tode trods dens indlysende mangel på oplysning; en mangel, som man ellers kunne tro nærmest råbte på oplysende skrifter. Det har at gøre med, at almuen ikke véd, hvad der er bedst for almenvellet – for landet som helhed. Almuen mangler nemlig dannelse og oplysning og er derfor tilsyneladende ikke i stand til at hæve sig over sin fordomsfuldhed og sit snæversyn. Almuen reagerer i flok; "...roser en Ting fordi den roses", kun "kyndige Mænd" er i stand til at dømme for sig selv[274]. Kun de kan tilsyneladende optræde som selvstændige subjekter og er dermed

---

[272]Tode: Sundhedstidende s. 24.
[273]Samme s. 295.
[274]Samme s. 298.

værdige objekter for populærmedicinsk formidling – i øvrigt ganske parallelt til den samtidige debat om samfundets rette indretning, som i almindelighed ikke gik på, at folket som helhed skulle have magt, men at der skulle en offentlig mening (bestående af dannede folk) til for at kontrollere, at fyrsten faktisk havde det almindelige bedste som mål. På den vis skulle 'almenviljen' løbende godkende monarkens beslutninger. Denne teori om den 'opinionsstyrede enevælde', som netop er kendetegnende for den sidste del af det 18. århundrede[275], indebærer, at der skabes et rum for debat – gennem periodiske skrifter, foreninger m.v. – hvori de oplyste kan ytre sig til alles bedste.

Men hvis Todes publikum er oplyste folk, hvad nytte har da et blad som *Sundhedstidende*? Er læserne ikke allerede oplyste nok? Formålet er, skriver han, i kort form at give læserne viden svarende til indholdet af mangfoldige bøger og tidsskrifter, og det på et sprog uden medicinske fagudtryk. Tilmed giver *Sundhedstidende* læsere bosat langt fra hovedstaden og uden for "Litteraturens Cirkulation" (hvormed Tode formentlig mener læseselskaber, biblioteker og klubber) mulighed for at holde sig ajour. Men den vigtigste grund, og den, hvorpå de andre formål hviler, må være, at de oplyste befolkningslag trods alt endnu ikke er oplyste nok. Den almindelige livsførelse blandt disse viser kun alt for tydeligt, hvor nødvendig oplysningen er for at få livet tilrettelagt efter sundhedens forskrifter.

Når Tode i sine *tidsskrifter* ikke beskæftiger sig med almuen – eller højst fremhæver den som sundt modbillede på det usunde byliv – er det næppe af mangel på interesse. Snarere er det for det første, fordi sådanne skrifter på grund af uligheden i livsbetingelserne og livsformen ikke kan henvende sig til flere samfundsgrupper. De artsforskellige, "klasse-specifikke kroppe" lader sig ikke forene som mål for samme sundhedsråd. For det andet har det vel at gøre med, at det ikke er muligt at leve af at skrive til en almue, som ikke efterspørger skrifterne, og endelig fordi det især er i byen, det usunde koncentreres.

Men det var nu heller ikke alle medlemmer af de velhavende klasser, Tode søgte som læsere. I al fald peger han enkelte steder i sine skrifter

---

[275]Jfr. Seip: *Teorien om det opinionsstyrte enevelde*.

på, at "de Store" – det vil vel sige (de konservative dele af) adelen – i den grad har lagt deres liv til rette efter etiketten, at det er uforeneligt med sundhedens fordringer. Han regner ikke med, at de vil være tilbøjelige til at ændre i livsførelsen – det vil ikke være foreneligt med deres høje status og traditionsbestemte levevis. Det er "Middelstanden", Tode vil have i tale; "de Store" er allerede tabt for sundheden i deres overdådige, kunstlede livsførelse[276]. Over for det adelige vellevned og de aristokratiske aner og arv skal sættes et borgerligt, simpelt liv, hvor et af tegnene på status bliver den sundhed, individet selv har skabt sig. Egenindsatsen skal træde i stedet for nedarvede privilegier – og det nedarvede forfald.

Denne afstandtagen til en adelig levevis influerer dog hverken på den tillid, Tode og andre borgerligt sindede havde til kongen/kronprinsen, eller på forbrødringen med den reformivrige del af adelen. Tode var altid kongetro – som det danske borgerskab i almindelighed var det. Borgerskabet var nok kritisk over for adelsprivilegierne, men ikke modstander af enevælden. Tode roser ofte kronprinsen for hans styre og kan (ligesom så mange andre af hans samtidige, læger som ikke-læger) uden problemer tilegne ham *Sundhedstidende* og smykke sig med højtstående adelige læsere. Ligesom på så mange andre felter mødtes det nye borgerskab og den reformvenlige adel i det sene 18. århundrede i ønsket om reformer og fremskridt. Det var de to grupper, der var tilbøjelige til at tage tanken om sundheden til sig – og måske oven i købet legemliggøre den. Når det kommer til stykket, var det måske heller ikke adelen, der blev opfattet som den værste synder mod sundheden, for den havde vænnet sig til at leve efter etiketten (vanen kan i oplysningstiden gøre meget). Det rigtigt farlige var derfor snarere det nyrige borgerskabs ekstravagante forbrug.

Sundhedsoplysning: det ideelle selvportræt

Tode regnede som nævnt med at have sine læsere blandt Københavns dannede befolkning, og det havde han, som vi har set, formentlig også.

---

[276]*Sundhedstidende* s. 162.

I en ofte citeret artikel har den amerikanske videnskabshistoriker William Coleman[277] forsøgt at forklare, hvorfor diætetikkens lære om de seks ikke-naturlige ting kunne blive så populær, som den blev i det 18. århundredes Frankrig. Selvom ordet 'populær' er det, Coleman bruger, er det på sin vis misvisende at bruge det i denne sammenhæng. For der er ingen grund til at mene, at læren om de ikke-naturlige ting var særlig udbredt i de mere folkelige lag. Tværtimod: Coleman peger netop selv på, at det var en ny økonomisk og social elite, som med glæde tog diætetikkens lære til sig; en ny elite, som havde overtaget den intellektuelle førerstilling, og som aspirerede til den politiske ledelse af Frankrig. Den popularitet, læren om de seks ikke-naturlige ting fik blandt disse, siger Coleman, kom sig af, at den passede til den sociale virkelighed på dette tidspunkt. Det var resultatet af, at en gammel medicinsk teori mødte et særligt publikum, som både økonomisk og ideologisk var vel skikket til at modtage den. Læren om de seks ikke-naturlige ting byggede på en forestilling om mennesket som en del af naturen – mennesket som et rationelt dyr, og det faldt fint i tråd med oplysningstidens rationalisme. Mennesket skulle mestre naturen ved at leve i harmoni med dens love. Læren om de seks ikke-naturlige ting indebar, at lægen skulle tage sig af de modnaturlige ting, men individet selv tage sig af de ikke-naturlige, og det ser Coleman som en understregning af lægmandens uddannelsesmuligheder – individets evne til at tage hånd om sin egen sundhed. Sundhedskravene varierede fra legeme til legeme, og derfor blev enhver såvel redskab som subjekt for sin egen eksperimentering. Det var denne frihedsvision og radikale individualisme, der var med til gøre læren om de ikke-naturlige ting så populær blandt de oplyste.

I Danmark ser det ud til, at sundhedsoplysningen her i det sene 18. århundrede virkede tiltrækkende på dem, som berørtes af tidens omvæltninger af økonomisk, social og kulturel karakter. Den blev et middel i selvopdragelsen af en ny toneangivende samfundsklasse.

Den ideologi, det verdensbillede, der kommer til udtryk i Todes sundhedsoplysning, stemmer overens med det fremvoksende borger-

---

[277]Coleman: *Health and Hygiene*.

skabs. Medicinhistorikeren Göckenjan formulerer det i kort begreb, når han i en omtale af det sene 18. århundredes sundhedsoplysning siger, at den "frembyder det ideelle selvportræt af borgeren. Som autonom, selvregulerende instans behersker han i kraft af sin fornuft sine ressourcer og disponerer på grundlag af sit kendskab til livets naturlove..."[278]. Det er også Göckenjan, der i en sammenfatning kalder sundhedsbegrebet i oplysningstiden for et socialt afgrænsningsbegreb over for den aristokratiske overdådighed på den ene side og underklassens nydelsessyge og økonomisk uansvarlige levevis på den anden. Sundhed bliver, også hos Tode, til et indirekte tegn på borgersind og borgerlige dyder i en distancering til samfundets andre grupper. Som modpol til standssamfundets uforanderlige verdensorden bygget på tradition og blodsbånd kommer det nu i det tidligt-moderne samfund til at dreje sig om individets egne kræfter og en sundhed, som skal være resultatet af en mådeholdende og selvdisciplinerende livsførelse.

---

[278]Göckenjan: *Kurieren* s. 79 (min overs.).

To blik på byens natur
H. Callisen og J.C. Tode om København, dens farer og sygdomme

Den fred, som Tode mente, nok var en velsignelse, men som samtidig havde gjort danskerne til sybaritter, kom han aldrig selv til at opleve enden på. Tode døde i 1806; i 1807 blev Danmark med Københavns bombardement blandet ind i Napoleonskrigene, og den florissante tid var ovre. Samme år udkom første bind af et tobindsværk forfattet af en af Todes samtidige kolleger: Henrich Callisens *Physisk Medizinske Betragtninger over Kiøbenhavn*. I det følgende vil jeg se på dette værk som et udtryk for en ændring i interessen for sundheden og billedet af byens unatur.

Henrich Callisen, der var født i Holsten i 1740 – et par år efter Tode – var ligesom han uddannet som både kirurg (i 1764) og mediciner (i 1767 – et par år før Tode). Han gjorde karriere, blev professor og generaldirektør for det kirurgiske akademi, som uddannede kirurger. Callisen var tillige indehaver af en lang række tillidshverv inden for den offentlige sundhedspleje og varetog som den første i Danmark undervisningen i medicinsk politi – dvs. videnskaben om, hvordan samfundet bedst forvaltes i medicinsk henseende: hvordan staten kan regulere sundhedsforholdene[279]. Under sin studierejse opholdt Tode sig en tid i Paris og boede da sammen med Callisen. De var altså godt kendt med hinanden, og Callisen var interessant nok fra første færd abonnent på Todes *Sundhedstidende*.

Callisens Københavns-beskrivelse indledes med nogle almene betragtninger over menneskelivet og betingelserne for sundheden, som har skikkelse af en slags opstilling af nogle almene naturlove for sundheden, men derefter er hans bog skåret over den almindelige læst

---

[279]'Politi' har altså i denne sammenhæng mindre med politi i ordets nutidige betydning end med 'politik' at gøre: det rette styre.

for den medicinsk-topografiske tradition, sådan som man finder den især i de tysksprogede lande i det sene 18. og tidlige 19. århundrede[280]. Målet med de medicinske topografier var at sætte de ydre livsbetingelser (af geografisk og klimatisk art) og indbyggernes karakter og levevis (erhverv, skikke osv.) i forbindelse med sygdomsmønstret for på den måde at nå frem til en forståelse af, hvad i kulturen og naturen der kunne betinge sundhed og sygdom på det pågældende sted.

Callisen gør først rede for Københavns geografiske placering, for dens omgivelser, jordbund, husenes byggemåde, gader og porte. Derefter ser han nøjere på folketallet og klimaet og beskriver så københavnerne, deres karakteregenskaber, legemsbygning, skikke og erhverv. Dermed skulle egentlig det første bind være slut, men så indtraf den hændelse, som skulle gøre staden til "een af de ulykkeligste blandt Europas store Stæder": bombardementet, og Callisen føjede så et tillæg til om de skadelige virkninger af dét.

Andet bind indeholder en redegørelse for, hvilke offentlige foranstaltninger der er gjort for at beskytte liv og helbred i byen: karantænebestemmelser, koppeindpodning, osv. Der er et afsnit om, hvordan børneopdragelsen burde finde sted, og hvordan det faktisk sker – ikke mindst hvad angår spædbørnene. Den indeholder også et afsnit om fattigforsorgen og om tilrettelæggelsen af sundhedsvæsnet i København. Bogen slutter med en redegørelse for, hvilke sygdomme der er de almindeligste blandt københavnerne, hvorfor de er det, og for dødeligheden og dødsårsagerne.

Callisens bog har et dobbelt formål. For det første et videnskabeligt og politisk. Det er hans intention at få nøjere kendskab til sundhedens betingelser og deraf udlede nogle af dens almene naturlove. Det gør han ved at iagttage levevilkår og levevis på den ene side, og de herskende sygdomme og dødsårsager på den anden side – og disse to forholds samvarians over tid. Af et sådant studie af sammenhænge regner han med at kunne finde frem til, hvad der kan gøres for at fremme sundheden og imødegå de skadelige virkninger, der kan komme af forskellige typer af levevis og levevilkår. Undervejs i værket

---

[280]Jfr. Mellemgaard: *Distriktslægen og læsøboerne*.

kommer han da også med helt konkrete forslag til, hvad der kan gøres for særlig udsatte grupper.

For det andet et alment oplysende; det er Callisens erklærede mål at bidrage til oplysning og viden om sundhed blandt københavnerne. De skal bringes til bedre at forstå de mange fjender af sundhed og liv "som daglig omgive os" – for Callisens verden er, ligesom Todes, en farlig verden. Den medicinske topografi er derfor også rettet mod folk for at "henlede deres Opmærksomhed paa de mange Gienstande, som kunde bidrage til at giøre dem til sunde og stærke, gode og lykkelige Borgere"[281].

Det, jeg her vil fokusere på, er Callisens vurdering af København og københavnerne i sundhedsmæssig henseende og hans almene syn på storbyens natur. De to forskellige blik på byen, som Callisen og Tode hver især repræsenterer, får forskellige sundhedsproblemer frem i lyset – og dermed forskellige løsningsforslag. Sammenligningen mellem de to belyser dermed en meget væsentlig forskydning i sundhedsinteressen i løbet af årene omkring år 1800.

Den farlige by

Emnet for Callisens Københavns-beskrivelse er ikke mindst beskrivelsen af storbyens væsen i almindelighed, dens sædvanlige sundhedsfarer, dens relation til menneskenaturen, dens fordele og ulemper. At de store byer samler en mængde mennesker, afstedkommer i Callisens øjne en række fordele for indbyggerne, for byen selv såvel som for landet som helhed. Indbyggernes mange forskelligartede evner og kundskaber supplerer hinanden, og sådan opstår muligheden for kultur, kunst og videnskab. Arbejdsdelingen mellem de forskellige grupper skaber altså en anden type organisk hele end uden denne. I byen virker de forskellige befolkningsgrupper sammen til egen og fælles bedste ved at frembringe ting og viden, som de ikke kunne have frembragt som isolerede individer, og i byen "ligesom afslibes det raae i Menneskets udvortes Adfærd, og modtages en behagelig Fiinhed og

---

[281]Callisen: *Physisk Medizinske Betragtninger* bd I: vi og II: xii.

Anstand"[282]. I byen akkumuleres kultur, viden og videnskab, og det betyder også, at det er her, der kan findes læger og lægemidler til at afværge sygdom. Koncentrationen af mennesker på et begrænset sted muliggør altså udviklingen af et større og mere fuldkomment hele end de enkelte individer hver for sig.

Men den større koncentration, som er kulturens og vidensakkumulationens forudsætning, er på samme tid en trussel mod indbyggernes fysiske sundhed. Både drikkevand og næringsmidler vil ifølge Callisen i almindelighed være mindre gode og rene og uforfalskede i byer end på landet, og særlig gælder det, at sammenhobningen af dyr og mennesker i byerne forurener luften. Iltindholdet i luften formindskes, kultveiltemængden øges og gør dermed luften mindre skikket for mennesker og dyr at indånde, samtidig med at den også fyldes med andre skadelige gasarter udsondret af dyr og mennesker eller frembragt ved fremstillingen af allehånde varer[283]. I så henseende er København nu heldigere stillet end andre store byer. Den er faktisk ikke så usund, som den i kraft af sin by-natur kunne være. København er så heldig at have sunde omgivelser, bl.a. de "yndige Skove" i nærheden[284], et ikke usundt klima og en rimelig bebyggelsesstruktur, og københavnerne har bevaret deres smag for landlivet; så snart det bliver søndag strømmer de alle sammen ud af byen: til skovene, Dyrehaven og de omgivende, dejlige landsteder: Charlottenlund, Sorgenfri, Frederiksdal, Enrum, Dronninggård, Søllerød.

Byen har altså i sig selv nogle umiddelbare, fysiske skadevirkninger: uren luft og vand og urene næringsmidler. Men ligesom hos periodens andre sundhedsoplysere mener Callisen, at der knytter sig sundhedsfarer til byen, som mere har at gøre med det særlige liv, der leves i den. Byen betyder nemlig som nævnt en koncentration af mennesker og dyr, viden og kultur, uddunstninger og affald, men også af forfængelighed, overdådighed, umådeholdenhed, vellyst og usædelighed. På landet, skriver Callisen, "i nogen Afstand fra store Stæder" lever endnu "det naturlige, ufordærvede Menneske", som er godmodigt, redeligt,

---

[282]Samme bd. I: 30.
[283]Samme bd I: 32, 139.
[284]Samme bd. I: 73.

sanddru, gæstfrit, arbejdsomt, velgørende og sædeligt. Det lever af landets egne produkter og derfor i en nøjsom, sund tarvelighed. I byen, derimod, trives egennytten, umådeholdet, usandheden og vellysten[285].

Alt i alt må Callisen om byerne sige, at "det physiske og moralske Onde, som hviler over Menneskeslægten, nødvendig maae være større i alle folkerige Steder, at der findes mindre Kraft og Styrke, mindre Tilfredshed og Lykke, skrøbeligere Helbred, flere Sygdomme og større Dødelighed". Af den grund, hævder Callisen, kan man også som hovedregel regne med, at et land er usundere, desto større andel af dets befolkning, der lever i store byer[286].

Legemligt har københavnerne da heller ikke meget at bryste sig af. De er kun mådelige af vækst og ikke særlig stærke. De har ikke noget sundt udseende; de er blege, og deres "Legeme noget fyldigt, skiøndt de sieldent have Anlæg til at blive meget feede", og de er åbenbart noget skrantende. Typisk nok er de eneste i København, der ser sunde ud, unge mænd og piger, som netop er kommet ind fra landet![287]

Hvad deres sinds karakter angår, så er københavnerne godmodige, flegmatiske, godgørende, patriotiske, men også snobbede for det udenlandske. De foretrækker altid det fremmede for det danske, og det sætter sit præg på københavnernes levevis, måske allermest tydeligt hvad angår klædedragten, som i hvert fald for de yngres vedkommende er dikteret af engelsk og fransk mode. De sammenblander med blaserthed "heterogene og stridende" fødevarer i en forfinet koge-kunst, "blot for at kildre vor Tunge og Gane"[288]. Appetitten stammer nemlig ikke længere naturligt fra legemligt arbejde, men skal oprethol-des ved kunstige midler: krydderier og den bestandige vekslen af nye, eksotiske fødevarer.

Denne higen efter forandringer, efter fremmede og eksotiske fødevarer og pirrende sammensætninger er efter Callisens opfattelse ganske unaturlig og derfor usund. Man må nemlig gå ud fra, siger han,

---

[285]Samme bd. I: 31.
[286]Samme bd. I: 32, 135.
[287]Samme bd. I: 510.
[288]Samme bd. I: 155.

at naturen har forsynet alle steder på jordkloden med de produkter, eller den har gjort det muligt for menneskene at frembringe de produkter, som "ere tilstrækkelige til Vedligeholdelsen af Beboernes Liv og Sundhed"[289]. Ligesom andre forfattere mener Callisen, at byens overdådighed, forfængelighed og vellyst kun afstedkommer tomme, kunstige glæder, som på længere sigt ikke opvækker andet end kedsomhed ved livet. De kunstige fornøjelser (æderiet, spillelysten, den overdrevne dans osv.) afføder dermed et kunstigt behov for nye glæder; de raffinerede adspredelser skaber kun nyt behov for nye surrogater, mens de sande glæder: virksomhed og arbejde, mådehold og orden samt iagttagelsen af naturens fortryllende skønhed varer ved og endog vokser[290].

Egentlig er vellysten og smagen for det overdådige nu vist ikke så meget københavnernes *væsen*, som det er et udslag af deres trang til at vise sig frem med et prangende forbrug. Det er øjensynlig ikke så meget det enkelte menneskes behov for afveksling og lyst til lækkerier, der resulterer i den københavnske ødselhed. Det er mere de overdådige gæstebud, hvor der serveres en "Sværm af Retter" med det formål at udstille værtens velstand eller efterabe samfundets rigeste[291].

Den voldsomme trang til at udstille sin egen rigdom – "denne Ødselheds Tone" – bliver ifølge Callisen ikke slået an af hoffet eller den formuende adel, for de lever tværtimod med en ædel, anstændig tarvelighed, og lader vel dét være tegnet på ægte kultur og god vilje. Det er heller ikke den mindreformuende, arbejdende klasse, for den er af ligefremme økonomiske årsager nødsaget til at leve tarveligt. Folk af denne klasse er henvist til de mindre kostbare og mere almindelige varer og lever af almuens traditionelle retter: suppe og kød, kål og grød osv. "De ere ved denne Levemaade sunde, arbeidsomme og lykkelige"[292]. Det er den rige borger, der anslår 'ødselhedens tone'; ham, som netop økonomisk er blevet så begunstiget af fremgangen i handelen, og som vel alt for hastigt er blevet meget rig og derfor ikke

---

[289]Samme bd. I: 429, 155.
[290]Samme bd. I: 615ff, II: 590.
[291]Samme bd. I: 482.
[292]Samme bd. I: 485.

har lært den rette levemåde. Ligesom hos Tode er det nemlig egentlig især de nyriges upassende aspirationer, der er uacceptable. Borgerne udstiller deres overflod og efteraber de rige – det vil vel sige den formuende adel og højere embedsmandsstand[293]. Men dette sidste udsagn er nu ikke helt logisk, for hoffet og den formuende adel lever jo i en ædel tarvelighed; det tyder på, at det, som generer Callisen, snarere er det upassende for standen. Borgeren skal ikke leve som adelsmanden, men skabe sig sin egen simple, borgerlige kultur.

Byen er stedet par excellence for usundheden, hvilket dog ikke betyder, at den skal afskaffes, for udover at den er usundhedens sted, er den jo også kulturens og videnskabens. Løsningen er derfor med oplysning og "vise Medicinal-Love og offentlige Foranstaltninger" – dvs. dét medicinske politi, Callisen var så ivrig en fortaler for – at mindske de skadelige ting for sundhed og helbred.

Samme dobbelte holdning som Callisen har til byen i almindelighed som på én gang usundhedens og kulturens sted, har han til den florissante, men efter bombardementet nu knap så florissante handel: nemlig at den på den ene side bringer velstand til landet og befordrer "Arbeidsomhed og Industrie", altså giver folk lyst til at prøve kræfter med forholdene. På den anden side betyder handelen og handelsforbindelserne med de fremmede steder også nogle sundhedsfarer, ikke alene fordi den øger risikoen for smitte med fremmede sygdomme, men også fordi den gør folk bekendt med fremmede landes unødvendige produkter – det, Callisen kalder ødselheds-varer – og fører til "Forfængelighed, Usæder og Udsvævelser"[294], – ganske svarende til Todes udsagn om, at handelen er en ødelæggende velsignelse. De to læger har altså et blik for overdådigheden eller det florissante forfald. Men Callisen har også et andet blik på tingene. Callisens bekymring er ikke kun overfloden, men også mangelen – begge dele lige usunde, når de hver især behersker et helt samfund.

Ligesom byen koncentrerer overfloden og for så vidt også umoralen, så koncentrerer den tillige fattigdommen. I København findes mange

---

[293]Samme bd. I: 482.
[294]Samme bd II: 3, 10.

fattige – Callisen opgiver, at omtrent hver 10. københavner lever af offentlig understøttelse. Den florissante handel gjorde nok enkelte i København rige, men Callisen peger på, at velstanden var og blev ulige fordelt, og at fattigdommen selv under højkonjunkturen tiltog i København. Københavns bombardement, som altså skete under færdiggørelsen af Callisens første bind, har yderligere forøget antallet af fattige og trængende ganske voldsomt[295]. Handelen gik i stå, betydelige dele af varelagrene brændte og værdifulde skibsladninger blev beslaglagt. "Adskillige Rige ere blevne Uformuende, Formuende ere blevne Fattige..."[296] Forvaltningen af fattigdomsproblemet er derfor blevet et endnu vigtigere emne i den rette forvaltning af samfundets sundhedsforhold – det medicinske politi.

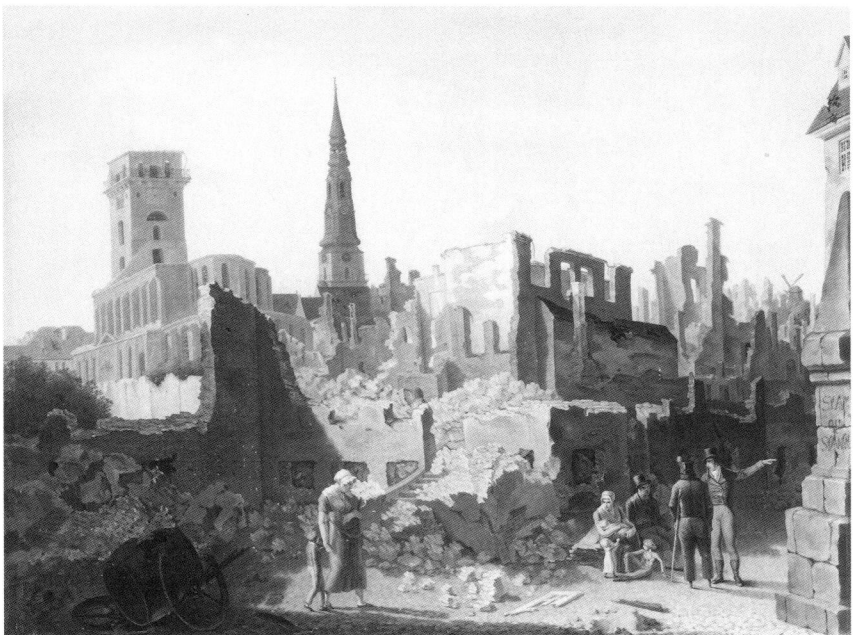

I.P. Møller: Ruinerne på Gråbrødretorv efter bombardementet 1807.
(Det Nationalhistoriske Museum på Frederiksborg, fot.: Lennart Larsen).

---

[295]Samme bd II: 401ff.
[296]Samme bd. I: 644.

Men bombardementet har nu også haft positive følger, hævder Callisen, for det har vænnet københavnerne til at undvære visse af de fremmede varer, og der er blevet lagt mere vind på at forædle landets egne produkter. Krigen har altså støttet Callisens ønske om en ophjælpning af den indenlandske produktion. Københavnerne er blevet bundet sammen i en helt ny solidaritet med hinanden – der er kommet en venskabelig tone mellem alle, en utvungen omgang på tværs af standsforskelle, og krigen har befordret en række af de værdier, Callisen har savnet: en større "tarvelig Sparsommelighed og nøiagtigere Orden, aldrig viste sig Forfængelighedens udbredte Herredømme mere afmægtigt end i denne Ulykkelige Tid"[297]. Krigen har altså både betydet en usund fattigdom og en sund tarvelighed.

For Callisen ser fattigdommen ud til at være et helt problemkompleks. Armoden betyder ikke kun, at de fattige har svært ved at skaffe sig føden, men også at der f.eks. er "uovervindelige Hindringer" for den personlige og hjemlige renlighed. Fattigdommen gør folk ligeglade med sig selv, og samtidig befordrer urenlighed fattigdom og sygdom. Det ser nærmest ud til, at fattigdommen er en unaturlig, uselvstændiggørende tilstand. I fattigdommen umyndiggøres mennesket, det mister sit initiativ, sin evne til at gøre noget for sin egen situation.

Fattigdommen er et stort sundhedsproblem, og en velorganiseret by må derfor investere kræfter i fattigordningen, og i denne fordring giver Callisen ekko af en almindelig europæisk debat om fattigproblemet i denne periode. At få ordnet de fattiges forhold indebærer at lette armoden blandt de fattige og gøre dem arbejdsomme, men også at differentiere mellem forskellige typer af fattige. Nogle af de fattige er nemlig selvforskyldt fattige, for i København vil raske, arbejdsføre mennesker altid kunne forsørge sig selv[298]. Måske vil de kun tjene lidt, men det vil være nok til at sikre dem en sund, tarvelig levevis. Anderledes forholder det sig med de syge og de mindreårige; dem må samfundet drage omsorg for. Et fremskridt i retning af ordningen af fattigvæ-

---

[297]Samme bd. I: 647.
[298]Samme bd. I: 486.

senet er sket ved, at Tvangshuset sørger for at anholde dem, som af dovenskab eller uvillighed ikke vil arbejde, men driver rundt og tigger[299]. Hovedprincippet er hos Callisen som hos så mange andre i tiden, at fattigproblemet skal løses ved at skabe orden i de mange forskellige grupper af fattige. Betleriet skal afskaffes, de arbejdsføre fattige sættes til at arbejde og de uarbejdsdygtige fattige til gengæld sikres offentlig hjælp under kontrollerede former.

Med Callisen er byen ikke længere kun farlig på grund af dens ødselhed, dens kunstlede levevis, men også på grund af dens fattigdom. I den gamle diætetik havde fattigdom ellers nærmest været en garant for sundhed; havde man ikke råd, måtte man føre et sundt, oprindeligt, naturligt liv. Men nu ser de fattige ud til ikke engang at kunne få råd til at leve naturligt. Callisens værk afspejler her en almen bevægelse i sundhedsdiskursen på europæisk plan. Denne accentuering af fattigdommens nye egenskab finder først sted i det 18. århundredes sidste år[300], men da bliver udsagn om armod og mangel som vigtige sygdomsfaktorer mere og mere almindelige. Dermed er også den private diætetik – den enkeltes tilrettelæggelse af hverdagslivet – utilstrækkelig. Diætetikken må overføres på hele samfundsorganismen; man må have et medicinsk politi. Det, som begyndte som en insisteren på det enkelte menneskes selvansvar og pligt til at lægge sit liv til rette efter sundhedens fordringer, bliver således i løbet af århundredets sidste år til en bekymring for hele samfundslegemet.

Sygdommens billeder

Todes sundhedsoplysende litteratur og Callisens værk om København er skrifter af to ret forskellige typer. Todes mål er oplysning til enkeltindivider, og kun ganske få steder beskæftiger han sig med noget, som kunne regnes ind under den offentlige sundhed: fængsler, sygdomme i Plejeanstalten (hvor han var læge) m.m. Den eneste gang, de fattige direkte nævnes, er det som en opfordring til privat god-

---

[299] Samme bd. I: 405.
[300] Jfr. Frevert: *Krankheit* s. 84.

gørenhed. Dog er der som nævnt en bevægelse i retning af en interesse for den offentlige sundhedspleje i løbet af forfatterskabet. Mod slutningen af århundredet optræder der således omtaler af radesygen (spedalskhed/syfilis) i Norge, og i *Sundheds-Raad i Anledning af Ildebranden* (1795-96) begynder Tode på en alfabetisk gennemgang af sundhedsproblemer i forskellige håndværk: i første omgang accoucheurer, advokater og alabasthuggere. Samme bevægelse kan i øvrigt også spores hos en sundhedsoplyser som Auguste Tissot, der begyndte sit populærmedicinske forfatterskab med *onanien* og herfra bevægede sig til forskellige befolkningsgruppers sygdomme (deriblandt bønderne), over nervesygdomme til en diætetik for by-organismen, struktureret efter de 6 ikke-naturlige ting[301]. Men det er overvejende individets mulighed for at tilrettelægge sit eget liv i overensstemmelse med sundhedens krav, Tode fokuserer på. Callisens mål er derimod både denne individuelle tilrettelæggelse og den statslige regulering ud fra sundhedshensyn, og han fokuserer dermed på sygdommenes samfundsmæssige aspekter.

Tode rettede hovedparten af sine sundhedsoplysende skrifter mod Københavns dannede borgerskab og reformvenlige adel, og det fik som konsekvens, at det særlig var visse sundhedsfarer, han koncentrerede sig om. Det var ødselheden, ørkesløsheden, mangelen på legemlig bevægelse, den "kiælne" børneopdragelse, misbruget af stimulanser (navnlig te og kaffe) og overdådigheden af mad og drikke, han havde blikket rettet mod – alt det, som i hans øjne måtte gøre byen til et farligt sted. Livet i overflod er kunstigt og unaturligt og dermed upassende for den menneskelige fysiologi.

Ved at læse Todes sundhedsoplysende blade får man indtryk af et København, der nok lider under visse epidemiske sundhedsproblemer såsom kopper, smitsom blodgang osv. Men først og fremmest ser man for sig et florissant København, hvis overforbrug og unaturlige levevis måtte farve sygdomsmønstret, og på den måde fremstår forstoppelse, diarré, gigt og apopleksi som sygdommene par excellence. De bliver til Todes foretrukne billeder på svækkelsen. Ligesom hans sundhedsblade

---

[301] Jfr. Emch-Dériaz: *Tissot*.

er fulde af vurderinger af enkelte fødemidlers sundhedsbetydning, så er også gode råd om afførings- og brækmidler meget hyppige. Den megen tunge og blandede mad fulgt af alle slags vine og den uorden i fordøjelsen, der er en følge deraf, fører sammen med mangelen på legemligt arbejde til blodrighed: de velnærede kroppe med kraftig puls og rødkindede ansigter indeholder uforholdsmæssigt meget blod. Blodrigheden bevirker – i sammenhæng med en unaturlig døgnrytme (fordi folk bruger nætterne til at spille og danse og spise og drikke) og en overdreven livsførelse på det erotiske plan – heftige bevægelser og ubalance i blodet. Blodet stiger folk til hovedet og udsætter dem dermed for farlige sygdomme.

Måske er det apopleksien mere end noget andet, der bliver naturens ultimative hævn for en modnaturlig levevis: "Apoplexia, den skrækkelige Datter af Orgasmus [oprør i blodet] og Plethora [fuldblodighed]"[302]. Et sted i sine skrifter bemærker Tode, at apopleksien i almindelighed skyldes svir, hvilket viser sig ved, at apoplektikeren ligner en drukken; han er uden mål og mæle, sans og følelse[303]. Dermed er også slægtskabet mellem de to peget ud. Hvilken skæbnens ironi, at Tode i de sidste 12 år af sit liv, fra 1797, skulle være slemt plaget af gentagne apoplektiske tilfælde!

Også Callisen regner fordøjelsesfejlene, gigten og apopleksien til overflodens sygdomme – sammen med brok (som nemlig især skyldes overdreven te- og kaffedrikken og mangel på legemsøvelser) og venerisk sygdom (som kommer af usædelighed som følge af letsindighed, pirrende føde og mangel på arbejde). I modsætning til tidligere tiders mere hærdede dansker ser Callisen sin samtids københavner som en noget skrantende person med hans gigt, hans hoste, engelske syge, melankoli og 'Søvnagtighed'. Modsat tidligere, hvor betændelsessygdomme som halsbetændelse, rosen og tyfus var af sthenisk karakter; dvs. var mere heftige og forløb uden komplikationer, er de astheniske nu fremherskende: de er komplicerede og længerevarende. Selv sygdommene er i byerne blevet af en svagere og mere kompliceret natur!

---

[302]Tode: *Sundhedstidende* s. 260.
[303]Tode: *Den Salernitanske Skoles Leveregler* s. 8.

Samme fænomen taler Tode om, når han skelner mellem almuens heftige sygdomme og de velståendes podagra, sten (dvs. nyre-, galde- osv.), galante syge (dvs. kønssygdomme), fedme og gyldenåre (hæmorroider)[304].

Hos Callisen afføder *fattigdom* dog også sygdom – den truer med at gøre folk syge, både på legeme og sjæl: af tuberkulose, vattersot, sindssygdom m.m. I forklaringen af en række sygdomme kombinerer Callisen de to perspektiver: overflods- og mangel-perspektivet. Således er "Feil i Fordøielses-Redskaberne meget almindelig og det iblandt alle Stænder. Vellevnet og Overdaadighed paa den ene, og Fattigdom, Mangel og Næringsbekymringer paa den anden Side, forbundet med slet Føde og Misbrug af Brændeviin, ere de sædvanligste Aarsager dertil"[305]. Det samme gælder sygdomme som svindsot, tæring (tuberkulose) og vattersot; hos nogle er det resultat af vellevned, hos andre af fattigdom.

Hvis indbegrebet af sygdom hos Tode er de florissante sygdomme: fordøjelsessygdommene og apopleksien, så ser sagerne lidt mere komplekse ud hos Callisen. Fordøjelsessygdommene og svindsoten er fremherskende, men vigtige er også børnenes mange sygdomme. En af de mest iøjnefaldende forskelle mellem de to forfatteres skrifter er faktisk, at børnene hos Callisen er blevet synlige. Tode nævner ikke små børn mange steder, selvom han ganske vist taler om børnekopper en del steder og hist og her behandler amningen som kvinders naturlige bestemmelse og pligt. Det gør Callisen også, men han taler meget mere om børn. Og ikke underligt, for han taler som en statens mand – Callisen var ikke bare sin samtids væsentligste fortaler for det medicinske politi i Danmark, han var også medlem af forskellige regeringskommissioner. Han taler ikke som privat mand over for sine medborgere, revsende og underfundig, som Tode kan være det, men mere eller mindre som en slags repræsentant for statsræsonen.

Det bekymrede nemlig læger og økonomer, at datidens europæiske storbyer kun kunne opretholde indbyggertallet i kraft af den indvan-

---

[304] Tode: *Sundhedsbog* s. 1f.
[305] Callisen bd. II: 544.

dring, der skete fra landet. Kun strømmen af folk, som flyttede til, kunne kompensere for det store tab af menneskeliv i storbyerne, som først og fremmest skyldtes børnedødeligheden. Så i mere end én forstand fødte landet byen. Problemet var også aktuelt for København. Af Callisens befolknings- og dødelighedstabeller fremgår, at dødeligheden frem til 1790 langt overgik fertiliteten, derefter holdt de to hinanden nogenlunde i balance. Men folketallet i København vedblev at stige, og altså kun i kraft af indvandring fra, hvad Callisen kalder, "mindre tillokkende Egne"[306].

En af de almindeligste dødsårsager ifølge Callisens beskrivelse af København var svindsot, tærende syge eller brystsyge (dvs. tuberkulose) – der var årsag til omtrent en fjerdedel af alle dødsfald. Men endnu flere døde som børn af "Krampeslag og Tænder", men også af kopper og andre (børne)sygdomme, eller slet og ret af "almindelige Børnesvagheder" uden nogen specifikation. I alt døde noget i retning af en tredjedel af børnene som små[307].

Når byers alt for store tab af menneskeliv efterhånden blev det almindelige problem for læger, økonomer og andre, måtte børnene få en helt ny betydning. For det var jo dem, der var den fremtidige befolkning, og tabet af dem betød tabet af mange produktive leveår for samfundet. Selv fattigbørn, som hverken kunne klare sig selv eller forsørges af familien, repræsenterede en samfundsøkonomisk værdi, fordi de nu var potentielt produktive. Hos Callisen såvel som hos de tyske fortalere for det medicinske politi kom den umådeligt store dødelighed blandt fattige og uægte børn derfor i centrum. Fødselsstiftelsen, som blev oprettet i det 18. århundredes midte, blev skabt netop for at afhjælpe dødeligheden blandt de uægte børn. Den skulle tage sig af ugifte barslende og senere af de uægte børn, og den har, siger Callisen, virket til at gøre barnemord og udsættelse af spædbørn uhyre sjældent – og til at nedbringe den almindelige dødelighed blandt de uægte børn[308].

---

[306]Samme bd. II: 76.
[307]Samme bd. I: 152, 636, II: 230, 627, 666.
[308]Samme bd. II: 480, 666.

To blik på København

Der hersker allerede i Callisens bog en noget anden stemning end hos Tode; den lange fred var endt, tiderne var ikke længere så økonomisk blomstrende, og bombardementet havde spredt "Jammer og Elendighed"[309]. Hvor Tode ville bekæmpe overdådighed, uvidenhed og misbrug, så ville Callisen tillige bekæmpe kummer og en dårlig offentlig tilrettelæggelse af bylivet. Tode henviser til et unaturligt byliv i ødselhed, Callisen også til værdiernes ulige fordeling og Københavns dystre fremtidsudsigter.

Men forskellen mellem Todes sundhedsoplysning og Callisens Københavns-beskrivelse er ikke kun en forskel mellem tidens gunst og ugunst. Det drejer sig også om en forskel i genstand og formål. Fordi Tode interesserer sig for individets egen mulighed for med en fornuftig livsorden at afværge sygdomme, så bliver det med en nutidig betegnelse 'livsstilssygdommene', han fokuserer på. Over for epidemier og hastigt forløbende smitsomme sygdomme har individets indsats nemlig kun en meget begrænset plads, og sundhedsoplysningen følgelig kun en ringe funktion. Todes mål er at gøre folk bevidste om, at sygdom ikke bare hører til skæbnens tilskikkelser, men er tilgængelig for menneskets manipulationer. Det er individets eget ansvar. Hos Callisen er målet at få etableret den medicinske autoritet som en uomgængelig faktor i statsræsonen. Her handler det i højere grad end hos Tode om statens ansvar for sundheden eller måske rettere de økonomiske konsekvenser af befolkningsmængdens størrelse.

En af forskellene mellem tiden for Todes sundhedsoplysende skrifter særligt de tidlige og Callisens Københavns-beskrivelse efter århundredskiftet er, at der i de mellemliggende årtier var blevet opbygget institutioner, der skulle tjene til at indsamle oplysninger og afhjælpe problemer, der havde med den offentlige sundhedspleje at gøre. Slutningen af det 18. århundrede er tiden for en række forskellige statistiske tiltag – folketællinger, f.eks. – som skulle bidrage med viden om landets befolkningsmæssige, militære og produktionsmæssige potentialer. Fra 1770'erne oprettedes distriktslægesystemet, som fra

---

[309] Samme bd. II: 3.

1803 også skulle tjene til indsamlingen af medicinalberetninger – de skulle bl.a. angive mangel-situationer m.m.[310] I samme tidsrum skete etableringen af et statsligt hospitalsvæsen[311], som bevirkede at en række problemer blev gjort synlige. Disse forskellige statslige redskaber kan også have bidraget til, at blikket blev vendt imod mangelens og armodens sundhedskadelige effekter.

I Callisens værk har de fattige og børnene fået en ny værdi som potentielt produktive mennesker. Det samfund, som dukker op i kraft af de velordnede institutioner og lægelige reguleringer af livet i byen, er ikke længere et statisk samfund, hvor folk udfylder deres tildelte plads. Det er ét, hvor menneskemassen er foranderlig; menneskemængdens love for vækst og nedgang er underlagt menneskelig indflydelse, livslængden er manipulerbar, og den menneskelige ydeevne er ikke på forhånd givet.

De to blik – repræsenteret af henholdsvis Tode og Callisen – lod to forskellige byer, to forskellige indbegreber af sygdom og to forskellige løsninger på sundhedsproblemerne komme til syne. Forskellen mellem de to er ikke så meget forskellen mellem to perioder af Københavns historie, som det er forskellen mellem to forfattersubjekters forståelse af samfundets karakter – og først og fremmest forskellen mellem to perioder i sundhedsdiskursens historie.

---

[310]Jfr. Mellemgaard: *Distriktslægen og læsøboerne*.
[311]Vallgårda: *Sjukhus och Fattigpolitik*.

"Den populære Medicin er i Dannemark kuns lidet dyrket"

De foregående to kapitler har handlet om synet på byens natur og sundhed – særligt om synet på København. De har ligesom de øvrige kapitler indtil nu især handlet om litteratur til byborgere. I dette og det følgende handler det derimod om sundhedsoplysningen til landalmuen. For det viser sig nemlig at være to ganske forskellige ting.

Det 18. århundredes oplysere regnede, som det er fremgået, i almindelighed med, at bønderne var mere sunde i kraft af, at de formodedes at leve et mere naturligt liv. Den fattige lever af en sund og enkel føde, har en god og sund appetit, en god og kraftig fordøjelse, en sund og vederkvægende søvn og ingen nagende bekymringer[312]. Bønderne er ikke plaget af voldsomme lidenskaber, og de har ikke byboernes overdrevne 'ømfindtlighed' eller deres 'føleri'. Hos mange af tidens sundhedsoplysere fik landalmuen den vigtige rolle at være overflødighedens, ødselshedens og usundhedens modbillede.

Hvem det mere præcist handler om her, er ikke så lige til at sige. 'Landsbyfolkene', 'Landmanden', 'de lavere Stænder' og 'Bonden' optræder i samme rolle, men en nærmere bestemmelse af dem er heller ikke målet for litteraturen, for det drejer sig under alle omstændigheder om de store masser af folk, der lever i 'nogen Afstand fra store Stæder', på landet og i småbyer, og som ernærer sig af hårdt legemligt arbejde og dog er hævet over den umiddelbare nød. Bønderne og landalmuen optræder mere eller mindre som en homogen størrelse, knyttet sammen af landarbejdet og en bestemt bevidsthed[313]. Det kan godt være, at nutidige kulturhistorikere i tilbageblik vil antage, at de folk, der her refereres til, har levet temmelig forskelligartede liv – afhængigt af sociale, økonomiske, naturgeografiske, politiske og

---

[312]Se f.eks. *Afhandling om Diæten* s. 126.
[313]Jfr. også Mitchell: *Rationality and Control*.

juridiske forhold, og at de måske også vil betvivle eksistensen af et rigtig folkeligt folk, ubesmittet af elitekulturen. Men for sundhedsoplysernes ude-fra-blik var lighederne i al fald så store, at forskellene blev irrelevante.

Som det er fremgået af de foregående kapitler, måtte sundhedsoplyserne samtidig med, at de antog, at bønderne var mere sunde, også antage, at bønderne i deres naturlighed havde forholdsvis mindre brug for lægehjælp. Ikke mindst var det, fordi bondens hårde legemlige arbejde var et fortrinligt middel til at befordre fordøjelsen – og arbejdede man bare som bønder og arbejdsfolk, så kunne man omtrent spise, hvad man ville, uden at behøve doktorer. Det mener i al fald Abildgaard, og forfattere som Møller og Tode giver ham ret. De legemligt arbejdende behøver mindre end andre at leve nøje efter sundhedsreglerne[314].

Derfor er det måske ikke så underligt, at en stor del af den litteratur om sundhedens vedligeholdelse, der udkom i Danmark i sidste halvdel af det 18. århundrede, synes at rette sig mod et byborgerskab. Det gælder som allerede omtalt for størstedelen af Todes skrifter, og det gælder også for de fleste andre større værker: oversættelsen af Unzers tidsskrift, Abildgaards oversættelse, Møllers tidsskrift (Møller skriver netop for det 'Syge-Huus', han mener, købstaden er i sammenligning med landet), og det gælder for hovedparten af hele den rad af værker, som Tode i århundredets sidste tiår og de allerførste år af det 19. århundrede oversatte og kommenterede.

Opdagelsen af folket – og dets sundhed

Der var flere årsager til, at skribenterne i denne sundhedslitteraturens første fase i første række koncentrerede sig om byboerne. Bybefolkningen var langt mere end landboerne tilgængelig for skrifterne. At dømme efter sundhedsskrifternes popularitet var der blandt byens borgere en stor interesse for litteraturen. De mere velstillede dele af

---

[314] Blandt mange steder kan nævnes *Afhandling om Diæten* s. 120, Møller: *Sundheds-Magazin* s. 34 og Tode: *Sundhedstidende* s. 95.

bybefolkningen forstod at værdsætte sundhedslitteraturen – også helt konkret; de kunne betale den, hvad der jo var en betingelse for litteraturen. Uden et købedygtigt publikum ville litteraturen ikke være mulig i det omfang, for i de fleste tilfælde skulle forfatterne i det mindste have dækket omkostningerne ved udgivelsen. Det velstillede publikum havde også en anden vigtig kvalitet; der måtte en vis materiel basis til for at kunne tilpasse sin levevis til sundhedsrådene, hvad der nok kunne være problematisk i samfundets fattigere befolkningslag.

Samtidig så sygdom som nævnt ud til ikke mindst at være et byfænomen, især den selvforskyldte svagelighed. Det var også af den grund bybefolkningen, det var mest nærliggende at opdrage til en sundere livsførelse.

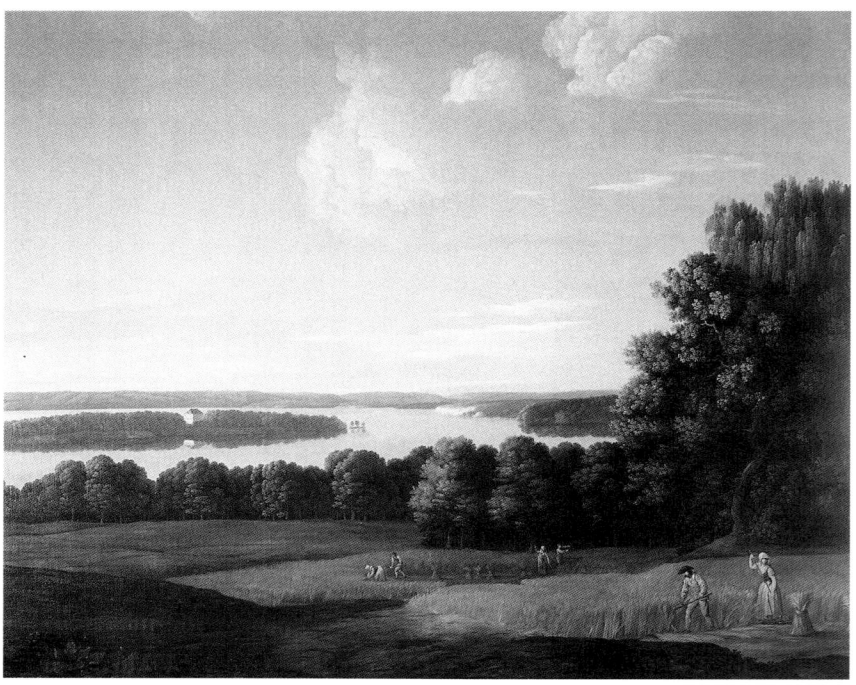

På Pauelsens maleri kan bønderne næsten blive dele af landskabet – blive dem, som giver billedet liv og måske også "Udsyn til et baade større og mere oprindeligt Danmark, Fortids og Nutids levende Land".
Erik Pauelsen: *Udsigten ved Dronninggård 1786* (Vægmaleri i Moltkes Palæ, Haandværkerforeningen i Kjøbenhavn).

Gennemgående så bonden ud til at leve naturligere, men lovprisningen af bonden og hans levevis fandt ikke kun sted, når talen var om sundhed. Også nationalt, moralsk, æstetisk, militært og økonomisk var han i det 18. århundrede på vej til at få en ny betydning. I denne periode begyndte bønderne så småt at få rollen som repræsentanter for det urfolkelige, rigtigt nationale, f.eks. i det tidlige landskabsmaleri. Her blev marken og bønderne, især når de var i færd med at høste, næsten uundværlige elementer; og i den landskabelige have kunne de til formålet installerede rigtige bønder eller kunstneriske fremstillinger af dem, med kunsthistorikeren Chr. Ellings ord give "Udsyn til et baade større og mere oprindeligt Danmark, Fortids og Nutids levende Land"[315]. De vakte til national selvbesindelse, sådan som det f.eks. var meningen med Fredensborg Slotsparks Nordmandsdal med dens rækker af norske og færøske folketyper.

Det nationale ved bønderne kunne ikke andet end understøttes af deres patriotiske forbrugsmønster, som f.eks. Tode priser[316]: de ernærer sig af hjemligt producerede varer og efterspørger ikke de fremmede ting, som betyder valutatab for landet. Moralsk havde bondens enkle liv noget forbilledligt over sig; hans enkle og ægte glæder, hans få og ægte behov og hans selvfølgelige selvhjulpenhed. Buchan peger i sin bog[317] på den mentalhygiejniske kvalitet, der ligger i arbejdet med jorden og det grønne: enhver med stillesiddende arbejde burde have et stykke jord at dyrke med sine egne hænder. Dette ville give legemet bevægelse og folk livets nødvendigheder, men også fornøjelse; for spirende vækster giver sindet glæde. Utvivlsomt spiller værdsættelsen af både selvhjulpenheden og selvejet ind her.

Når kulturhistorikeren Peter Burke beskriver opdagelsen af folket, peger han på dets militære betydning: at antallet af udskrevne soldater på europæisk plan steg kraftigt i løbet af det 18. århundrede som følge af nye krigsmetoder. En række lande gik i denne periode over fra at

---

[315] Elling: *Den romantiske Have* s. 20.
[316] i sin oversættelse af *Sundheds-Catechismus* sp. 176 og i *Sundhedstidende* s. 621, 644.
[317] Som ganske vist er oversat, men alligevel i ikke ringe grad bærer præg af at være forfattet i Skotland – midt under den industrielle revolution. Buchan: *Huuslægen* s. 109.

basere militæret på hvervede hære til at udskrive landets egne sønner[318]. Men til de nationale, moralske og militære betydninger, man tillagde bondestanden i det 18. århundrede, føjede sig også dens økonomiske værdi. Og den er mægtig; vi er i fysiokratismens tid – agerdyrkningen er, med Buchans ord, det første og sundeste af alle erhverv[319], fordi den er den eneste egentlige produktion, den eneste aktivitet, der altid frembringer værdier. Det er Tode enig i, for det er den arbejdende almue, der kan 'samle i Statens Lader'. I følge ham forholder det sig også sådan, at kvinderne i de øverste samfundslag nok er smukkere, men de er "i henseende til Fædrenelandets Tarv og Gavn af langt mindre Vigtighed end den arbeidende Almues Døttre"[320].

Netop fordi agerbruget syntes at være landets eneste egentlige værdiskabende næringsvej, så vendte interessen sig i det 18. århundrede imod, hvordan denne produktion kunne effektiviseres. I Danmark blev intensiveringen af jordbruget mod slutningen af århundredet et af de kæreste offentlige diskussionsemner. Men skulle jordbruget ændres, så krævede det vel sit af jordbrugets folk. På trods af den vægt, man lagde på dens naturgroethed, så blev almuen i stigende grad opfattet som en manipulerbar ressource, der ikke bare *er*, men også *kan ændres*. Dens driftighed, vindskibelighed og målrettethed kan opdyrkes. Og som Niels Kayser Nielsen i sin bog om folkeoplysning og kropskultur i moderniteten (han skriver om tiden efter 1780) peger på, så måtte de ydre landboreformer, hvis der skulle være fornuft i det, modsvares af indre. Udskiftningen i de ydre naturomgivelser måtte følges af en reform af bondekroppens indre natur. Det var derfor ikke tilfældigt, at tidspunktet for, at kroppen for første gang blev genstand for institutionaliseret dyrkelse i de filantropiske pædagogers gymnastik, faldt sammen med landboreformerne[321].

Også almuens sundhedsforhold kommer til syne i disse år. Sundheden giver sig ikke længere af sig selv; den skal plejes og opelskes. Den tyske læge Bernhard Christoph Faust begrunder sin interesse for

---

[318]Burke: *Popular Culture*, se også Damsholt: *Fædrelandskærlighed*.
[319]Buchan: *Huuslægen* s. 102.
[320]Tode: *Sundhedstidende* s. 91.
[321]Nielsen: *Krop og oplysning*.

landbefolkningens sundhed med, at det er af bønder, man får brød og soldater[322]. Opdagelsen af folket er også en opdagelse af eller opmærksomhed mod, at dets helbredstilstand alligevel lader noget tilbage at ønske.

Det var naturligvis i skrifter, der var rettet mod ikke-bønder, at lovprisningen af bøndernes sunde naturlighed bedst kunne finde sted; for dér kunne de fremholdes som mønstre – også selvom denne lovprisning ikke var uden mislyde, som det vil være klart fra de foregående kapitler. Over for bønderne selv – i litteraturen rettet mod dem – kunne forfatterne nok indledningsvis pointere deres mere fordelagtige udgangspunkt, hvad sundheden angik, men de måtte jo så nødvendigvis derefter fokusere på deres sygdomme eller muligheden af at forbedre sundhedstilstanden, hvis oplysningen skulle have en mening. Således hos den tyske læge Heinrich Felix Paulizky i hans bog til bønder og oplyste folk på landet. Han indleder sit første kapitel sådan:

> "Landmændene nyde meget store Fordele i Henseende til deres Sundhed. De ere ikke underkastede saa mange og mangfoldige Sygdomme, som Stædernes Beboere, og blant disse findes der færre Exempler paa Mennesker, som have naaet en høi alder, end iblant hine. Dog blive de ofte nok hiemsøgte af Sygdomme, og oftere, end man, efter deres for det meeste simple og virksomme Levemaade, skulde formode".

Fra denne konstatering af, at bønderne i udgangspunktet er sundere og dog har en vis tendens til sygdomme, bevæger Paulizky sig videre til at beskrive årsagerne til landmandens almindelige sygdomme og deres behandling.

Nu er det imidlertid sådan, at bøndernes enkle liv også gør deres sygdomme enklere. Det mener ikke kun Paulizky; det er et generelt synspunkt i tiden. Hvor sygdommene i byen kompliceres af det komplicerede liv, sådan at de optræder i forvirrende og urene former, så optræder de på landet i al deres naturlighed. "Landmandens

---

[322]Dihle: *B.C. Faust*.

Sygdomme ere i Almindelighed mindre komplicerede end hos andre Mennesker, som ikke føre saa simpel en Levemaade. Han er ikke saa forvant, hans Naturkræfter have ikke faaet saa mange skiæve Vendinger, ere bedre vedligeholdte, og for det meeste tilstrækkelige til at overvinde en Sygdom, naar kun ingen Hindringer lægges dem i Veien"[323]. I byerne har sygdomme især tendens til at antage en nervøs karakter. Det sker som følge af den større ømfindtlighed – eller følsomhed; et begreb, som ganske vist har en nok så tvetydigt status, for denne følsomhed er både noget overdrevent og usundt, som afføder hypokondri, og noget, der skal raffineres. I sidste ende er det nemlig også den sensibilitet over for kroppen, som bønderne mangler. Det gør dem dels til dårligere patienter, dels mener oplyserne, at det gør deres fornemmelse af liv, individualitet og krop mindre.

Ligesom bønder og arbejdere kun har de enkleste og nødvendigste ting og behov, har de også kun de enkleste og mest nødvendige sygdomme og ikke de variable, komplekse og blandede sygdomme, som byen præges af. Tode mener, at det, han kalder 'den store Verden', lider af langvarige, vedholdende sygdomme – en almen skrantenhed, mens 'den ringe Mand' lider af heftige sygdomme, en rasende, men begrænset smerte. Bondens sygdomme er altså heftige og hurtigt overståede, den riges ganske vist mindre heftige, men så meget desto mere langvarige og svære at komme af med. "Summen er i det hele lige stor hos alle"[324]. Hvis febrene er bondens sygdomme, så er podagraen, gigten og kønssygdommene de riges. I det 18. århundrede gik modstillingen af det degenerede, urbane liv og det simple, landlige altså så vidt, at lægerne antog, at de to grupper også kom til at lide af helt forskellige kategorier af sygdomme.

Bøndernes sygdomme
Det er, i Danmark ligesom andre steder, opmærksomheden mod byborgernes sygdomme og dermed også behovet for at oplyse byens

---

[323] Paulizky: *Anviisning for Landmanden* side v.
[324] Tode: *Sundhedsbog* s. 1.

folk, der først dukker op, og ikke førend i de allersidste år af 18. århundrede gøres der over en bred front forsøg på at nå landbefolkningen med sundhedsoplysningen – at få draget den ind i sundhedens rationalitet. Det er med rette, at lægen og naturforskeren Nicolai Bøtcher i 1793 kan konstatere, at det, der er skrevet i Danmark af populærmedicin, stort set begrænser sig til Todes skrifter, og for alle skrifterne, Todes eller andres, originale eller oversatte, gælder det, at de ikke rigtigt egner sig for menigmand[325].

Bønderne syntes alligevel ikke at være uden visse sygdomme – og oplyserne måtte i almindelighed efterhånden se et stort behov for oplysende skrifter til dem. Nok var de dejligt stærke, sunde og naive, men denne naivitet var også samtidig det største problem ved dem. Overtro og urimelige forestillinger dannede et bolværk mod lys og rationalitet og så ud til ligefrem at kunne befordre sygdomme.

Selv bønderne er således ikke så sunde, som de kunne og burde være. For det første er de ikke længere så naturlige, dels fordi de vandrer ind til byen, dels fordi de, selvom de bliver på landet, i stigende grad påvirkes af byen i deres levevis. Landmændene bliver ikke længere så hærdede som før, omgiver sig med flere bekvemmeligheder og fremmede ting. Fornemmelsen af det legemlige forfald gjorde oplysningen til en påtrængende opgave, så også på dét område ledsagedes interessen for det folkelige af fornemmelsen af dets forfald. Opdagelsen af folket blev fulgt af fornemmelsen af, at det allerede – både fysisk og kulturelt – var ved at forsvinde pga. det svindende folketal og den kommercialisering af folkekulturen, man syntes at øjne.

For det andet var der også sygdomme, der ikke skyldtes byens dårlige indflydelse. Der så ud også at være ting i selve bondelivet – hørende til selve produktionsprocessen på landet – som var sygdomsbefordrende. "Folk, som leve af grovt Arbeide, ere rigtigt nok overhoved de sundeste", men alligevel udsættes de for bestemte sundhedsfarer: meget store byrder og afvekslinger i vejret[326]. Det er Buchan og Tissot, der fører an i konstateringen af dette. Nok nyder bonden

---

[325] Faust: *Sundheds-Katekismus* overs. fortale (upag.).
[326] Buchan: *Huuslægen* s. 92.

sundhed, men han arbejder til visse tider (især høsttider) for hårdt[327] og er udsat for vejrligets vekslen. Som århundredet går hen, er der også, som forrige kapitel belyste, en accentuering af fattigdommens og mangelens sygdomsbefordrende rolle[328].

For det tredje er der almuefolkenes tilsyneladende ligegyldighed over for deres kroppe og det, som kræves, for at de kan holde sig sunde: deres tilbøjelighed til at hvile på et koldt sted, når de er varme, eller til at drikke kolde drikke, når de er ophedede. Først og fremmest er der dog almuens forsømmelighed over for renlighedshensynene; dens manglende vilje til at lufte ud – et tema, som ikke får mindre vægt i det følgende århundrede – og den dårlige luft, som er et resultat af, at bønderne med forkærlighed lægger deres mødding lige udenfor vinduerne[329].

I oplysernes øjne beherskes almuen af fatalisme; af en tro på, at det, som hænder, må ske. "Men! Af hvad for en gal og syndig Tanke regieres ikke den gemeene Mand, som troer, at alle Ting hender og vederfares Menneskene efter en u-undgiengelig Nødvendighed", klager Abildgaard[330]. Den almindeligste årsag til sygdom i det hele taget er netop for ham at se ukyndighed om legemets beskaffenhed og en alt for ringe interesse for at lære om, hvordan sundheden skal vedligeholdes[331]. Med deres ligegyldighed går almuens folk glip af den chance, som ellers tilbydes dem af naturens gang, for sygdom har, siger Paulizky, altid det, han kalder forbud, dvs. sygdommens første symptomer. Man kan, hvis man behandles rigtigt – og handler rigtigt – tage sygdommen i opløbet og enten forebygge den eller undgå, at den udvikler sig til en egentlig sygdom[332]. Tissot fastslår i en beklagelse, som skulle blive et fast tema blandt lægerne (men interessant nok ikke blandt dyrlægerne), at selvom bønderne altid søger hjælp til deres syge

---

[327]Paulizky: *Anviisning for Landmanden* s. 19.
[328]Tissot: *Underretning* kap. 1, Callisen: *Physisk Medizinske Betragtninger*; Buchan: *Huuslægen*.
[329]Jfr. Tissot: *Underretning* kap. 1.
[330]*Afhandling om Diæten* s. 589
[331]Samme, Fortale (upag.).
[332]Paulizky: *Anviisning for Landmanden* s. 22. Jfr. også Tissot: *Underretning*.

husdyr hos dyrlægen (eller een, de tror er dyrlæge!), så udviser de langt mere ligegyldighed, når det gælder dem selv, deres hustru eller deres børn[333]. Den følsomhed eller ømfindtlighed, som der næsten var for meget af i byerne, var der i al fald for lidt af på landet. Bønderne lægger ikke nok mærke til deres krop og reagerer ikke på de første, vigtige symptomer. Og når de så reagerer, så reagerer de forkert.

Den fjerde, og i hvert fald hos en forfatter som Tissot, vigtigste årsag til landbefolkningens sygdomme, er dog 'den Maade, som Folk paa Landet bruge i deres Sygdomme'[334]. Den er først og fremmest karakteriseret af overtroen. "Almuen er", siger Tode "saa indtagen af Fordomme, holder saa stivt over sine gamle Skikke, viser saa megen Vrangvillighed og Gienstridighed i Henseende til Lægens Anordninger", at det ikke er så lidt, lægerne skal overvinde[335]. Mens det i byen er den stadige søgen efter det nye og stadig mere raffinerede, der udgør sundhedsfaren for Tode, så er det på landet lige modsat traditionalismen; uvilligheden til ændring, der er faren. Almuen synes slet ikke modtagelig for oplysningens rationalitet.

Så vidt oplyserne kan bedømme, lever bønderne i et fuldt ud magisk univers, hvor menneskets velfærd er afhængig af dets forhold til over- eller underjordiske kræfter og væsner, og hvor interventionen må ske ved at binde kræfterne. Men bøndernes fatalisme og overtro forhindrer dem ingenlunde i at være forfaldne til at pleje deres syge på en helt forkert vis. Lægerne klager til stadighed over, at almuen lader de syge ligge i værelser uden frisk luft, giver dem forkerte ting at spise og drikke og først og fremmest bestræber sig på at bringe den syge til at svede – en fremgangsmåde, den akademiske medicin forlængst var gået væk fra til fordel for kølige værelser, kølige drikke, let tildækning og ro omkring den syge. Almuen holder, hævder lægerne, sig ikke tilbage med at give de syge så kraftige midler, at det hele kun bliver meget værre, og de syge er ved at dø af behandlingen.

En af de typiske besværinger i litteraturen er den over almuens tro på, at regelmæssig åreladning skulle være sygdomsforebyggende, og at

---

[333]Tissot: *Underretning* s. 559-60.
[334]Samme s. 13.
[335]Tode: *Folkemedicin* s. 73-74.

den skulle være særlig effektiv på bestemte dage og årstider. I Danmark blev åreladningsanvisningerne; anvisninger på det rette tidspunkt og det rigtige sted på kroppen for åreladning – taget ud af almanakkerne i 1700[336], men stadig i slutningen af århundredet lader almuen sig styre af åreladnings- og kopsætningsanvisninger i forskellige typer af kalendere, skal vi tro lægerne[337]. Åreladning var ganske vist stadig et af den etablerede medicins vigtigste midler, men den skal netop ikke anvendes på almuens mekaniske vis, dikteret efter kalenderen, men som et middel for eksperter, der kan bedømme hver enkelt persons unikke og komplekse situation. Som altid taler Tode dog her for middelvejen. I *Sundhedstidende* populariseres viden om de betingelser, som åreladningen skal ske under. Forårskuren (den årstidsbestemte åreladning) egner sig således for personer med særlige karakteristika: aldrende, blodrige, korpulente. Den egner sig under særlige livsomstændigheder: for personer, der er vant til åreladning, og som indimellem indtager stærke drikke og svære og sene måltider. Den egner sig ved særlige symptomer: jævnlige opstigelser til hovedet. Men Tode nævner også de betingelser, under hvilke forårskurens åreladninger ikke må finde sted, og han præciserer, at åreladningen må suppleres med diætetikken: de samme personer, som behøver åreladning, behøver også at vogte sig for hidsige bevægelser, stærk kaffe, fyrig vin og varme værelser. Selvom Tode tager forårskuren i forsvar, så må den ikke bruges på mekanisk vis, og i litteraturen i almindelighed ses almuens måde at bruge åreladning sædvanligvis som et af de allermindeligste, men også farligste, udslag af ren overtro.

Endnu værre end overtroen – og "Almuens Selvraadighed i medicinske Ting" (Tode) – er udbredelsen af kvaksalveriet. "Antallet af Fuskere er overmaade stort". Det er Unzer[338], der siger det, men alle læger synes at være enige om det. Listen over disse er uendelig lang og

---

[336]L. Andersen: *Bondens almanak*.
[337]Unzer: *Lægen* I: 17, 33ff, Tode: *Sundhedstidende* s. 66 og *Sundheds-Catechismus* sp. 335.
[338]Unzer: *Lægen* bd. I: 8.

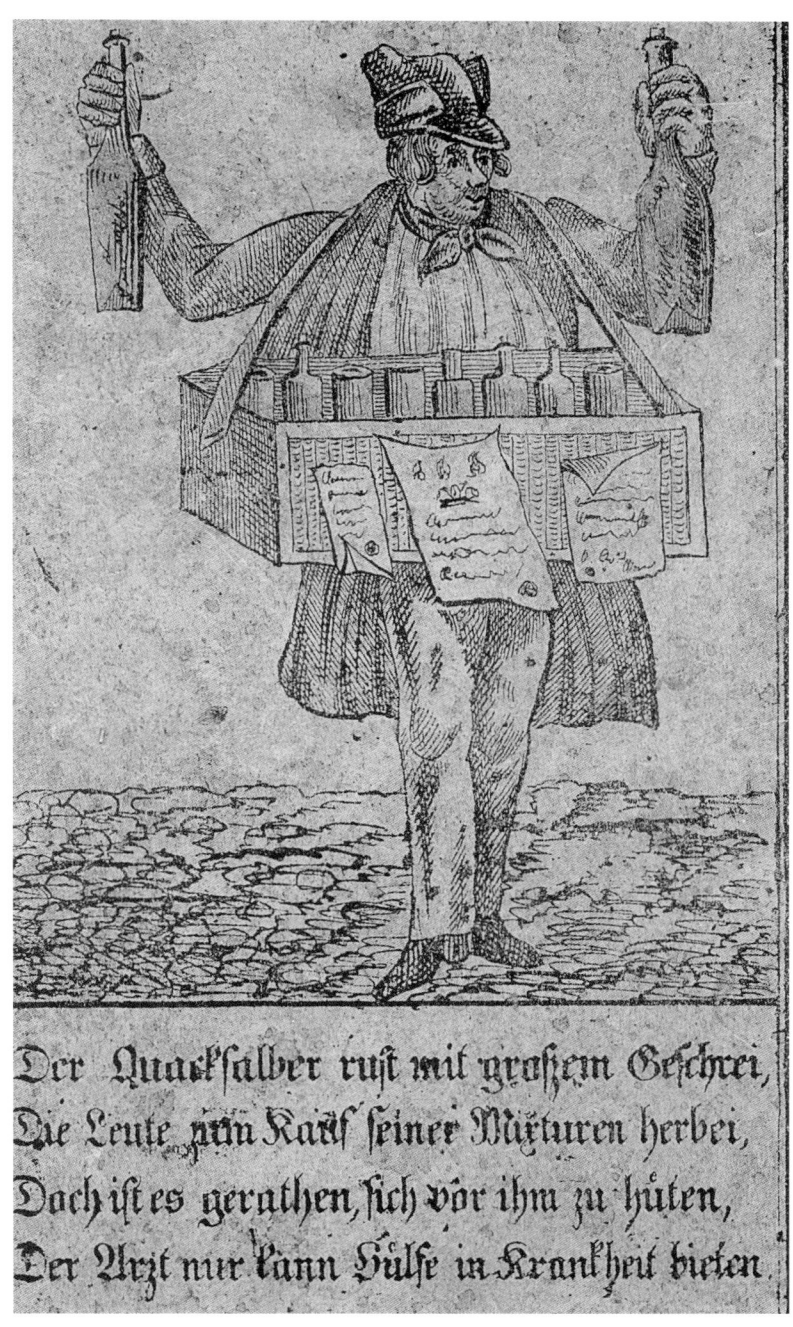

Sådan ser de ud, kvaksalverne – i al fald i lægernes øjne.
Flyveskrift uden år (Medicinsk-Historisk Museum, København).

uigennemskuelig: kloge folk, kvaksalvere, fuskere, markskrigere, hestedoktorer, rendekiællinger, charlataner, kursmede og praktikaster er nogle af betegnelserne. Tissot anslår kvaksalveriet til at være en større plage på landet end alle sygdommene tilsammen. Kurene virker ikke – slet ikke de universalmidler, kvaksalverne roser sig af. For universalmidler er – kroppenes og sygdommenes forskellighed taget i betragtning – slet og ret en umulighed. Dertil kommer, at bonden dermed berøves de penge, som han skulle have brugt til livsfornødenheder og dermed er des mere udsat for sygdom[339]. Men værst af alt for sundhedstilstanden på landet er, at kvaksalvernes kure forværrer sygdommene. Bøndernes ellers enkle og ofte helbredelige sygdomme bliver dermed komplicerede og farlige. Kvaksalverne driver f.eks. koldfeberen tilbage, hvoraf følger, at den kommer ud under andre former og bliver til en farlig feber. Kvaksalverne giver også midler mod smerter, men kun med det resultat, at smerterne varer ved; for en vedholdende smerte er ikke heftig – og en heftig er ikke vedholdende[340], sådan er naturens simple orden. De medikamenter, som kvaksalverne giver, forstyrrer og ødelægger de kræfter i legemet, de ellers skulle støtte[341] – og som bonden i kraft af sin levevis ellers meget bedre er udrustet med end andre. Sygdommene har ikke længere deres naturlige forløb og udseende – og måske bliver de endog ukendelige for lægen[342], og selv de ubetydeligste sygdomme bliver dermed farlige, og andre sygdomme bliver dødelige[343].

Alt i alt "ødelægger Kvaksalveriet hemmelig Landet", og er tilmed farligere og mere frastødende end andre former for forbrydelser, fordi kvaksalverne arbejder i al hemmelighed, og deres gerninger kun sjældent kommer for en dag. Kvaksalverne, siger Tissot – den ivrigste modstander af kvaksalveriet af alle – "aflive Folk i Tusind Tal": folk,

---

[339] Tissot: *Underretning* s. 551.
[340] Unzer: *Lægen* bd II, s. 289ff.
[341] Tode: *Sundhedstidende* s. 416.
[342] Jfr. Foucault: *The Birth of the Clinic* s. 17.
[343] Tissot: *Underretning* s. 552.

som ellers ville være blevet raske af sig selv eller ved lægekunstens hjælp[344].

Når den rigtige lægekunst har så meget større værdi end kvaksalverne, har det at gøre med, at lægerne fra barnsben har arbejdet på at oplyse deres forstand og har ofret den bedste tid af deres liv på videnskaben, så de nu forstår sygdommene, deres årsager og symptomer og kroppen, dens tegn og reaktioner[345]. Mens kvaksalverne drives af pengegriskhed og dermed er 'nedrige' (Tissot), så er de rigtige læger drevet af deres uegennytte. Det gør selvsagt også kvaksalverne værre end selvmedikamenteringen, for i deres tilfælde er der tale om en bevidst udnyttelse af 'Almuens skrøbelige Lettroenhed' (Tissot igen).

For sundhedsoplysningen i almindelighed er der altså ingen tvivl; bondens liv er i al væsentlighed en sund naturlighed, som gør selv hans sygdomme enklere og mere naturlige. Når der alligevel er alt for megen sygdom, og landet (nationen) til stadighed har en for lille befolkning, skyldes det overtroen og alle dem, der groft udnytter den. Hvis bondens naturlighed gør ham sund, så synes hans tro på det overnaturlige at gøre ham syg. På den måde kan naturen hos oplyserne – måske tydeligst af alle hos Tissot – være argument for det sunde, samtidig med, at de kan fastholde, at der er et stort behov for oplysning af de ellers så naturlige bønder.

En folkelig mistro over for lægen

Bøndernes brug af kvaksalvere og deres utilbøjelighed til at følge den akademiske læges anvisninger har dog også andet end under- eller overjordiske årsager. Den 'Maade', lægerne finder, 'Folk paa Landet bruge i deres Sygdomme' er et udslag af overtro, men også af mistro. Lægerne klager over, at det blandt almuen hedder sig, når en person dør som følge af en sygdom, at det var lægen, der slog ham ihjel. Men de klager også over, at almuen lider under den fordom, at deres sygdomme, "ligesom han selv, udgjøre en besynderlig Classe, og at rige

---

[344] Samme s. 551 og 554.
[345] Samme s. 557.

Folks Læger kiende dem ikke"[346]. Men var det ikke en forestilling, lægerne netop selv havde været med til at få frem ved at understrege, at hver enkelt stand og hver enkelt temperament har særlige sundhedsfordringer og en særlig sygdomskarakter[347]?

Den afstand, man opfattede, der var mellem lægerne og folk på landet, var langt fra at være et overfladisk fænomen. Den var snarere af strukturel karakter og hang sammen med forhold i samfundsstrukturen og den måde, de lægelige tjenesteydelser var organiseret på. Det er værd at minde om, at læger endnu i det 18. århundrede var relativt fåtallige, hvis man ellers med ordet læge forstår de autoriserede helbreder-typer. I første række var dette medicinere (dvs. universitetsuddannede) og kirurger (uddannet ved mesterlære eller på Kirurgisk Teater og senere Kirurgisk Akademi). De to grupper tog sig i princippet af forskellige opgaver. Det var medicinerens opgave at stille diagnosen ved indvortes sygdomme og at ordinere behandlingen af disse – ikke mindst den rigtige livsførelse. Kirurgen skulle så tage sig af de udvortes sygdomme, som de (formelt) havde eneret på, ligesom på åreladning[348].

Der var en vis forskel i social anseelse imellem de to grupper, også selvom denne forskel svandt betydeligt ind i løbet af det 18. århundrede og omkring århundredskiftet ser ud til at have været temmelig lille. Kirurgernes uddannelse blev stadig mere grundig og akademisk, ligesom de selv syntes at blive stadig mere dannede. De universitetsuddannede læger på deres side, hvis fornemmeste opgave indtil da især havde været på alment og videnskabeligt niveau at forstå sygdommene og deres årsager (f.eks. som universitetsprofessorer eller fysici, dvs. højtstående medicinalembedsmænd), vendte sig i det 18. århundrede i stigende grad mod patienterne og den behandlende praksis. Også selvom patienterne stadig især var at finde blandt samfundets højststående.

Netop i slutningen af det 18. århundrede øgedes bestræbelserne på at gøre den lærde lægehjælp (både kirurgernes og medicinernes)

---

[346]Samme s. 572.
[347]Jfr. s. 94ff.
[348]Jfr. Norrie: *Kirurger og Doctores* og Vallgårda opslaget 'Læger'.

tilgængelig for mindrebemidlede befolkningslag gennem distriktslæge-
ordningen og gennem opførelsen af hospitaler, men endnu i lang tid
var kirurgerne et sjældent gode, og det var endnu sjældnere at have en
mediciner til at forklare sig sin sygdom.

Det så ikke ud til at være let at bygge bro over kulturkløften mellem
den dannede læge og den landlige patient. Tissot erfarer, at patienterne
vistnok over for de lærde læger føler en vis 'undseelig Frygtagtighed',
og at de er bange for, at lægerne ikke skal bekymre sig oprigtigt om
dem, og for at de ikke vil kunne forstå, hvad lægen siger. Landsby-
lægerne, dvs. kvaksalverne og de kloge folk, derimod, "samtale efter
hans Smag og Fattelighed"[349] – de havde samme kulturelle forudsæt-
ninger som dem selv.

Paulizky så i 1798 samme problem, men vendte skyldbyrden om.
Årsagen til, at bonden sjældent søger læge, er nemlig ikke kun at finde
hos bonden selv, men også hos lægerne: "De staae i for stor Afstand
fra den almindelige Mand, leve paa en fornemmere Fod, føre en kost-
barere Huusholdning og derfor vover han ikke at henvende sig til dem
for de Omkostningers Skyld, som han venter, de ville sætte ham i"[350].

Kulturkløften skilte ikke kun almuen fra lægerne og skabte en
folkelig mistro over for lægerne, men også omvendt. For i en situation,
hvor den akademiske læges status stadig var kritisk og usikker, måtte
patientens sociale status smitte af på lægen[351]. Lægen stod i fare for at
miste status ved at have for megen kontakt med samfundets lavere lag.
Lægerne

> "...denen bey der unvermeidlichen Annäherungen eines Geringen
> angst und bange ist, von den Sitten und der Sprache, ach! der

---

[349]Tissot: *Underretning* s. 572.
[350]Paulizky: *Anviisning for Landmanden* s. iv-v.
[351]Jfr. Göckenjan: *Kurieren* s. 137ff og Frevert: *Krankheit* s. 58-59. Se også Jewson: *Medical Knowledge*, som var den første til at formulere tesen om det 18. århundredes engelske læge-patientforhold som et patronageforhold, hvor lægerne (og her tænker han på de universitetsuddannede) var afhængig af nogle få overklassepatienter, som til gengæld var de magtstærke i forholdet. Det fik betydning for såvel sygdomsbegreb og diagnose som behandling. Lægens status afhang, siger Jewson, ikke så meget af hans professionelle kunnen, som af hans livsstil, smag og almendannelse. Dette sidste var nemlig lettere aflæseligt for patienten end det første.

abscheulichen Sprache des Pöbels angesteckt zu werden, so daß man es ihnen in den erhabenen Kreisen, worin sie sich wälzen, anhören könnte, daß sie sich in ihrem Beruf encanaillirt hätten",

siger Tode[352] beklagende, for hvor gerne ville han ikke gøre lægehjælp tilgængelig for almuen! Tode mener, at så længe lægerne taler til menigmand i et 'fremmed sprog', får lægerne ikke folkelig tillid. Det nytter ikke at frygte for den 'fysiske og moralske smitte'; skal tilliden oprettes sker det gennem personlig kontakt. Lægerne må opsøge de fattige i loftsværelser og kældre, huse og hytter. Alt dette skriveri, siger Tode om sin samtids oplysningsbestræbelser, er tom snak, og han sammenligner råbet på oplysning med posthornets gjalden, som bekendtgør postvognens komme. Kun viser vognen sig at være tom! Alligevel er også Tode fanget i samme problem; hans *Sundhedstidendes* kvalitet afhænger jo af hans læseres kvalitet, hans status af hans patienters.

Netop fordi akademisk uddannede læger primært betjente standspersoner, var de længe næsten udelukkende et byfænomen – og hovedsagelig et hovedstadsfænomen[353]. Afstanden mellem lægerne og landbefolkningen synes altså at have været såvel geografisk som social og kulturel.

Det var almindeligt anerkendt i samtiden, at der var en kløft mellem almuen og den lærde medicin. I Prøjsen diskuterede læger tilmed, om ikke man skulle uddanne en særlig slags læger med baggrund i almuekulturen til at tage sig af jævne folks sygdomme, for at den direkte kontakt med dem skulle lettes. Dermed var det planen, at kvaksalveriet skulle fortrænges. Modstanden fra lægestandens side viste sig dog i første omgang for stor; sådan et korps ville betyde en urimelig konkurrence, hævdedes det. Men fra 1825 uddannedes særlige

---

[352] i: *Der unterhaltende Arzt* bd. IV, s. 143.
[353] Omkring år 1800 var der i Danmark 60 distriktskirurgikater (med hver 1 kirurg) og 9 fysikater (med hver 1 mediciner) fordelt over hele landet. Dertil kom et halvt hundrede udelukkende privatpraktiserende læger (medicinere og kirurger uddannet på Kirurgisk Teater), hvoraf i det mindste halvdelen praktiserede i København. Vallgårda: *Sjukhus och Fattigpolitik* s. 16.

landlæger[354]. I Frankrig oprettedes allerede i årene umiddelbart efter revolutionen et korps af særlige (lavt-uddannede) læger til at tage sig af simple folks simple sygdomme i modsætning til andre samfundslags komplicerede sygdomme som følge af deres mere komplicerede liv. Almuens simple sygdomme krævede ikke så megen faglig ekspertise[355].

Når sundhedsskribenterne i det sene 18. århundrede, som vi har set, virkede for at udbrede sundhedens rationalitet til stadig flere befolkningsgrupper, så var det en vanskelig opgave med indbyggede forhindringer. På begge sider var der problemer i den måde, lægehjælpen var organiseret. Dels var almuens tillid til lægerne begrænset – af en afstand, der både var geografisk, socio-økonomisk og kulturel. Dels måtte lægerne være nølende over for en for nær kontakt med de lavere befolkningslag af hensyn til deres egen prestige. Det gjorde det ikke let at sprede sundhedens budskab. Rationaliteten skulle først bringes til at gælde på et felt, hvor læger aldrig før havde været. Almuen skulle gerne bringes til at have tillid til lægen og både hente lægehjælp hos ham i sygdom og hente råd hos ham i sundhed. Sundhedsoplysningen stødte her første gang på et problem, der skulle få en lang levetid, og som endnu trives: hvordan får man interesseret de ligeglade?

Særlig litteratur til særlige grupper

At oplyse almuen stillede altså sundhedsskribenterne over for særlige problemer. I modsætning til byborgerskabet var almuen øjensynligt ikke modtagelig for rationaliteten. Visse forfattere opgav helt at nå almuen; således i Frankrig den meget kendte læge Begue de Presle, som mente, at størsteparten af befolkningen ville man ikke kunne oplyse om sundhed, for den kunne ikke forstå det og ville ikke høre tale om det.[356]

Hovedparten af de 1700-talsværker om populærmedicin, som retter sig mod andet end et byborgerskab, er da heller ikke værker om

---

[354]Frevert: *Krankheit* s. 57, 63.
[355]Se f.eks. Ramsey: *Professional and Popular Medicine* og Foucault: *The Birth of the Clinic* s. 80-81.
[356]Jfr. Perdiguero Gil: *Los tratados* s. 368.

sundhedens vedligeholdelse, men råd til behandling af sygdom. Det gælder de forskellige nød- og hjælpetabeller og -tavler med råd om behandling og førstehjælp, og det gælder f.eks. Peter Severin Garboes (1767) bog om bukkebladenes nytte og brug og H. Zetlitz' (1789) om husråd mod sygdomme. Ingen af disse to kan dog regnes for typiske, og det er svært at forestille sig, at de har været særligt velanskrevne blandt samtidens læger; Garboe, fordi han gør sig til talsmand for et universalmiddel, Zetlitz, fordi han accepterer alle mulige gamle husråd – og hvad mere er: accepterer ikke at kunne forklare deres virkning på naturlig vis.

Nogle af de første værker, der rettede sig særlig mod landbefolkningen, var de 'hus-', 'hånd-', eller 'landapoteker', der udkom fra slutningen af 1760'erne. Det var lister over lægemidler med anvisninger til deres brug. Den svenske læge Darelius (1767), som forfattede én af disse bøger, forestillede sig, at et sådant apotek skulle findes i hvert sogn, gods eller amt, f.eks. hos klokkeren eller 'en anden ærlig og forstandig' person, som kunne årelade. Bønderne kunne så der få anvisning på det rette lægemiddel mod forskellige plager og sygdomme og kunne købe midlet sammesteds.

Noget tyder på, at almuen lettere lod sig interessere for selvbehandlingen end for sundhedens budskab. Selvom der eksisterede en række anvisninger på lægemidler, blev der før slutningen af århundredet kun gjort meget få forsøg på at give landbefolkningen diætetiske anvisninger – anvisninger på en almen sund levevis. Det mest ambitiøse i denne henseende var den schweiziske læge Auguste Tissots bog *Underretning for Landmanden*, som udkom på dansk i 1770. Tissot ville både give landbefolkningen en autoritativ lægebog i hænde og diætetiske anvisninger, og hans bog kan derfor ses som en mellemform mellem de diætetiske værker og bøgerne om lægemidler.

Tissots bog var den første, der anlagde et makroperspektiv på almuesundheden. Ved at knytte diætetikken til populationismen (dvs. teorien om, at landets rigdom afhænger af befolkningsstørrelsen) insisterer han på den samfundsmæssige værdi af landbefolkningens sundhed. Han tager i sin bog afsæt i et problem, han har iagttaget. Landet affolkes – landet brugt i begge ordets betydninger: både som nationen og som bondelandet; det drejer sig om det schweiziske Pay de Vauds landområder[357]. Tissot opfatter det sådan, at folketallet, som er så vigtig en forudsætning for landets økonomi og produktion, falder dels som følge af militærtjeneste og indvandring til byen, dels fordi de tilbageblivende forplanter sig mindre og mindre som følge af deres overdådige levevis, dels som følge af landbefolkningens ufornuftige fremgangsmåde i plejen af de syge.

Ligesom i den 'borgerlige' individuelle hygiejne, hvor sundheden bliver fremstillet som en borgerpligt, bliver staten og dens interesser hos Tissot til det gyldigste argument af alle for sundheden. Affolkningen repræsenterer en fare for staten; det er for statens skyld, det er værd at tage sig af almuebefolkningens sundhed. Efter Tissot bliver staten et tilbagevendende argument ikke bare for borgernes individuelle sundhed, men for folkesundheden. Men det skal ikke fejltolkes som udtryk for en særlig kynisme blandt lægerne: at befolkningens sundhed kun er interessant, fordi staten afhænger af den. Sagen er, at lægerne må fremføre legitime og slagkraftige argumenter – og det synes statens vel i højere grad end det individuelle vel at være. Det er tilsyneladende igennem appellen til staten, lægerne kan legitimere deres interesse i at tage sig af folk flest.

Tissot gjorde sig store bestræbelser på at gøre sin bog lettilgængelig og nem at bruge ved at udforme den som en opslagsbog og tilføje anvisninger til at fremstille de omtalte lægemidler. Men trods det må Tissot straks fra begyndelsen erkende, at ikke hvem som helst vil kunne forstå bogen eller have interesse i den. Tissots mål er ganske vist, som bogens titel også angiver, at bogen skulle komme i hænderne på bønderne, men han anser dette mål for urealistisk: "Neppe den tyvende Deel faaer uden Tvivl Kendskab om, at saadan en Bog er til; Mange skal ikke kunde læse den, og langt flere ikke forstaae den, saa enfoldig som den endog er"[358].

---

[357] Også i den danske oversættelse tales der om Schweiz, men oversætteren forklarer relevansen af bogen for et dansk publikum med, at affolkningen må regnes for et generelt problem i Europa. Tissot: *Underretning* overs. anm. s. 4.
[358] Tissot: *Underretning* s. 18-19.

Bogen er derfor i stedet tiltænkt "forstandige og retsindige Personer" på landet – i første række præsterne. For der er næppe en landsby uden en præst, og præsterne, hævder Tissot, vil være glade for at kunne hjælpe deres sognebørn også med deres legemlige vel. I anden række tænker Tissot på herskaberne – godsbesidderne. De er respekteret i deres egn, landbefolkningen er jo allerede vant til dem, og herremændene og nådigfruerne vil være interesseret i endnu en måde at kunne vise deres godgørenhed. Dertil kommer kirurger, jordemødre og ikke mindst skoleholdere, som alle vil have god brug for sådan en opslagsbog, når de skal hjælpe bønderne. Måske kunne også ligefrem visse mere progressive bønder bruge bogen[359].

Selvom præsten, herskabet og skolelæreren her installeres som lægekunstens forlængede arm, så har det på ingen måde til formål at gøre lægen overflødig. Disse personer skal kun træde til i akutte tilfælde, og for de alvorligere sygdommes vedkommende skal de udelukkende give den nødvendige behandling i tiden, indtil lægen kan nå frem. Det er ikke lægen, præsten og de andre repræsentanter for det større samfund skal erstatte. Det er kvaksalveren. At gøre lægen nødvendig er, som vi allerede véd, en almen intention i sundhedsoplysningen. Ganske vist er der i oplysningstiden en almindelig enighed med filosoffen Kant om at besvare spørgsmålet: "Hvad er oplysning?" med, at det vil sige, at menneskene forlader deres selvforskyldte umyndighed, dvs. deres manglende evne til at betjene sig af deres egen forstand uden andres ledelse. Man må have mod til at forlade sig på sin egen fornuft. Men dette, fremgår det af de sundhedsoplysende skrifter, må paradoksalt nok ske i overensstemmelse med lægens råd og vejledning.

Tissot ville gerne have bonden i tale, men så ingen anden udvej end at gå gennem præsten. Året før Tissots bog udkom på dansk, havde Abildgaard udsendt sin danske omarbejdelse af von Rosensteins *Underretning om Børne-Sygdomme*, hvori Abildgaard i sin fortale også må appellere til præsterne. Han tvivler på, at bønder og lægfolk "i Almindelighed ere i Stand til at benytte sig deraf saa fuldkommen, som

---

[359]Tissot: *Underretning*, Indledning.

man gierne ønskede; men i Mangel heraf haver man Grund til at troe, at Præsterne paa Landet ville giøre sig denne bog bekiendt for at kunde i Nødsfald være til Trøst endogsaa i Legemlige Svagheder". Også Todes forbillede for sine sundhedstidender, det franske *Gazette de Santé*, regnede kun med at kunne nå landbefolkningen gennem præsterne[360]. Det viser sig også, at Tode senere, i 1790'erne, selv havde planer om at udarbejde en populær bog om lægemidler med titlen *Præsternes og Landalmuens medicinske Haandbog*[361], og endnu nogle år senere ønskede Paulizky også at få bonden i tale; hans *Anviisning for Landmanden til en fornuftig Sundhedpleje* havde til formål at sætte folk i stand til i nødsfald at hjælpe sig selv. Men bønderne havde, som jeg ovenfor citerede Paulizky for at mene, ikke megen tillid til lægen, dels fordi de var forblindet af fordomme, dels fordi lægen levede på en meget fornemmere fod. Kløften mellem landalmue og lærde lod sig tilsyneladende kun meget vanskeligt overskride. Paulizky kunne dårligt forestille sig, at almuen skulle være del af hans publikum: "Men for Landsbyepræster, Proprietairer og andre paa Landet levende cultiverede Mennesker, tænker jeg det kan blive en brugbar Huusbog; thi for Folk, som slet ikke læse, eller ei kan overtænke det, som de læse, skrev jeg ikke". Igen tilkaldes præsterne altså til at hjælpe landbefolkningen i sygdomstilfælde. Præsterne er nemlig særlig egnede til det, fordi "De kiender enhvers Omstændigheder, Levemaade og Trang i deres Menighed, og besidde deres uindskrænkede Fortrolighed, eller kunne dog i det mindste meget let erhverve sig den, naar de vise sig som Mænd af Indsigter og god Villie"[362].

Paulizkys mål var at komme i forbindelse med folk på landet, men han påkalder alligevel præsten i indledningen. Samme forvirring med hensyn til det tiltænkte publikum findes i bogen *Udkast til en Medicina ruralis*, som i sin undertitel kalder sig *Medicinsk Haandbog for Landmanden*[363], men af hvis fortale det også fremgår, at bogen er bestemt til akademiske forelæsninger, som skal give præster og

---

[360]Vigarello: *Le sain et le malsain* s. 189.
[361]det fremgår af fortalen i Todes oversættelse af *Sundheds-Catechismus*.
[362]Paulizky: *Anviisning for Landmanden* s. vii-viii.
[363][Metzger]: *Udkast til en Medicina ruralis*.

godsejere – dem, som allerede har bondens fortrolighed – kendskab til lidt medicin for dog at kunne hjælpe bonden en smule. Og forvirringen afspejles i recensionen af samme bog i *Physicalsk, oeconomisk og medicochirurgisk Bibliothek for Danmark og Norge*[364]. Her beskrives, hvordan bogens mål er at give præsterne og godsejerne medicinsk viden, men det konstateres derefter, at bogen ikke er så god som "Tissots, Mangors, Rosensteins, Baumgartens og flere populære medicinske Haandbøger, som alt ere i Landmandens Hænder".

Da opmærksomheden i de sidste årtier af det 18. århundrede rettedes mod landbefolkningens sundhed, var der således straks fra starten en bevidsthed om, at det ville blive problematisk at nå almuen med sundhedslitteraturen. Der var for stor forskel mellem forfatterne og almuen. Der måtte en særlig litteratur til. Det er karakteristisk, at problemet med at få landbefolkningen i tale affødte en hel metalitteratur om emnet – en hel diskussion om sundhedsoplysnings mål og midler opstod. Et eksempel er den ovenfor nævnte *Medicina ruralis*, et andet er J.K. Osterhausens stort anlagte værk om sundhedsoplysning, hvoraf dog kun første bind udkom[365]. Nu gjaldt det også oplysning om oplysningen.

Præsten som lægens stedfortræder

Spørgsmålet om, hvorvidt præsterne skulle kunne fungere som en slags reserve-læge på landet, var et almindeligt emne i oplysningstidens diskussioner. For som det er fremgået, syntes lægerne at have svært ved at komme i forbindelse med det jævne folk, og det var også klart, at skulle sundhedsoplysningens intention om, at folk skulle lære at værdsætte lægen og bruge ham, blive til noget, så var der ikke læger nok. Selvom der i disse år (fra 1770'erne) etableredes et statsligt distriktslægesystem, så var læger, især de akademisk uddannede, jo stadig næsten kun et byfænomen. Andre repræsentanter for rationaliteten måtte altså træde til. I Tyskland slog lægen Johann Peter Frank i sit

---

[364]*Recension af Udkast til en medicina ruralis.*
[365]Osterhausen: *Ueber Medicinische Aufklärung.*

i samtiden vidt berømte værk om det medicinske politi (dvs. den rigtige indretning af samfundet i henseende til sundheden) til lyd for, hvad han kaldte præste-læger.[366] Også andre regnede præsterne for velegnede til opgaven. Det var der flere årsager til. De var som de eneste lærde øvrighedspersoner jævnt spredt over hele landet. De havde (mente man) allerede almuens tillid – i modsætning til lægen – og havde allerede en vis moralsk autoritet at udøve over for sognebørnene. Deres dannethed gjorde det temmelig let for dem også at opnå den nødvendige medicinske viden. Den viden, foreslog flere, deriblandt Frank, kunne gives de teologiske studerende som forelæsninger på universitetet. Linné regnede med, at otte dage ville kunne række[367]. Som vi har set, forestillede man sig, at der på landet var færre slags og mere enkle sygdomme, og at de snarere var ydre end indre sygdomme. Præsterne kunne derfor have deres store nytte på trods af, at de højst kunne have en overfladisk medicinsk viden. Frank peger i sin bog på, at man på landet kunne bruge urter mv., som nemlig egnede sig til landets enklere sygdomme. Derfor måtte (reserve)landlægen kunne botanik og kemi, men behøvede ikke kunne så meget farmaci, lægemiddelvidenskab og praktisk terapi. Ganske vist ville nogle ting nok, hævdede Frank, være under præstens værdighed, såsom at give plastre, igler og klystere og at årelade (ting som nemlig alle sammen kræver, at patienten fysisk berøres). Men måske var disse ting passende opgaver for skolelæreren, tænkte han sig.[368] Hvis præsten skulle være reservelæge, så skulle skolelæreren altså være reservekirurg, og således skulle det eksisterende lægelige hierarki på logisk vis reproduceres på landet.

Men hvad skulle få præsten til at indvillige i at påtage sig sådanne opgaver? Flere ting. For det første at der ikke så meget var tale om at erstatte lægen som at udrydde almuens overtro og kvaksalverne, og netop det naturmystiske, hedenske præg ved folkemedicinen kunne godt bekymre præsten.[369] For det andet at præsten jo allerede havde

---

[366]Jfr. Heller: 'Priest-Doctors'.
[367]Samme.
[368]Samme.
[369]Tissot, f.eks., mener, at når præsten yder lægehjælp til sognebørnene, sættes han "i stand til at udrydde forudfattede Meeninger og Overtro" (*Underretning* s. 18). – Se også Frevert:

fået rollen som lokal repræsentant for statens sundhedsinteresse; for det var præsten, der gennem kirkebøgerne skulle levere staten materialet til systematisk registrering af befolkningen – bogholderiet med statens menneskemateriale. Også folketællingerne var på landet præsternes ansvar. Og præsterne havde opsynet med sognets jordemødre – og senere skulle de yderligere få opgaven med at koppevaccinere. En anden grund fremførtes som det stærkeste argument i litteraturen om 'pastoralmedicinen': når nu præsterne alligevel kommer hos de syge – for nemlig at berede dem til døden – så vil de nyde godt af den ære og glæde, der er ved at hjælpe bønderne – og dermed staten[370]. Præsterne ville få større værdi i folks øjne, lyder argumentet. Og som et yderligere argument for, at præsterne skulle betros en lægerolle, tjener dét, at præsterne faktisk allerede langt tilbage i tiden havde ydet hjælp i sygdomstilfælde. De danske standardværker i kirkehistorie nævner ganske vist ikke præstens funktion som læge, men den har heller næppe været relevant for en historieskrivning, der snarere stiler mod en religions-, idé- eller forkyndelseshistorie end en præstehistorie. Derimod er kulturhistorikeren Georg Hansen på sporet af præsten som læge. Selvom, som han siger, præstens virksomhed som læge "kun glimtvis [træder] frem", så kan Georg Hansen fortælle, at det var præsten, man tyede til, når det kneb, dels fordi han ofte var den eneste, der var, dels fordi man troede mere på ham end på lægerne[371].

Lægerne havde en fornemmelse af, at almuen søgte hjælp hos præsten, men også hos de lokale godsbesiddere; også de var interesserede i at vise sig som gode herrer og nådige fruer. Når den tyske læge Reil beklager sig over alle de ikke-lægelige behandlere, indbefatter han – efter alt at dømme ikke uden grund – "de rabarberuddelende landadelige damer"[372]. Der er sikkert god grund til at mene, at præsterne

---

Krankheit s. 55.

[370]Det mente også f.eks. Linne (iflg. Heller *'Priest-Doctors'*) og Tissot i: *Underretning* s. 18-19.

[371]Hansen: *Præsten paa Landet* s. 152-55. Præstens lægelige funktion er lige så fraværende i lægernes professionshistorie som i kirkehistorien; heller ikke i medicinhistoriske standardværker bliver den behandlet.

[372]Citeret efter Frevert: *Krankheit* s. 350 (note 21, min overs.). Rabarberpulver var et almindeligt afføringsmiddel.

sammen med herskaberne allerede var del af et behandlersystem, som det kun gjaldt om at bygge videre på. Det nye var derfor ikke, at præsterne skulle træde til, men at det nu ikke længere skulle være på en mere eller mindre overtroisk basis[373]. Mere end man ville installere noget nyt, var der tale om, at man ville transformere det gamle til en rationel hjælp, baseret på populariseret videnskabelighed.

Ideen om 'præste-lægerne' mødte dog modstand fra flere sider. For var præsterne ikke med deres opfattelse af tingene som himmelsk determinerede uegnede til at varetage så sekulær en opgave[374]? Og når det kom til stykket: var den medicinske uddannelse, man kunne give dem, alligevel ikke for lemfældig til at yde faget retfærdighed? Osterhausen konstaterede i 1798, at hvad angår lægekunsten, er præsterne for lige så ulærde at regne som alle andre. Det mener han ses tydeligt af, at de stadig anbefaler de halvårlige åreladninger, forårskure osv. De holder sig endog ikke tilbage for at tilkalde kloge folk, når de selv er syge[375]. Præsten er altså i hans øjne i denne forbindelse knapt andet end en lærd kvaksalver.

Som det eneste land indførte Sverige undervisning for teologistuderende i medicin[376]; i andre lande var modstanden for stor. Men i hvor høj grad præsterne alligevel viste sig som ægte lysets repræsentanter og forsøgte at skaffe sig lidt medicinsk viden, er ikke så lige til at svare på. I sin oversættelse af Fausts *Sundheds-Katekismus* har Tode i al fald tilføjet følgende bemærkning om, hvad man skal gøre, når der ikke er nogen 'ordentlig læge' i nærheden. "Man skal raadføre sig med Præsten. Han har gierne hørt medicinske Collegier og læst Sundhedsskrifter; i det mindste har han bedre Kundskaber end de, der aldrig have studeret Lægevidenskaben"[377]. Tode kunne have sine gode grunde til at mene, at mange af præsterne var velinformerede. Hans egne sundhedsskrifter, i hvert fald hans *Sundhedstidende*, havde jo en del

---

[373] Jfr. Pompey: *Die Bedeutung der Medizin* s. 295.
[374] Jfr. Mitchell: *Rationality and Control*.
[375] Osterhausen: *Ueber Medicinische Aufklärung* s. 31. Om mangfoldigheden af sameksisterende kategorier af behandlere og brugen af dem på kryds og tværs af sociale og kulturelle grænser, se i øvrigt f.eks.: Ramsey: *Professional and Popular Medicine*.
[376] Heller: 'Priest-Doctors'.
[377] Faust: *Sundheds-Catechismus* spørgsmål 266.

gejstlige abonnenter. I *Sundhedstidende* gav han da også udtryk for, at han især håbede, at hans abonnenter ville udgøres "i Almindelighed af alle ordentlige Læger, ja endog af det velærværdige Præsteskab og andre for Medicinen ei ganske fremmede Personer i Provintserne..."[378].

Under alle omstændigheder skortede det ikke på opfordringer til i nødsfald at bruge præsten frem for andre – og de findes også i sådanne alment oplysende skrifter til landalmuen som *Bondepraktika*en fra 1805. Her får læseren det råd i tilfælde af pludselige dødsfald ikke at "forsømme strax at lade hente den nærmeste Læge, eller om han er langt borte Præsten; som maaskee kan give nogle gode Raad indtil han kommer...". Har man ikke andet, må man tilsyneladende i al fald gå ud fra, at de lærdes råd er bedre end andres.

Præsten som lægens eller fornuftens stedfortræder er et tema, der går igen. I den tyske filantropiske pædagog C.G. Salzmanns bog om *Peder Jensen eller Anviisning til en fornuftig Børneopdragelse* fortæller en (fiktiv) far om sin søns opvækst fra før undfangelsen, til han bliver gift. Her er rollefordelingen ganske klar. Peder Jensens far er en fornuftig bonde – i modsætning til flere af hans standsfæller – og er netop i kraft af sin fornuftighed placeret i spændingsfeltet mellem den bondske overtro og ufornuft og den nye fornuft repræsenteret af skolelæreren, præsten og landfysikusen (den stedlige, universitetsuddannede læge). Hustruen er nok noget enfoldig og præget af det traditionelle samfund, men hun er grundlæggende god og kærlig, og ikke mindst har hun sunde arvelige anlæg. I fortællingens løb fristes faderen indimellem af bondekulturens almindelige tendens til overtroiske husråd og må gå flere prøver igennem. Han formår dog at holde ret kurs i kraft af sin egen fornuft og de råd, som beredvilligt gives ham af de lærde og fornuftige folk, der omgiver ham. Som en form for opsummering får vi med jævne mellemrum præstens mening om den opdragelse, Peder Jensen får, og er Peders far i tvivl, bliver præsten rådspurgt. Den gamle overtro må svinde for fornuft og lys, og vi lades ikke i tvivl om videnshierarkiet med bonden nederst, dernæst skolelæreren, så præsten og øverst landfysikusen.

---

[378]Tode: *Sundhedstidende* s. 41.

Påkaldelsen af præsten som stedfortræder var ikke en oplyst tid fjern. Præsten var jo allerede involveret i mange former for vidensformidling. Og det sene 18. århundredes sundhedsoplysere var fuldt ud klare over, at de måtte udnytte de etablerede kanaler. Det skal vi se nærmere på i det følgende.

Sundhed, sygdom og bondens almanak
Der er ingen tvivl om, at overtroen i sundhedsoplysernes øjne ikke mindst blev formidlet gennem almanakker og kalendere, som regnedes for en særlig folkelig litteraturform. Ved siden af Bibel og salmebog var de formentlig de mest udbredte bøger blandt den danske almue indtil midten af det 19. århundrede – og de nød efter alt at dømme stigende popularitet i løbet af det 18. århundrede. Almanakken var basalt set en kalender over årets dage. For hver uge var så angivet et skriftsted og for hver dag dagens navn og ved hjælp af signaturer 'himmeltegnene' (i hvilken dyrekreds, månen befinder sig), planeterne og deres stilling, månens faser og endelig forudsigelser af vejr og vind nogle dage ad gangen. Ud af himmeltegnene skulle den rette tid og det rette sted på kroppen for åreladning så kunne uddrages, og almanakkens tegn blev også brugt til at udlæse anvisninger til arbejdet: angivelser af dage, der særligt egnede sig til dette eller hint gøremål, og til forudsigelser af vejr og høst – og i det hele taget gode råd[379].

Vel fordi åreladningstidspunkter fra starten var en af de vigtigste elementer i almanakkerne, blev almanakken ikke mindst opfattet som en bog, der handlede om sygdom og helbredelse. Nogle gange blev almanakken også set som en halvvejs magisk eller hellig bog – så meget, at bogen i sig selv kunne besidde overnaturlige kræfter og på den måde indgå i kloge folks kure og bare ved sit fysiske nærvær udvirke forskelligt[380]. Så selvom åreladningsanvisningerne som nævnt forsvandt fra kalenderen allerede før 1700 i Danmark (det skete betydeligt senere i visse andre lande), betragtede oplysningens re-

---

[379]L. Andersen: *Bondens almanak* og P. Schmidt *Litteratur for menigmand*.
[380]Se L. Andersen: *Bondens almanak* og R. Porter: *Introduction*.

præsentanter stadig almanakkerne som en af de vigtigste kilder til almuens vrangforestillinger i henseende til sundheden.

Til at bekæmpe det kvaksalveri, som han mente bidrog meget til at affolke landet, peger Tissot (1770) på flere ting. Blandt dem er – ikke underligt – at ændre på almanakkerne. Tissot råder til, at man "udrydder af Almanakkerne alle astrologiske Regler betræffende Læge-Kunsten, som bestandigt hielpe til at vedligeholde farlige forudfattede Meeninger om den Videnskab..."[381]. Mange bønder dør nemlig hvert år af forkert åreladning, hævder han. Almanakkerne, med deres "latterlige Fabler, de forunderlige Hændelser og skadelige astrologiske Raad" tjener til at "vedligeholde Uvidenhed, Lettroenhed, Overtroe og de bedrageligeste Fordomme i Henseende til Sundheden, Sygdommen og Lægemidlerne"[382]. Osterhausen, som skriver om sundhedsoplysning, regner med, at der ganske vist nogle steder er gjort anstalter til forbedring af almanakkerne. Men det vil tage lang tid at gøre den skade god igen, som de gennem århundreder har påført folket[383].

Endnu i 1794, midt i en oplysningstid, er der ifølge en anmeldelse i *Physicalsk, oeconomisk og medicochirurgisk Bibliothek* ikke meget godt at sige om *Bonde-Practica eller Vejrbog* – en udgivelse i slægt med almanakken. Den er stadig præget af overtroiske vejrvarsler og anvisninger på, hvordan man skal helbrede med åreladninger. "Dette Skrivt, som er den afskyeligste Samling af hvad Overtroe har kunnet frembringe i Barbariets Tider, skal [...] første Gang være trykt i Aaret 1708 [...] utroeligt synes det, at nogen Forlægger turde vove at fremkomme med dette Uhyre i Aaret 1794..."[384].

Endog Zetlitz, som med sin bog om gamle husråd synes at placere sig på randen af den etablerede medicin, véd nok, at det at bruge disse folkelige bøger er at gå lovligt vidt. Han fortæller, at de husråd, han har trykt i sin bog, har han samlet ind i forbindelse med sin egen lægepraksis, men også ihærdigt ledt efter dem i forskellige bøger. Ja, "selv Bonde-Praktiken ej undtagen"! Skal vi forstå det sådan, at han har en

---

[381]Tissot: *Underretning* s. 564.
[382]Samme s. 16.
[383]Osterhausen: *Ueber Medicinische Aufklärung* s. 340ff.
[384]*Recension af Bonde-Practica eller Vejrbog* (1794).

fornemmelse af at være gået vidt – og måske lige vidt nok – i sine bestræbelser?

Det var almindeligt anerkendt, at almanakken var en af de kanaler, der måtte lukkes, hvis bonden skulle rives ud af sin overtro og sit magiske univers. Men én strategi var bedre endnu. Fornuften kan listes ind, hvis man kan formidle et nyt indhold i almanakkens gamle form. Gør man det, så har man på én gang udryddet overtroen og indført rationaliteten.

Almanakken er den eneste bog, folket læser, hævdede en tysk læge i 1764, og en anden mente, at man kun kunne nå bondens ånd på to måder: enten gennem præsten eller gennem kalenderen[385]. Allerede i 1760 havde Struensee anbefalet, at den tyske 'folkekalender' skulle gøres til organ for sundhedsoplysningen, og flere andre tyske læger foreslog, at myndighederne skulle udgive særlige sundhedskalendere[386]. I Sverige var det allerede sket med lægen Nils Rosén von Rosensteins *Underretning om Børne-Sygdomme* (den, Abildgaard senere oversatte), der udkom stykvis i små almanakker fra 1753 – hvad Tissot[387] da også fremhæver som et prisværdigt eksempel på sundhedsoplysning til folk flest, omend han ikke selv har haft mulighed for at læse dem (vel fordi de jo var på svensk).

Også i Danmark forsøgte man at reformere almanakken i sin helhed i det 18. århundrede, især for at gøre den til et organ for oplysning i forbindelse med landboreformerne. I 1782 blev det bestemt, at Det kongelige Landhusholdningsselskab skulle give anvisninger på godt landmandskab i almanakken, og fra lidt ind i det 19. århundrede vandt populærvidenskabelige artikler indpas. Disse (landbo)reformerende almanakker mødte ganske vist et afsætningsproblem, for folk var tilsyneladende ikke meget for at købe dem, og sine steder kom det endog til tumulter på markederne, når det gik op for folk, at de ikke kunne købe den gamle[388].

---

[385] Fischer: *Geschichte* bd II, s. 153.
[386] Jfr. Winkle: *J.F. Struensee*, Fischer: *Geschichte* bd II, s. 156 og Frevert: *Krankheit* s. 52.
[387] i *Underretning* s. 16.
[388] L. Andersen: *Bondens almanak* se også, for tyske forhold, Frevert: *Krankheit* s. 52.

Også *Bondepraktika*en, den alderstegne bog med vejrvasler og andre forudsigelser, forsøgte man omkring århundredskiftet at gøre til repræsentant for den nye fornuft. 1805-bondepraktikaen, en af de 'reformerede' udgaver, indledes med en forklaring på, hvorfor den nu ikke længere indeholder spådomme og astrologiske forudsigelser. Det er, fordi den Tid er ved at være forbi, hvor "Hexer og Hexemestere, vise Mænd og dumme Spaamænd" havde magt over den danske almue. Læseren forsikres om, at måne, stjerner og planeter ikke er andet end ganske naturlige og livløse ting, som ingen indflydelse har på menneskers lykke og ulykke. Bondepraktikaen havde tidligere haft forklaringer på hver enkelt planets personlige egenskaber og deres indflydelse på menneskelivet. Men den nye udgave vil redegøre for sandheden om planeterne; deres placering i solsystemet, størrelse og omløbstid. Planeterne er 'døde Klumper' understreges det. Det skinner igennem, at de har navne, fordi de er opkaldt efter antikke guder, ikke fordi de er sammenfaldende med dem og deres egenskaber. I denne nye type bondepraktika skal den overnaturlige tro erstattes af en naturlig viden. Forfatteren har, siger han, valgt titlen *Bondepraktika* for at beholde det gamle navn, og – kan man vel tilføje – for at benytte sig af almuens fortrolighed med – og forkærlighed for – bogen. Bondepraktikaen var stadig i denne 1805-udgave opdelt i måneder med angivelser af de arbejdsopgaver, en bonde har i hver måned. Men det skyldtes ikke længere, at bestemte ting må gøres på bestemte tidspunkter for at udnytte en særlig kraft, men at forfatteren vil huske bonden på opgaverne, så de ikke forsømmes. Og, forsikrer forfatteren, det var i virkeligheden også bare derfor (for at huske folk på vigtige gøremål), at de blev forklaret med magi i almanakkerne førhen. "At man [...] i forrige Tider, anviste enhver Gierning sine visse Dage er snarere skeet paa det Tingen ej skulle reent glemmes og efterlades end fordi det absolut skulle skee paa denne Dag"[389] – en fuldt ud funktionel forklaring, altså. For denne *Bondepraktika*s forfatter har selv det overnaturlige sin naturlige forklaring.

---

[389]*Bondepraktika* for 1805 s. 56.

En vigtig del af bondepraktikaen havde som nævnt altid været anvisningerne til åreladning, kopsætning, svedekure og purgeren. I 1744-udgivelsen, for at tage et eksempel, fylder disse anvisninger mere end 10 af de 87 sider. Vi får angivelser af de rette tidspunkter for de halvårlige åreladninger, man bør undergå, men også detaljerede anvisninger af, hvor på kroppen, man skal årelades ved bestemte lidelser[390].

I den reformerede 1805-udgave har sygdom og behandling stadig sin nødvendige plads i Bondepraktikaen. Men i en ny form. Anvisningerne til åreladning er helt forsvundet. I stedet har der indfundet sig en række husråd og råd om lægeurter mod både menneskers og dyrs sygdomme. Og ikke mindst betones vigtigheden af at tage ansvar for sit eget liv, og der redegøres for en række regler for, hvordan man skal leve for at leve længe og sundt. Samtidig påpeges vigtigheden af at søge en rigtig læge ved andet end lette sygdomme. Hvor den gamle bondepraktika i spørgsmålet om menneskets sundhed begrænsede sig til de forebyggende åreladninger, så er den nye rettet meget mere mod sundhedens almene betingelser. De sundhedsregler, som bondepraktikaen redegør for, viser i øvrigt deres åbenlyse beslægtethed med de antikke ikke-naturlige ting (luft, mad & drikke osv.). Det drejer sig om levevisen i sin helhed. Dog har udsondringerne og sindsbevægelserne ikke fundet plads imellem dem – hvilket næppe er helt tilfældigt, for de formodes nok hos almuen at gå af sig selv. Ellers gives der råd om udluftning af boligen, om passende klæder, sunde spiser og drikke, arbejde, hvile og sengetider – altså stort set svarende til tidens øvrige sundhedsoplysning.

Mens menneskets levetid i den gamle type af bondepraktika er nogenlunde fastlagt af stjerner og planeter (og f.eks. fremgår af hvert stjernetegns horoskop[391]), så er sundheden og levetiden i den nye, reformerede nøje knyttet til levevisen. I afsnittet 'Om Menneskets Alder' i 1805-udgaven, som karakteristisk nok har fået plads mellem

---

[390] *Bondepractica, eller Veyr-Bog, hvoraf man kand kiende Det ganske Aars stedsevarende Løb og Veyrligt, fra Aar til Aar.*
[391] Det hedder, for at tage bare ét eksempel, i *Bondepractica*'en fra 1744 om skytten, at "om han lever indtil han bliver 28 Aar gammel, da lever han til han bliver 80 Aar...".

råd for sygdomme for husdyr og anvisninger til træplantning, hedder det:

> "Det beroer næsten altid paa os selv, om vi ville blive gamle eller ej. Vor Levemaade gjør meget hertil; ere vi dovne, skidenfærdige, søvnige, vredladne, hevngierrige, hengivne til stærke Drikke eller Løsagtighed; saa nedbryde vi forsætlig vor Sundhed og komme tidligere i Graven, end ellers. Ere vi derimod venlige, nøjsomme, arbeidsomme, ædruelige og behielpsomme mod andre Mennesker; saa have vi sunde Dage og ere endnu naar vi ere gamle ligesaa raske og muntre, som den unge..."[392].

Et langt skridt, må man sige, fra fatalisme og en tro på, at livets dage er talte. Når folk i gamle dage blev ældre, siger forfatteren, var det ikke, fordi menneskene dengang af sig selv levede længere. Heller ikke til dem kom sundheden, uden at de gjorde sig umage. De var sunde og stærke, fordi de var i bestandig bevægelse.

Ligesom på så mange andre områder skulle der altså reform til i disse år – også af den folkelige læsning. Almanakker og bondepraktika skulle omformes fra overnaturlig astrologi til naturlig astronomi med et tilskud af morallære og agitation for driftighed.

I de sidste tiår af det 18. århundrede, da bonden og hans sundhedstilstand blev synlige – lidt senere end borgeren og hans sundhed blev det – var der således fra starten en bevidsthed om, at der måtte en særlig litteratur til for at nå almuen. Netop fordi det var sværere at nå almuen, og lægerne af forskellige grunde følte sig på afstand af den, regnede de med at måtte benytte sig af velkendte kanaler: præsten og almanakken. For disse to institutioner gjaldt også, hvad der formentlig har været medvirkende til, at de var tillokkende at bruge, at der til dem var knyttet religiøse og magiske egenskaber. Disse egenskaber kunne udnyttes til at formidle sundhedens budskab – at give den en kvasi-religiøs karakter. En tredje velkendt kanal – også ladet med religiøs betydning – var sundhedskatekismen. Det er om den, næste kapitel handler.

---

[392] *Bondepraktika* for 1805 s. 104.

Sundhedens katekisering

Populærmedicinske opslagsbøger af Tissots type med deres blanding af diætetiske råd og anvisninger til sygdomsbehandling var især tænkt som middel til at gøre noget ved sundhedsforholdene på landet. De synes mange steder at have været meget efterspurgte – både i deres hjemlande og som oversatte udgaver i andre lande. Således udkom Tissots bog i ti oplag på seks år; den blev i alt trykt i mindst 46 udgaver på 15 forskellige sprog, og Buchans bog *Huuslægen*, som var af samme tilsnit, udkom i alt i 142 udgaver alene på engelsk – deraf ganske vist en del op i næste århundrede[393]. På trods af de mange oplag havde man, i al fald på kontinentet, en fornemmelse af, at sundhedsbøgerne alligevel ikke nåede almuen, men kun de dannede lag – som de jo også, når alt kom til alt, var rettet imod. Af deres indledende kapitler fremgår det, at både Buchan og Tissot rettede deres bøger mod den landlige elite, men noget tyder på, at det især var byborgerskabet rundt om i Europa, der læste bøgerne[394]. Heller ikke for Danmarks vedkommende får vi indtryk af, at bønderne havde særlig mange bøger til rådighed om sundhed, selvom recensionen af *Udkast til en Medicina ruralis i Physicalsk, Oeconomisk og medicochirurgisk Bibliothek*[395] som nævnt taler om "Tissots, Mangors, Rosensteins, Baumgartens og flere populære medicinske Haandbøger, som alt ere i Landmandens Hænder". De fleste af tidens sundhedsoplysere mener ikke, bøgerne er særlig udbredte: der skrives for lidt for menigmand, og oplyserne føler sig fra begyndelsen stillet over for en svær opgave i at få overbevist almuen. Når Nicolai Bøtcher i sin fortale til oversættelsen af Faust *Sundheds-Katekismus* fastslår, at "Den populære Medicin er i Dannemark kuns lidet dyrket", så fremhæver han, at alle udgivelserne "ere

---

[393] Dihle: *B.C. Faust*, Emch-Deriaz: *Tissot* og Rosenberg: *Medical Text*.
[394] Vurderet ud fra antallet af oplag sammenholdt med et skøn over demografiske fakta og analyser af tekstens stilistiske og retoriske virkemidler, se: Rosenberg: *Medical Text*, Perdiguero Gil: *Los tratados* og Coleman: *Health and Hygiene*.
[395] Recension af: Udkast til en medicina ruralis.

egentligen kun skrevne for Middelstanden". De er for svære at forstå, for dyre og derfor er de ikke egnet for de "lavere Stænder, som hverken have Lyst, Tid eller Evne" til at købe og læse dem.

Men der var også andre årsager til, at opslagsbøger af Tissots slags rundt om i Europa blev set som problematiske. Der var nemlig dem, især blandt lægerne, der også havde indholdsmæssige indvendinger imod dem; for opfordrede bøger af denne type ikke almuen til at behandle sig selv og sine, dvs. til kvaksalveri? En tysk læge mente i 1790, at Tissots bog forklarer behandlingen af de enkelte sygdomme alt for omfattende, og dermed opfordrer den lægfolk til selvbehandling, og er alt for farlig, ja, den er "som en kniv i hånden på et barn" – en advarsel, som allerede under Reformationen havde været brugt i spørgsmålet om almuens bibellæsning. Skulle almuen opdrages, skulle det i al fald ikke være til at behandle sig selv[396].

Katekismen i oplysningens tjeneste

Det var altså et problem, at bøgerne ikke nåede almuen. Og hvis de gjorde det, så fik det måske farlige virkninger. Kritikere mente, at man burde udforme en særlig populærlitteratur til almuen, som skulle være lettere tilgængelig i sprog og pris, og som skulle give råd om den sunde levevis og ikke så meget om sygdomsbehandling. Fra starten var katekismeformen – med dens vekslen af spørgsmål og svar i forholdsvis korte paragraffer – regnet for særlig velegnet til formålet. De korte og entydige svar mente man lettede både hukommelsen og forståelsen. Dialogformen havde allerede en lang fortid bag sig, og i det 18. århundrede blev den foretrukket i mange sammenhænge; yndet i romaner, i filosofiske skrifter og faglitteratur – og altså også brugt i sundhedsoplysningen. Allerede længe før havde den været i brug i den engelske bog, Bøeg oversatte og gav titlen *Sundhed bragt for Lyset og i forrige Stand igien ...* (1759), som ligefrem udspiller sig som en række dialoger mellem flere rolleindehavere: hjertet, maven, 'præjudice', forstanden, eftertanken, søvnen, doktoren m.fl., som skiftevis – to

---

[396] Sahmland: *Der Gesundheitskatechismus*. Se også Mitchel: *Rationality and Control* og Dihle: *B.C. Faust*.

eller tre ad gangen – gør deres entré på scenen for at levere deres replikker. Dialogformen formodedes vel at bidrage til at gøre fremstillingen levende. Jeg har allerede givet eksempler fra det persongalleri af spørgere, som Tode opfandt til sit *Sundhedstidende* for at få lejlighed til at besvare bestemte spørgsmål. Formodentlig har Tode hentet ideen med de fiktive læserbreve hos den tyske læge Unzer, som i sit ugeskrift benytter sig flittigt af dem til at etablere en underholdende, debatterende form for dialog mellem læser og forfatter. Udover dette giver læserbrevene som omtalt Tode anledning til at fremføre sine svar og derigennem portrættere københavnerne, men der er muligvis endnu en grund til at foretrække dem: i læserbrevene fremstår læseren som en, der behøver og efterspørger den medicinske viden, som lægen formodes at besidde[397] – måske er det udtryk for et læge-patient-forhold, som lægerne kunne ønske sig det: patienten/læseren som den spørgende og lydhøre, lægen som den vidende og forklarende. Men, som jeg vil vise nedenfor, var denne form for dialog af en helt anden type end sundhedskatekismens, som nemlig ikke har intentionen om at underholde eller give rum for debat. Og det var faktisk allermest over for de uuddannede, dialogformen blev anset for passende.

Her i landet var formen blandt andet i brug i almueoplysningen i konstruerede samtaler mellem f.eks. bønder og præster om sådanne emner som det reformerede landbrugs nye afgrøder: kartofler, kløver og frugttræer[398]. I Tyskland brugte de oplysende kalendere med forkærlighed dialogformen, f.eks. i form af en samtale mellem lægen og landmanden, og de tyske kalendere kunne også indeholde hele sundhedskatekismer[399].

Overalt var katekismen et kært middel i oplysningen – og altså også den ikke-religiøse oplysning – sådan, at man blandt en lang række tyske, franske og engelske kan nævne katekismer for jordemoderkunst, anatomi, kemi, alkymi og legemsøvelser. Dens form var almindelig

---

[397]Jfr. Loetz: *Leserbriefe*.
[398]F.eks. Blandt mange eksempler kan nævnes: Lüders: *Kort Samtale imellem en Landmand og en Præst....* og den anonymt forfattede *Samtale imellem en Bonde og en Urtegaardsmand om en Hauges Indretning....*
[399]Hansch-Mock: *Deutschweizerische Kalender*, Fischer: *Beiträge zur Kulturhygiene* bd. II, s. 152.

anerkendt som mere tilgængelig end andre typer skrifter og mere fordelagtig, hvis stoffet skulle læres udenad. I den spanske oversættelse forsynedes Tissots bog således med et tillæg om skindøde i form af en katekismus, for, som det hed i forordet, at lette dens adgang til folket og gøre det lettere at huske indholdet[400].

Også Danmark fik sine katekismer om verdslige ting – både for skolebørn og voksne. I de sidste tiår af det 18. århundrede udkom således katekismer om alt fra naturhistorie og husdyrhold over astronomi, politiske og moralske forhold til skønhedskatekismer (for kvinder) og en 'ægteskabskatekismus'. Der var også de katekismer, der direkte knyttede an til reformarbejdet i jordbruget: Jacob Peter Prahls *Agerdyrknings Katekismus efter Bornholms Agerdyrkningsmåde* (1777), Johan Ludvig Mansas *Have-Katekismus* (1787) og Esaias Fleischers *Agerdyrknings-Katekismus* (1780). Så almindeligt var det åbenbart at betegne oplysende bøger specielt til almuen som katekismer, at Fleischers bog hævdede at være en katekismus, trods det at den ikke betjente sig af spørgsmål-svar-formen, men slet og ret var en bog henvendt til et bredt publikum.

Den mest udbredte af sundhedskatekismerne i Europa – og den som blev oversat til dansk – var forfattet af den tyske læge B.C. Faust og udkom 1792. Den foregav at være en samtale mellem skolelæreren og skolebørnene. For at give et indtryk af formen kan de indledende replikker citeres, her fra Bøtchers 1793-oversættelse:

"*1. Er det nødvendigt, at Mennesket, som Gud sagde til: I dit Ansigtes Sveed skal du æde dit Brød, er sundt?*
Ja det er meget nødvendigt, at Mennesket er sundt.
2. Hvorfor er det nødvendigt, at Mennesket er sundt?
Paa det at det kan arbeide og være glad.
3. Er den Sunde glad?
Ja, han er glad. Mad og Drikke smager ham, han kan fordrage Vind og Veir, Arbeidet bliver ham ikke suurt, og han er velfornøiet.
4. Er den Syge ogsaa velfornøjet?
Nei, han er ikke velfornøjet...".

---

[400]Perdiguero Gil: *Los tratados* s. 132.

Således fortsætter katekismen nu med skiftevis spørgsmål og svar i endnu et par hundrede afsnit.

At dømme efter antallet af oplag var Fausts sundhedskatekismus meget populær i Tyskland. I løbet af to år blev den trykt i 80.000 eksemplarer og på yderligere nogle få år solgt i mere end 150.000 styk. Katekismen blev anvendt som lærebog i utallige tyske skoler og oversat til en lang række sprog[401].

Faust forestillede sig sin bog som et forlæg til diktat til brug i skoler. I sin indledning giver han dog selv anvisninger til skolelæreren om, hvordan undervisningen burde foregå, så den ikke blot blev gold udenadslære. Læreren skulle forklare eleverne indholdet af såvel hvert kapitel som hvert spørgsmål, og han skulle samtale med dem om det. Børnene skulle så opfordres til at genfortælle indholdet hjemme, og på denne måde skulle oplysningen kunne spredes gennem dem.

Den vigtighed, Faust tillagde emnet, fremgår af, at han angiver, at læreren bør læse over et kapitel to gange om ugen, sådan at man om muligt kommer igennem katekismen to gange årligt. Fausts fordringer vandt genklang hos myndighederne. I et af de tyske lande bestemte en forordning, at alle skolebørn hver uge skulle have et afsnit gennemgået og fra tid til anden skulle dikteres noget herfra for derved gradvis at sætte katekismens indhold i omløb[402].

Tode fik i 1792 et eksemplar tilsendt af forfatteren, som han tilsyneladende kendte, og besluttede sig for at oversætte den. Nicolai Bøtcher, en anden prominent dansk læge og naturvidenskabsmand, kom ham dog i forkøbet og udgav allerede i 1793 sin oversættelse. Men karakteristisk nok må Bøtcher, som det allerede er fremgået, i fortalen respektfuldt nævne Tode som den eneste danske forfatter af populær-medicinske skrifter, men også samtidig konstatere, at hans skrifter kun er for bedrestillede. Bøtchers udgave er en ren oversættelse, mens Tode valgte, som han gjorde det med alle sine oversættelser og i endnu højere grad end sædvanligt med denne, at sørge for, at den blev "heelt igiennem omarbeidet og mangfoldigt forøget". Således har Todes mere

---

[401] Dihle: *B.C. Faust.*
[402] Indledningen til Faust: *Gesundheits-Katechismus.*

end halvanden gang så mange spørgsmål som den tyske udgave, og en stor del af bogen er indholdsmæssigt forandret. "Skrive noget hen, som ikke stemmede med min Overbeviisning, kunde jeg ikke og burde jeg ikke"[403], var nemlig hans holdning.

Begge de to danske udgaver af sundhedskatekismen – både Bøtchers og Todes – består af to hoveddele; én om sundheden og én om sygdommene. Af første del, som er en gennemgang af sundhedens almene betingelser, fremgår det, at Gud skabte mennesket sundt, og sygdom skyldes derfor enten forkert levevis eller uvidenhed, selvom også tilfældigheder og arvelige forhold spiller ind. Derefter handler det om småbørns pleje og om luften; den må være ren og frisk, også indendørs, om renlighed hvad angår legemet, klæderne, stuerne og køkkenet og om den rigtige, sunde, klædedragt. De næste kapitler behandler spise- og drikkevarer – de bør styres af treenigheden: ordentlighed, ædruelighed og mådehold; bedst er haveurter og mælk – men allervigtigst er brødet. Vin, te og kaffe er usunde, vanedannende og upatriotiske. Brændevin endog værre, idet den næsten uundgåeligt fører til elendighed og fordærv. Den sundeste og mest passende drik for mennesket er koldt vand. Maden bør ikke være krydret, skarp eller for salt. Boligerne må være rene, lyse og rummelige, søvnen hellere for kort end for lang (det gør nemlig mennesket dumt, dovent og usundt), og enhver bør sove i *sin* seng. Fordringerne til den rette adfærd kan sammenfattes med begreberne renlighed, ordentlighed og mådehold: i boligen, klæderne, legemet og i sindet.

Som det også fremgår af andre sundhedsoplysende skrifter i denne periode er almuens legemlige arbejde et fortræffeligt og uforligneligt sundhedsmiddel. Det befordrer fordøjelsen, styrker legemet og vender folk fra udyden. Det hører sammen med den simple kost, som almuen indtager, og den friske luft i sammenligning med byens til de sunde ting ved landbolivet.

De sundhedsproblemer, katekismen til gengæld først og fremmest øjner blandt almuen, er for varme, beskidte og beklumrede værelser,

---

[403]Fortale til Tode: *Sundheds-Catechismus* med den lange undertitel: *efter det Tydske af Hofraad og Doctor B. C. Faust, helt igiennem omarbejdet og mangfoldigt forøget.*

uordentlige sengeskikke – for mange i hver seng og for varme og indelukkede senge – og en vis laden stå til med brændevin og deslige.

I sundhedskatekismen anes stadig resterne af de antikke ikke-naturlige ting, men med en ganske anden vægtning end i den samtidige litteratur til et dannet publikum. Fremfor alt har renligheden fået en helt dominerende placering. I denne første del af Fausts sundhedskatekismus i Bøtchers udgave indgår ordet (u)ren eller (u)renlighed i mere end halvdelen af spørgsmålene. I litteraturen til borgerklassen optræder hjemmets og kroppens renlighed på dette tidspunkt endnu kun sjældent som problem og er i al fald aldrig af overordnet vigtighed. Ja, Callisen mener ovenikøbet efter århundredskiftet, at københavnerne (når undtages de allerfattigste) med hensyn til personlig og huslig renlighed overgår de fleste nationer, og at renligheden endog af og til føres for vidt[404]. Her i sundhedskatekismen er det ikke sådan. Renligheden er af stor sundhedsbefordrende betydning, men samtidig "opholder og forædler [den] Menneskeheden og Menneskets Lykke". Urenlighed er derimod en af de vigtigste årsager til "Sygdomme, Dumhed og Elendighed"[405]. Tode giver i sin oversættelse Faust ret. Renlighed gør mennesket sundt, forstandigt, muntert og arbejdsomt og vedligeholder menneskets værdighed og dyd. Urenlighed, derimod, leder til, at man mister sin følelse af menneskeværd[406].

Tilsyneladende kunne man ikke uden videre gå ud fra, at almuen (eller dens børn) nu også vidste, hvordan renlighed *ser ud*. Derfor måtte tegnene på den gennemgås, så man kunne lære at læse sine omgivelser. Således forklarer katekismen, hvordan de rene værelser kan kendes på, at der intet spindelvæv er, intet støv eller strå, på at vinduesruderne er rene og klare og på, at stuerne ikke lugter så grimt, at man har svært ved at få vejret, når man kommer ind udefra[407]. En ordentlig husmoders køkken kendes på, at køkkenkarrene bliver skurede og vaskede, så snart de har været i brug, og kroppens renlighed

---

[404]Callisen: *Physisk Medizinske Betragtninger* bd. I: 142, 161-62.
[405]Faust: *Sundheds-Katekismus* (i Bøtchers oversættelse) s. 61.
[406]Tode: *Sundheds-Catechismus* sp. 86-87.
[407]Faust: *Sundheds-Katekismus* (i Bøtchers oversættelse) sp. 35.

kendes på, at der intet utøj er, at man bærer hvidt og rent linned på kroppen og på, at klæderne ikke er beskidte og ildelugtende.

Ikke underligt er de fødevarer, som bliver genstand for behandling i katekismen, også anderledes end i den øvrige sundhedslitteratur. Det er især brødet, kartoflerne og haveurterne, der diskuteres, og alle de eksotiske varer, som nøje gennemgås i sundhedslitteraturen ellers, ser man ikke noget til.

Også understregningen af arbejdets sundhedsværdi er langt større end det ellers ses i litteraturen om sundhed. Arbejdet befordrer fordøjelsen, "det giver Roe, Fred og Søvn og det er Arbeidet, der giør Mennesket sundt og friskt og bevarer det for Laster"[408]. Mens der i diætetikken i øvrigt anbefales et fornuftigt forhold mellem arbejde og hvile, fremstilles arbejdet og den konstante arbejdsomhed her i sundhedskatekismen som sund.

Er vægten på renlighed stor, ofrer sundhedkatekismen til gengæld ikke, hverken i Todes eller Bøtchers udgaver, udsondringerne nogen særlig opmærksomhed[409]. Ganske vist må man passe på ikke at afkøle sig for hurtigt, når man er svedig (så standses sveden nemlig), men såvel uddunstningen og sveden som fordøjelsen anses vel hos bønderne for at gå af sig selv i kraft af legemsarbejdet.

Heller ikke kønslivet vies i sammenligning med den "borgerlige" sundhedsoplysning nogen særlig opmærksomhed. Ganske vist gør sundhedkatekismen opmærksom på de fornuftige overvejelser, man må lægge til grund for valget af ægtefælle; det må nemlig ske under hensyntagen til sundheden[410]. Sengeskikkene synes også at frembyde en vis fare for uordener i de sædelige forhold[411]. Tode frygter som nævnt onanien og vil, at børnene sysselsættes hele dagen, adspredes og

---

[408] Faust: *Sundheds-Katekismus* (i Bøtchers oversættelse) sp. 128.
[409] Udover, selvfølgelig, den, som ligger i renligheden. På den ene side kan fordampningen fra kroppen nemlig medvirke til urenligheden og den beklumrede luft. På den anden side er det blandt andet for at fremme denne fordampning, at luften, klæderne og legemsoverfladen må være rene.
[410] Faust: *Sundheds-Katekismus* (i Bøtchers oversættelse) sp. 7-14.
[411] Todes oversættelse sp. 220-21, Bøtchers sp. 116-17.

overvåges⁴¹². Men udover dette er overvejelser over kønslivet nærmest fraværende.

Man kan tænke sig flere årsager til, at kønslivet i modsætning til den øvrige sundhedslitteratur ikke er et vigtigt emne i katekismerne. Dels er det tyske forlæg og Bøtchers udgave rettet mod børn – og disse emner regnedes næppe for passende for dem. Dels er bøndernes enkle, ukrydrede kost, legemlige arbejde og i almindelighed simple livsførelse mindre tilbøjelige til at afføde de uordener, som byen har tendens til.

Når forfattere som Povl Schmidt og Niels Kayser Nielsen taler om henholdsvis almueoplysningen som tilskyndende til driftssublimering og landboreformerne som en del af et større projekt, der både omfattede bedrift og driftsliv⁴¹³, så er der tale om et fyndigt ordspil på 'bondens drift', men ikke ét, der aftegner sig i sundhedsoplysningen til almuen. Fornuft og rationalitet skal råde, men ikke over en mere egentlig og oprindelig natur repræsenteret som hos Schmidt og Nielsen af drifterne. Bonden er ikke *af natur* ufornuftig, styret af drifter, og bondens træghed er ikke et udslag af en oprindelig bondenatur, men af en fejlagtig opdragelse, af tradition eller påvirkning – nemlig af overtro og gammel slendrian. Derfor er det ikke bondens driftsliv, der forekommer sundhedsoplyserne farligt, men dets forkerte *formning*. Sådan er det også med børnene. De er af naturen gode, ufordærvede og bærer i sig anlæg til fornuft og til at skaffe sig erfaringer og bruge dem. Opdragelsens opgave er derfor at opelske, udvikle og befæste barnets medfødte evner og forståelse af dyd. Så stor er oplysningstidens tro på foranderligheden. Det er ganske vist fristende at tolke oplysningsprojektet som et forsøg på at transformere drifterne til driftighed, men det sker i så fald i modstrid med tidens opfattelse af menneskenaturen.

Sygdom og sygdomsbehandling

Selvom det antikke skema for de ikke-naturlige ting endnu skimtes i opbygningen af sundhedskatekismens første, diætetiske del, er der

---

[412]Sp. 70, se kapitlet *Johan Clemens Tode og de hemmelige synders unaturlige natur*.
[413]P. Schmidt: Kapitel II i *Litteratur for menigmand* og Nielsen: *Krop og oplysning* bl.a. s. 39.

således i sundhedskatekismen i sammenligning med litteraturen til et dannet publikum tale om en i formen helt anden sundhedsoplysning med delvis andre sundhedsfordringer.

I anden del af sundhedskatekismen handler det om sygdomme, og i modsætning til første del handler det stort set ikke om, hvad man selv skal gøre, men derimod først og fremmest om den rigtige brug af lægen. Denne del beskæftiger sig symptomatisk nok i det hele taget mere med, hvad man ikke skal gøre, end hvad man skal gøre. Her lærer man, at man skal tilkalde lægen i tilfælde af sygdom, bruge de midler, han foreskriver, nøje følge hans kur og lade være med at bruge kvaksalvere og universalmidler. Den rigtige pleje af den syge bliver også beskrevet, og derefter handler det om bestemte sygdomme; først om de sygdomme, der råder på bestemte steder (endemiske sygdomme). Her rådes bonden til at finde den (naturlige) årsag til sygdommen – som gerne findes i stillestående vand – og fjerne den. Derefter omtales smitsomme sygdomme og særlig, hvorledes man skal undgå smitten.

Bekæmpelsen af kvaksalveriet og overtroen er gennemgående temaer i hele katekismen. Til forskel fra fuskeren forstår den 'ordentlige' (hvormed menes den uddannede) læge at vurdere hver enkelt patients særlige alder, køn, håndtering, bevægelse, blodrighed osv. – dertil kræves nemlig en øvet læge. Det menneskelige legeme er "paa det viseste og fuldkomneste bygget af Gud af tusinde Dele", og derfor er sygdommene ikke direkte læselige[414].

Det, som bliver tilbage til folk flest at gøre, er da at følge lægens anvisninger og iøvrigt sørge for en god pleje af den syge – dvs. renlighed, ro og frisk luft. Her er der ingen selvbehandling. Til almuens opgaver hører kun den almindelige pleje af patienten; kuren og tilrettelæggelsen af plejen står lægen for.

Tilbage bliver kun lægen og hans reserve: præsten og måske skolelæreren. Der er derfor god sammenhæng i det, når der i begge udgaver af sundhedskatekismen henvises til Salzmanns bøger, for som nævnt i forrige kapitel lader Salzmann i opdragelsesromanen *Peder Jensen*

---

[414]Todes oversættelse sp. 259 og 250.

netop fornuften repræsenteres af disse tre instanser: lægen, præsten og læreren. Og interessant nok opfordrer Salzmann (eller oversætteren?) omvendt forældre til at lade deres børn læse forskellige oplysende bøger om agerdyrkning, naturlære, geografi m.m., deriblandt sundhedskatekismen[415].

Katekismeformen kritiseres

Da Tode omarbejdede Fausts katekismus, kom hans udgave af den til at afvige en del fra Bøtchers, som nøje holdt sig til det tyske forlæg. For det første retter Tode sig ikke som Faust og Bøtcher mod skolebørnene og fjerner derfor formuleringer som "Kiere Børn!", som ellers indleder mange af spørgsmålene. Tode har tilsyneladende tænkt sin bog mere som en bog til landalmuen i almindelighed end specielt til deres børn, sådan som også agerdyrknings- og havekatekismerne i første række rettede sig mod voksne læsere.

For det andet viser Tode sig her som altid som en kompromisets mand. Han må, interessant nok, trække lidt i land på Fausts radikale selvansvarlighed; hans 'blame the victim-ideologi'. For nok skyldes sygdom oftest uvidenhed og fejl, men det kan nu også, siger Tode, komme af tilfældigheder og ting, som mennesker umuligt kan vogte sig for: smitte, stød, sår og forgiftninger[416]. Når Faust gør en del ud af, at svagelige folk, der gifter sig og bliver forældre, bliver skyld i deres afkoms sygelighed, så bliver Tode lidt beklemt ved at tænke på konsekvenserne. Børnene, siger han, bør ikke dømme deres forældre og ikke elske dem mindre, fordi de selv eller forældrene er svagelige.

Men også med hensyn til sundhedsrådene er Tode parat med modificeringer. Øllet, som Faust afviser, kan i Todes øjne have sine fordele, især hvis drikkevandet ikke er så godt. Og uagtet hvad Faust end har at sige om sengeskikke, så kan gamle, forfrosne folk efter Todes udsagn have nytte af at sove i samme seng som yngre. Også Fausts radikale, rousseauske børneopdragelse føler Tode trang til at

---

[415]Salzmann: *Peder Jensen* s. 340.
[416]Todes oversættelse sp. 7, 10.

modificere. Således forsvarer han forsigtigt svøbet og huerne til spædbørnene; for disse klædningsstykker kan nok have deres fordele, og han er betænkelig ved en alt for vidtgående hærdning af de nyfødte børn. Selv strømperne bliver rehabiliteret, for børn bør lære at gå i strømper, for Gud har aldrig villet, at mennesket skulle gå barfodet (så havde Han givet dem hård hud som dyrene).

I en recension i *Physicalsk, oeconomisk og medicochirurgisk Bibliothek* bliver begge sundhedskatekismer anmeldt. Bøtchers overvejende negativt:

> "Indklædning og Form synes meget at være mislykkede. Katekismus-Formen i Almindelighed er vel ikke den beqvemmeste til at opvække Læselyst hos den Voxne, og man seer let, at Bogen egentlig er skreven for disse; omendskjønt Spørgmaalene ere fremsatte for Børn. Et Barn paa den Alder, i hvilken han læser Katekismus, bryder sig kun lidet om, hvorledes den Spæde bør opdrages eller Sygdomme behandles; paa ham synes altsaa kun enkelte Kapitler, f. Ex. de om Luften, Reenlighed og Arbejdsomhed at kunne passe [...] I øvrigt indeholder den adskillige gode Ting og kan for det meeste læses med Nytte"[417].

Selvom anmelderen ikke bryder sig om katekismeformen, falder Todes katekismus bedre i hans smag, formentlig fordi den er rettet mod voksne, og måske fordi den er knap så radikal i sundhedskravene:

> "Enhver, som sammenligner disse tvende Bøger, vil ved første Øjekast lettelig finde, at denne sidste har Fortrinet. Professoren har indført den virkelig smukke Sundheds Morgenpsalme; han har udkastet det Fejlagtige og tilsat meget nyttigt, især i de diætetiske Capitler og om Sygdommene. Spørgsmaal og Svar ere her mere passende til hinanden. Denne bog svarer altsaa meget bedre til sin

---

[417] *Physicalsk, oeconomisk og medicochirurgisk Bibliothek*, bd. II,1794: 219.

Hensigt end den første, og endnu bedre vilde den have været, dersom Professoren kunde have undgaaet Katechismus-Formen"[418].

Når katekismeformen var omdiskuteret, var det fordi den let kunne lede til, at børn (eller andre) skulle lære sætningerne udenad, uanset om de forstod dem eller ej[419]. Tode har selv i sin oversættelse af sundhedskatekismen indføjet nogle anmærkninger, som kan gælde for kommentarer til denne diskussion. På spørgsmålet om, hvorvidt børn skal lære uden ad, svarer han: "O ja; deres Hukommelse skal ogsaa øves. Naar de voxe frem, lære de dog meget unyttigt udenad; lad dem da og indprente sig det som er got"[420] . Samme argument fremfører han et par år senere i en anmærkning i sin oversættelse af Buchans *Huuslægen*: "Bør der læres uden ad? Unægteligen; Vokabler og Phraser i det mindste. Skulle unge Folk øves i at lære udenad? Upaatvivlelig. Thi Hukommelse er en Siælekraft, og alle Kræfter skulle dyrkes og udvides ved Øvelse. Men nyttige Ting bør det være"[421]. Og nyttige ting var vel netop, hvad han måtte mene, han havde givet folk i hænde med sundhedskatekismen. Her var anvisninger på, hvordan folk kunne tilrettelægge deres hverdag mere fornuftigt, og her handlede det om ting, der virkelig var værd at lære udenad til gavn for den almindelige sundhed og til glæde for den brede befolkning.

Sundhedskatekismens popularisering af lægevidenskaben
"De voksne kan man ikke lære meget", skal Faust have udtalt i 1792[422], "men børnene alt". De voksne er allerede forhærdede; børnene lader sig endnu forme. Derfor må sundhedsopdragelsen gå gennem børnene,

---

[418]Samme bd. II: 222.
[419]"en Maade, Anmelderen ikke kan bifalde, da den let forleder den Unge til den forhadte Opramsning, uden at han lægger Mærke til, om han og forstaaer, hvad han ramser op, eller ikke" hedder det i en anonymt forfattet omtale i samme bind (s. 424) af *Physicalsk, oeconomisk og medicochirurgisk Bibliothek* af en *Katekismus i Naturlæren til nyttig Underviisning for Ungdommen* (1794).
[420]Todes oversættelse sp. 385.
[421]Todes oversættelse sp. 150.
[422]Citeret i Dihle: *B.C. Faust*, min overs.

som med lidt held vil kunne sprede den nye viden i hjemmene og i al fald med tiden lade sundhedsrådene gælde, når de selv stifter hushold.

Todes strategi er som omtalt en lidt anden. Han retter sin oversættelse – ikke kun mod almuebørnene – men også mod den voksne almuebefolkning. Tode forestillede sig næppe bogen brugt i skolerne, men snarere, at "nogen ædel Menneskeven" (en præst?, en godsejer?) ville uddele den blandt landalmuen. I så fald, siger han, vil han sælge partier på over 100 stk. til halv pris. Der er ikke tvivl om, at Tode mente, at behovet for oplysning af almuen skulle opfyldes med andre midler end den til de mere dannede lag. I sit *Sundhedstidende* må Tode konstatere, at hans dannede publikum ikke vil have "den stive, tørre paragraferende og pegefingererende Skolemestertone [...] Saadan en Tone skurer i det oplyste Publikums Øren. Det vil ikke meere lade sig undervise som en raa Pebling"[423]. Anderledes er det åbenbart med det simple folk på landet; i hvert fald kommer man næppe den stive, tørre skolemestertone nærmere end i katekismeformen.

Selvom dialogen i Todes oversættelse ikke længere tydeligt, som hos Faust og Bøtcher, finder sted mellem skolelæreren og skolebørnene, så har autoriteten stadig samme fordeling. Der er stadig tale om den fuldstændige autoritet stillet over for de lærenemme elever i et kærligt forhold, sådan som de filantropiske pædagoger ideelt forestillede sig det.

Men måske måtte sundhedsoplyserne også opfatte almuen som en slags børn. Om ikke andet sognebørn. Under alle omstændigheder forekom de dem ikke så åndeligt og moralsk (ud)dannede. At sundhedskatekismen var beregnet til diktat, gjaldt ikke kun i den betydning, at børnene skulle skrive af efter lærerens oplæsning, men også i betydningen: forskrift for adfærd. Sundhedskatekismens regler står nemlig ikke til diskussion; i modsætning til skrifter som *Sundhedstidende* skal der dårligt nok argumenteres for dem. Almuen(s børn) forventes ikke som det dannede publikum at kunne indgå i en egentlig dialog med forfatteren. Almuen skal ikke overtales med fornuften som

---

[423]Tode: *Sundhedstidende* s. 550.

redskab som de mere lærde, den skal slet og ret overtales *til* fornuft – dvs. til at forkaste gammel overtro og ligegyldighed.

I bøger som sundhedskatekismen og bondepraktikaen bliver læseren tiltalt direkte (med vendinger som: "Du kjere Bonde" osv.), mens forfatteren i skrifterne til det dannede publikum på en langt mere raffineret måde har læseren implicit i teksten. Og mens tidsskrifterne til de dannede lægger stor vægt på også at være underholdende, så er der ikke i litteraturen til almuen plads til spøg; måske fordi almuen ikke forventes at kunne skelne mellem spøg og alvor? At blive underholdt er de privilegeredes privilegium.

Mens litteraturen til det dannede publikum redegør for anatomi og for fysiologiske processer (f.eks. Abildgaards oversættelse, som omhyggeligt beskriver fordøjelsen, blodets cirkulation eller Todes mange redegørelser for organers anatomi og funktion), er det ikke sundhedskatekismens intention. Der skal ikke videregives komplicerede årsagssammenhænge; intet videbegærligt publikums trang til viden skal stilles. Der skal indarbejdes gode vaner. Og mens sundhedsreglerne i den øvrige litteratur i højeste grad er specifikke for hver alder, køn, konstitution osv., så er reglerne i katekismen entydige, almengyldige og uden undtagelser. Hér er ikke plads til læserens egen-vurdering. Sundhedskatekismens fordringer fremstilles som uomstødelige sandheder, som kræver kompromisløs omsætning i handling. Den viden, den formidler, skal indoptages som en *tro*[424].

Vi kan derfor tale om sundhedskatekismen som udtryk for en sundhedsoplysning, der hører standssamfundet til. Samfundets stænder har hver deres levevilkår, levevis, sygdomme og må derfor også have hver deres sundhedslitteratur[425].

---

[424]Jfr. overvejelserne hos Jordanova: *Guarding the Body Politic*.

[425]Emch-Dériaz mener i *Tissot* s. 56-57, at Tissots måde at skrive bøger specielt til henholdsvis landbefolkningen, de lærde og hoffets folk var udtryk for en ny og anderledes klassificering end l'ancien regimes formale strukturer. Hun har nok ret i, at der er tale om en voksende tredjestand. Men det betyder ikke en opgivelse af det gamle standssamfund. Tværtimod bygger denne sundhedsoplysning på en opfattelse af verden som gjort af adskilte sociale enheder, som fordrer forskellig behandling og forskellig oplysning. Jfr. også Mitchell: *Rationality and Control*.

Sundhedskatekismen er en sekulariseret katekismus. Og det er ikke tilfældigt, at katekismen valgtes som model. Dels var det den almindelige mening, at dialogformen lettede forståelsen. Dels var almuen allerede fortrolig med formen – ligesom den var med almanakken. Men mon ikke også iklædningen som katekismus skulle forlene bogen med noget af den kirkelige katekismus' sakrale karakter? Sundhedsoplysningens ærinde var vigtigt nok til, at den kunne låne autoritet fra kirkens undervisningsform. Skulle oplysningen af folket lykkes, måtte almuens magiske univers brydes ned; kræfterne måtte bindes, og det kunne de kun blive ved hjælp af noget endnu mere magtfuldt. Det kunne tilsyneladende kun ske ved kirken og præstens mellemkomst.

Det var således ved hjælp af religiøse argumenter, at almuen skulle lære vigtigheden af at være sund og nødvendigheden af at ordne sit liv fornuftigt. Sundhed er en religiøs og ikke som i den øvrige litteratur en borgerlig pligt. Det nytter åbenbart ikke at appellere til bondens forhold til staten, som sundhedsoplyserne ellers gjorde i litteraturen til byborgerskabet. Det var ikke som potentielle statsbærende subjekter, bønderne anråbtes – måske fordi det var oplyserne en alt for fjern tanke.

I oplysningen til almuen bliver den kirkelige undervisningsform udnyttet, præsten tilkaldt som mediator og sundheden begrundet som religiøs pligt. At kirken på denne måde måtte træde til tyder sammen med denne sundhedsoplysnings formidlingsforms indiskutable karakter på en på sin vis mindre raffineret sundhedsoplysning end den til et dannet publikum. Og ikke underligt, for i den almindelige mening var almuen formodentlig ikke så udviklet af sind.

Sundhedens katekisering og den reformerede krop

Både Tode og Bøtchers udgave af sundhedskatekismen indleder med at fastslå sundhedens vigtighed – ganske som så megen anden sundhedslitteratur i perioden. "Sundhed og Karskhed er bedre end alt Guld, og et stærkt Legeme end Gods overmaade", hedder det i Todes oversættelse, så det er altså til glæde for mennesket at være sund. Men først og sidst er sundheden en pligt over for Gud. Katekismens vigtigste budskab er, at sundheden er en Guds gave, men den afhænger af menneskets egne handlinger og er altså opnåelig gennem en fornuftig livsførelse. I katekismen er formålet med sundheden at gøre det muligt for bonden – for det er ham, der er almuens repræsentant – at arbejde for Gud. Men omvendt fører arbejdet også sundheden med sig. Og den som lever i overensstemmelse med sundhedens krav, frygter Gud og handler redeligt – han kan opnå sand lykke[426]. Sundhed er vigtig af hensyn til Gud, fædrelandet og til én selv. Den er altså en pligt over for Gud, men har dog helt ubetinget sin dennesidige løn.

Først og fremmest er katekismen en kamp mod det, som lægerne oplevede som almuens fabelagtige ligegyldighed og overnaturlige fortolkning af sygdom. Mennesket har ret og pligt til at gribe ind i sygdom – vi genkender det fra tidligere skrifter: nødvendigheden af at forsvare lægekunsten over for gudsforståelsen. Med henvisning til den apokryfe gammeltestamentelige Jesus Syrach hedder det: "Herren lader Lægedom voxe af Jorden, og en Fornuftig foragter den ikke"[427]. Det er en pligt over for Gud at bruge den lægehjælp, som han har skabt.

Folk skal tage ansvar for deres sundhed, og gennem oplysningen skal deres aktive og bevidste interesse for deres krop øges. Ved hjælp af legemsøvelser og opmærksomhed mod legemet vil det ikke alene blive "bøieligt, færdigt, hærdet, stærkt og beqvemt til alle legemlige Arbeider og Anstrængelser", men legemet vil heller ikke længere være "en tung Byrde, men et let Spil" og gøre mennesket muntert og i stand til at nyde Livets Goder og Glæder[428]. Det ville være fejlagtigt at karakterisere dette projekt som ren og skær disciplinering – i al fald er intentionen også at øge oplevelsen, følsomheden og glæden.

Det var denne dobbelthed, oplysningsfilosofferne talte om, når de hævdede, at opdragelsen skulle disciplinere (negativt tæmme menneskets vildhed) og kultivere (positivt opdyrke passende former)[429]. Den historiske forskning har især fokuseret på kropsdisciplineringen (bl.a. følgende i Norbert Elias' fodspor). Men det er en forenkling, for

---

[426]Bøtchers oversættelse sp. 131.
[427]Samme sp. 146.
[428]Samme s. 66.
[429]Jfr. König: *Körper* s. 5.

opmærksomheden mod kroppen havde i det sene 18. århundrede (og har stadig) en dobbelthed i sig. Kropsdisciplineringen, -distancen og -fjendskheden har siden det 18. århundrede haft følgeskab af en kropsopvurdering og -dyrkelse, en opfattelse af kroppen som forudsætning for sansningen og som stedet for oplevelse og handling[430]. Sundhedskatekismen vil etablere et protestantisk forhold til kroppen; et direkte, umedieret, selvansvarligt forhold. Har man nu ansvar for kroppen, så er det også, fordi den er en Guds gave, og ved at dyrke den tjener man Gud. Kroppen bliver kirke. Ikke for ingenting talte Tissot om at læse kroppen som en Baconsk naturens bog, for dermed både at forbedre individets sundhed og ære Gud[431]. Nok skal kroppen altså disciplineres, men den skal også dyrkes, helligholdes og erfares positivt.

Naturdyrkelse og -beherskelse: sundhed og landboreform

I formen, det tiltænkte publikum, de retoriske midler og populariseringen af viden var der forskel på sundhedskatekismerne og den 'borgerlige' sundhedslitteratur. Men også natursynet er et andet i sundhedskatekismen.

Ganske vist råder der i litteraturen om sundhed i denne periode enighed om, at mennesket er gået tilbage i "Styrke, Skiønhed og Værdighed"[432]. Men i sundhedskatekismen skyldes det ikke som andre steder, at mennesket i sin forfængelighed har fjernet sig fra sin oprindelige levevis, men derimod den uvidenhed, som har ført urenlighed, elendige boliger, skadelige klædedragter, usunde næringsmidler og hungersnød med sig. Uvidenheden er dog hos Faust i Bøtcher-udgaven ikke den egentlige årsag, men derimod det, som har gjort det umuligt for menneskene at værge sig imod sygdomsfaren, som nemlig i sidste instans ser ud til at have en anden kilde i denne udgave af sundhedskatekismen. Her findes følgende passus i den afsluttende opsummering, som i Todes omarbejdelse er skåret væk:

---

[430]Jfr. idrætsforskerne Bette: *Körperspuren* og Nielsen: *Krop og oplysning* og *Stil og ballade* f.eks. s. 85-108.
[431]Jfr. Emch-Dériaz: *Tissot* s. 57-58.
[432]Bøtchers oversættelse s. 64.

"Jorden, som engang skulde have været en Have, er, i det Hele tagen, endnu vild, udyrket og ubefolket; den er for en stor Deel brændende Sandørkener, Skov og Morads, og dens Bække og Floder, ikke ledede ved Kanaler eller holdte i nogen Orden, foraarsaage Oversvømmelser og staaende raadne Vande. Formedelst denne Jordens urene, vilde Tilstand opstode Uveir, Vinde, Taage og Dunster; og disse foraarsagede, formedelst Menneskenes Uvidenhed og slette Levemaade, mangfoldige Sygdomme og Febre"[433].

Sygdomme er her ikke en effekt af, at mennesket har fjernet sig fra naturen, som vi ellers ser det i tidens sundhedslitteratur, men tværtimod er det et resultat af en manglende naturbeherskelse; at Jorden endnu ikke overalt er dyrket, befolket, drænet og afvandet, hegnet og omgivet af stendiger, ryddet og beplantet. Jordens tilstand er, fordi den er vild, uren. Det fremgår ikke af katekismen, hvordan det går til, at Jorden er nedsunket fra sin oprindelige tilstand som have (og altså formodentlig ordentlig og dermed sund) til den nuværende vilde og sygdomsbefordrende tilstand. Men afsnittet fremstiller i al fald en situation, der er meget forskellig fra den øvrige sundhedsoplysnings forfalds-tema, hvor sundheden repræsenteres af den naturlige, uforarbejdede tilstand; det enkle samliv med omgivelserne.

Skal man nu føre analysen af dette til ende, så er det svært ikke at se de stillestående vande og den ligeså stillestående traditionalisme og overtro som parallelfænomener. Begge dele er farlige og sygdomsbefordrende og skal, ser det ud til, drænes og ordnes ved hjælp af fornuften. Jorden er præget af en utilstrækkelig befolkning (hvad jo også populationismen hævdede), og ophjælpningen består i en større, sundere og mere driftig befolkning. Det er ikke kun agrene, skoven og haven, hvis drift i denne periode skal ophjælpes og reformeres. Det skal også bondens indre natur – eller måske rettere hans handlinger og tænkemåde. Måske er det derfor helt naturligt, at tre typer af bøger på kryds og tværs anbefaler og henviser til hinanden: nemlig sundhedskatekismerne, de filantropiske romaner (Salzmann m.fl.) og den nye

---

[433]Samme s. 63.

type af bondepraktikaer og anvisninger til et forbedret jordbrug (ager- og havekatekismerne, Høeghs *Anvisning til et velindrettet Jordbrug*, Abildgaards *Heste- og Qvæglæge* osv.).

Usundheden repræsenteres af det stillestående, rådnende vand, de uordentlige moradser, den dårligt dyrkede jord og de vilde overdrev. Sundheden, derimod, fremmes af afledning og kanaler, opdyrkning og rydning. Hvis det er sådan, hvordan skulle en dansk bonde i de allersidste år af det 18. århundrede så læse det anderledes, end at sygdom skyldes en endnu ikke fuldført landboreform?

I august 1788 kunne statsmanden Chr. Ditlev Reventlow programmatisk skildre sin vision om det nye landbosamfund bl.a. i følgende ord, som er omtrent det præcise modbillede på Faust/Bøtchers usunde Jord:

> "Jeg ser [...] den tid i møde, i hvilken udmarkerne ville ligne de vel gødede tofter, de sure enge og moser ville være forvandlede til fede hårdbunds enge, unyttige krat være bortryddet, nyttig skov og underskov omhyggelig fredet, alt skadeligt vand afgravet, alle kampesten brugte til varig indhegning med stengærder; den tid, i hvilken udskiftede bøndergårde alle omgives med store veldyrkede kålurte-, humle- og frugthaver med pile- og andre nyttige træer; den tid, i hvilken kløver, kartoffel, nyttige roers dyrkning ikke mere vil være en sjældenhed; i hvilken tjenestekarlen vil sætte sin ære i at være den skrappeste arbejder, og bonden at være den bedste husbond; den tid, i hvilken bonde og husmand begge vil være fornøjede med deres tilstand, ikke misunde hinanden, men som venner ved gensidige tjenester befordre den ene den andens fordel..."[434].

Den type landskab – og for den sags skyld bonde – som landboreformatorerne kunne drømme om, er præcis den, som sundhedskatekismen portrætterer. Katekismen forestiller sig tilsyneladende den nye bonde som formålsrettet i sine handlinger og rationelt tænkende,

---

[434]Citeret efter Bjørn: *Den gode sag* s. 150.

menneskekærlig og fremskridtstro, interesseret i nyt og villig til at forkaste gamle vaner, beskeden i sine fordringer, men initiativrig og vidende, beroende på sin egen fornuft, og alligevel autoritetstro. I citatet om menneskets alder fra den landboreformerende *Bondepraktika*, som jeg allerede – i forrige kapitel – har citeret, bliver det dydige til helt uadskilleligt fra det legemligt sunde:

> "Det beroer næsten altid paa os selv, om vi ville blive gamle eller ej. Vor Levemaade gjør meget hertil; ere vi dovne, skidenfærdige, søvnige, vredladne, hevngierrige, hengivne til stærke Drikke eller Løsagtighed; saa nedbryde vi forsætlig vor Sundhed og komme tidligere i Graven, end ellers. Ere vi derimod venlige, nøjsomme, arbeidsomme, ædruelige og behielpsomme mod andre Mennesker; saa have vi sunde Dage og ere endnu naar vi ere gamle ligesaa raske og muntre, som den unge..."[435].

Sundhedsoplysningen har sine egne former og temaer, men her falder de sammen med intentionen i andre, parallelt forløbende reformprojekter. Landboreformerne skulle forvandle de umiddelbare, fysiske omgivelser (den nære natur); sundhedsoplysningen skulle forvandle kroppen (vor egen natur). Sundhedskatekismen ville reformere almuens forhold til kroppen – skabe et protestantisk, selvansvarligt forhold. Men også sætte noget, der svarede til en indre landboreform, i gang.

---

[435] *Bondepraktika* for 1805 s. 104.

Omgangen med egen-naturen: cirkulationens nødvendighed

– eller: hvorfor er det så nødvendigt at have afføring hver dag?

Efter at de foregående kapitler har omhandlet først litteraturen til en dannet læserskare, siden skrifter til almuen – med hver deres forskellige former, retoriske midler og måder at bruge naturen som argument på – handler det i dette kapitel igen om litteraturen som helhed. Her skal vi se nøjere på den betydning, kroppen blev tillagt i det 18. århundredes sundhedsoplysning.

Som det allerede er fremgået var det fra starten tydeligt, at fødevarerne af alle 'ikke-naturlige' ting optog den største plads i skrifterne om sundhed. Vi har allerede set på den rigdom af fødevarer, som Tode i sine oplysende og underholdende skrifter vejer på sin diætetiske vægtskål, og som han tilsyneladende føler trang til at tale om på grund af det moralske og legemlige forfald, de er udtryk for. Tode lægger stor vægt på fødemidlerne i sin sundhedsoplysning; omtrent to tredjedele af hans artikler omhandler mad eller drikke. Samme vægt får kosten hos tidens øvrige sundhedsforfattere. I kampen mod den modnaturlige overdådighed spiller fødeindtaget åbenbart en central rolle.

En anden af de seks ikke-naturlige ting spillede en mindre, men absolut ikke ubetydelig rolle i den tidlige sundhedsoplysning: nemlig det, som oftest går under betegnelsen 'udkastelserne'. I dette kapitel handler det om, hvordan udkastelserne kunne få så relativ stor betydning i overvejelserne over betingelserne for menneskets sundhed – særlig i skrifterne rettet mod et dannet publikum. Optagetheden af udkastelserne var et bredere fænomen, end den umiddelbart gav sig ud for at være. Det drejer sig om omgangen med den egen-natur, som kroppen er. Ved at studere udkastelsernes rolle belyses endnu nogle grænser for naturargumentet, og oplysningstidens kropsbillede og dets paralleller til samfundsforståelsen kan yderligere illustrere, hvordan forestillingen om den naturlige sundhed blev til livsstilisering og livsfortolkning.

Fordøjelsen – en af de vigtigste kilder til sygdom

En sundhedsoplyser som Tode opholder sig gerne ved udkastelserne, for de er af stor betydning for sundheden; reglerne for udkastelserne må overholdes, "da det har kostet mange Menneskers liv, at de ikke have iagttaget dem"[436]. Problemer med fordøjelsen og kroppens affaldsstoffer er ikke at spøge med – i al fald ikke kun: "Døden er alt for tit en hastig Følge af Vandets tilbageholdelse, og denne Feil finder aldrig Sted, uden at Livet er i den største Fare"[437] (Tycho Brahe bliver her det selvfølgelige eksempel på de fatale følger af ikke at skaffe sig af med det, naturen forlanger). Også den regelmæssige afføring er vigtig: "De personer, som sielden have Aabning, have sielden deres fuldkomne Helbred: de ere gierne Hypochondrister eller Hysteriske". Mangelen på daglig åbning kan føre til spændinger, dårlig søvn, hæmorroider, 'forhærdelse af urenlighederne' og dermed smerter og endelig, at urenlighederne fordærves med allehånde sygdomme tilfølge[438]. Det er ikke overdrevent at hævde, at fordøjelse, afføring og urinering i Todes bevidsthed er af stor sundhedsmæssig betydning, for kapitlet i *Den Salernitanske Skoles Leveregler* om disse sager fylder tilsammen 62 sider.

Det er langt fra kun hos Tode, man træffer på interessen for fordøjelsen; det er et alment træk i periodens sundhedsoplysning, at sygdom meget ofte ses som resultat af fejl i fordøjelsen, og i sidste ende ikke mindst har sin årsag i overdådigheden og mangelen på evne til at vise mådehold. Hildebrand mener, at spise og drikke "ere de rigeste Kilder til mangfoldige Sygdomme"[439] – og vel at mærke til sygdomme, som vi kunne have undgået. Unzer mener ligeledes at

---

[436]Tode: *Den Salernitanske Skoles Leveregler* s. 53.
[437]Samme s. 55.
[438]Samme s. 93.
[439]Hildebrand: *Sundhedsbog* s. 80.

kunne anskue det sådan, at "Fordøyelsen er en af de allerførste i den til hinanden lænkede Kiæde af de Forretninger, der sigte til vor Vedligeholdelse og Næring. Man undergraver altsaa ligesom den første Sundhedens Gruundsteen, naar man ved Umaadelighed fordærver sin Mave", og mange vil ligefrem dø af det[440].

Det er ganske vist ikke alle sygdomme, som kommer af fejl i fordøjelsen og dermed af den måde, folk spiser på. Men det er vistnok den overvejende del – også i Todes øjne. I hvert fald er det sikkert, at fødevarernes værdi for sundheden består i deres fordøjelighed. Det er den vægt, hvorpå fødemidlerne bliver vejet. Tode undlader aldrig at gøre bemærkninger om fødevarernes fordøjelighed, og ikke mindst, ved hvilke tilberedningsmetoder og i hvilke sammensætninger fordøjeligheden er størst. Fordøjeligheden er et mål på sundheden. Ting, der befordrer fordøjelsen (hos Tode er det blandt andet æbler og ærter, som nemlig befordrer "den saa magtpaaliggende Aabning"[441]) henregnes i almindelighed til de sunde ting; de svært fordøjelige derimod til de nedbrydende. I Todes *Den Salernitanske Skoles Leveregler* vurderes fødevarerne slet og ret efter kvantiteten af 'materia excrementa' – jo flere affaldsstoffer, de efterlader, jo mindre fordøjelighed. På denne måde er fordøjelsen i de fleste af de sundhedsoplysende skrifter placeret i sundhedens centrum; det er dens kardinalpunkt, dens første kilde.

Det er nu ikke kun af fysiologiske årsager, udkastelserne er vigtige. Der er også moralske grunde – i hvert fald for en forfatter som Tode. Omtalen af afføringen leder ham nemlig ind på et af de temaer, han kredser om i sine skrifter: naturens tvetydige rolle. For det er sikkert, at det

"er eet af de største Beviis paa Skaberens Viisdom og Godhed, at han har lagt en følelig Trang i os til de legemlige Udkastelser, foruden hvilke Liv og Helbred ikke kan bestaae. At imodstaae disse Mindelser længre end Naturen taaler, det straffes med Pine, Ængstelse og

---

[440]Unzer: *Lægen* bd. I: 244.
[441]Tode: *Sundhedstidende* s. 195 & 278.

Fare; hvorimod de, som adlyder Naturens Røst i den rette Tiid, endogsaa fornemmer en Grad af Vellyst[442].

Problemet opstår, når man ukritisk tager enhver 'mindelse' – uanset arten – for et naturens bud. Tode fortsætter overvejelserne ved at sende en naturbegejstret, hedonistisk filosof ind på scenen, så vi kan få belyst trangens og i bred forstand driftens – og dermed også den seksuelle drifts – natur lidt nærmere:

""See det er Tingen! Det kan man kalde at tale Sandhed!" raaber en af de nye Philosopher. "Vist nok vil Naturen, at vi skulle nyde Livet, medens vi have det, og fornøie os med det andet Kiøn, medens vi føle et Kald dertil. Dersom der var noget ondt i at overlade os til denne søde Drift, saa havde Skaberen ikke giort den saa varig, saa umodstaaelig stærk, saa riig paa Sødhed i sin Opfyldelse. Alle Mennesker kunne ikke giftes; imidlertiid føle dog alle denne Trang til Ægteskabets Rettigheder. Ingen Bøn, ingen Fasten, ingen Adspredelse kan slukke denne Ild. Kan den ikke faae Luft, saa brænder den under Asken. Det rimer sig saare lidet med Himmelens Godhed, at indplante os en uovervindelig Attraae, og at nægte os Frihed at fornøie den"".

For Tode består kunsten nu i at sætte os i stand til at skelne mellem den sande og moralske drift og den uægte og forkerte. Rigtignok er naturen nemlig i hovedsagen god. Men det, som føles som natur, kan meget vel være umoralske resultater af en fejlagtig levevis. Man må derfor kunne bearbejde sin egen trang:

"Saa sagte, Hr. Philosoph. Hvormed vil De bevise, at denne Drift er saa ganske umodstaaelig? Har De forsøgt alle Midler, baade physiske og moralske? Har De f. Ex. brugt en streng Diæt, og trættende Arbeide, og alvorlige Tanker? – dog jeg kommer til Dem

---

[442]Tode: *Den Salernitanske Skoles Leveregler* s. 59-60.

og Deres Trang med det Allerførste. Lad mig nu blive ved de mere uskyldige Drifter"[443].

Og det gør Tode så, men digressionen skulle til for at give ham lejlighed til at problematisere, hvad der er rigtig natur, og hvad der er indbildt, modnaturligt og forkert – slet og ret diskutere naturargumentets grænse.

Afføringen har nu også en mere speciel kvalitet for Tode, idet den sætter mennesket på plads. Fordøjelsen er livsnødvendig, og uden den fungerer intet menneskeliv – selv den viseste mand er en stakkel, hvis "han ikke ret digererer". Fungerer fordøjelsen ikke, går "Skarpsindighed, Munterhed og Sindsroelighed" tabt; fordøjelsen

"kan forstyrre de deiligste Koncepter, Planer, Projekter, Theorier og Systemer. En Montesquieux, en Newton, en Leibniz havde aldrig kunnet blive det de ere blevne, dersom deres uædelste Deel ikke havde givet sit Minde dertil. Den behøvede kun at giøre Vanskeligheder; saa havde vi hverken faaet en Esprit des loix, eller en Theodicee, eller den Gravitationslære vi have"[444].

At afføringen så oven i købet er "een af de ubehageligste, modbydeligste, ja styggeste Ting i Naturen" har også sin funktion: det minder mennesket om dets ringhed, om ikke at rage for højt op. Afføringen skal tjene til at huske mennesket på, hvor afhængigt det er af materialiteten. Mennesket er af både kød og ånd, og kødet kræver, at det bevarer begge ben på jorden. Idealet er ikke en flyvsk eksistens, men et jævnt og virksomt liv.

Fordøjelsen og afføringen har altså dels en fysiologisk betydning, fordi den er sundhedens (og sygdommens) første kilde, dels – i hvert fald hos Tode – en moralsk, fordi den minder mennesket om, at det kun er menneske. Men der er mere endnu at sige om det. På de foregående sider er der ofte refereret til afsnittet om udkastelser i

---

[443] samme s. 60-61.
[444] samme s. 86.

Todes *Den Salernitanske Skoles Leveregler*, og det er da også det centrale afsnit i hans værker, hvad disse sager angår. Det må være dette afsnit, historikeren Rasmus Dahl (1987) refererer til i sin undersøgelse af den populære sundhedsdiskurs i Danmark, når han siger, at væmmelsen ved udkastelserne (i modsætning til tidligere) er fuldt udfoldet hos Tode. Tode kommer nemlig i dette afsnit først til afføringen efter en mængde omsvøb, eufemismer og udenomssnak. Tode væmmes oprigtigt, og at tale om disse sager kræver sine omskrivninger. Hvert nyt tema kan ikke bare slås an, men må forberedes, antydes, nås ad omveje. Mens vindene ganske vist hos Tode er et udmærket og acceptabelt om end tydeligvis pikant emne at tale om, så er afføringen ham modbydelig. Det er under overskriften 'Beherskelsen af menneskenaturen', at Dahl behandler dette, og han tolker det i et civilisationshistorisk lys: afføringen og en række andre ting minder mennesket om dets dyriskhed og må derfor tabuiseres. Sundhedsdiskursen i slutningen af det 18. århundrede er, siger Dahl, et forsøg på at bearbejde dette problem, dvs. det dyriske i menneskelivet, og at få bragt de tabubelagte områder på kontrollérbar form. Naturen – også menneskenaturen – skal beherskes. Det er derfor, mener Dahl, at interessen i denne periode ikke mindst samler sig om de områder, hvor menneskets naturlighed træder tydeligst frem: seksualiteten og affaldsprodukterne.

I dette lægger Dahl sig tæt op af Norbert Elias' civilisationshistorie: af hans beskrivelse af, hvordan menneskene, efterhånden som århundrederne er skredet frem, har forsøgt at undertrykke de dyriske elementer i deres eksistens. Med dette for øje har Elias fulgt udviklingen i bordskik, sprog, spisevaner, forholdet til dyr, seksualitet og 'naturlige funktioner'[445]. De dyriske – eller det, man har opfattet som dyriske – elementer er i civilisationsprocessens forløb blevet omgærdet med pinligheds- og skamfornemmelser. Disse tærskler for, hvornår noget opfattes som pinligt, er ikke naturlige. Det er ikke som resultat af 'naturlige' taktfølelser, at de nye måder at omgås sig selv og andre på skabes; følelserne er ligeså meget et historisk produkt som den adfærd, de regulerer. Fra en bemærkelsesværdig afslappet holdning til

---

[445] Elias: *The Civilizing Process*.

kroppens produkter i middelalderen har Elias konstateret en fremvækst i løbet af det 16.-17. og ikke mindst det 18. århundrede af komplicerede regler for den rette omgang med hinanden og sig selv og markant lavere pinlighedstærskler. Mennesket væmmedes nu hurtigere end før.

De to franske mentalitetshistorikere Alain Corbin (1982) og Georges Vigarello (1985) kan kun bekræfte dette skifte – kun taler de ikke om pinlighedstærskler, men om tolerancetærskler. Fra omkring midten af det 18. århundrede vinder en ny holdning til defækationseffekterne og andre animalske produkter frem: det, som før ikke havde været usundt, ja, endog kunne have lægende virkninger, bliver nu problematisk. Der er en ny følsomhed over for lugte af tvivlsom oprindelse, og det store krav om udluftning, som i århundreder skulle gjalde igennem lægelitteraturen, bliver nu for første gang luftet.

Peter Reinhart Gleichmann står på skuldrene af Elias, når han i sin artikel om 'indhusningen' af nødtørftsforrettelsen med lune konstaterer, at tvangen til selvkontrol fremfor alt gælder lukkemuskelen[446]. Skal man kunne kontrollere sig selv og sin krop, skal man nemlig ikke mindst have styr på kroppens produkter.

Der er utvivlsomt megen rimelighed i disse betragtninger over civiliseringen af kroppens affald – og det er rigtigt, at det dyriske, hvis man herved forstår kropsafsondringer og seksualitet, i høj grad er i centrum på Todes tid. Ingen tvivl om, at det 18. århundrede er den gode smags tid, at det vulgære må civiliseres, og det fordrer sine omskrivninger og en vis forsigtighed i måden at angribe de mere delikate sager. Men at hævde, at væmmelsen er 'fuldt udfoldet' hos Tode under henvisning til civilisationsprocessens selvtvang, er for enkelt. Vindene og afføringen er nemlig ingenlunde undergivet den 'tavshedens sammensværgelse' (dvs. unævneligheden), som Elias flere steder i *Civilisationsprocessen* skriver om. I den samtidige litteratur er 'Naturens Forretninger' ganske vist den almindelige eufemisme, og en forfatter som Zetlitz må gøre undskyldninger for, at han taler om 'disse ubehagelige Ting', bare han anbefaler den terapeutiske brug af

---

[446] Gleichmann: *Die Verhäuslichung*.

hestepærer[447]. Men tavshed er der i al fald ikke tale om. Heller ikke hos Tode. Det, man finder udfoldet på de 62 sider om udkastelserne i *Den Salernitanske Skoles Leveregler* er ikke så meget væmmelsen, som det er en rigdom af omskrivninger. Det er ikke tavshed – tværtimod. Tode dyrker disse sager og koketterer med dem. Det gælder i særlig grad omtalen af vindene, som giver Tode rig lejlighed til at udfolde sine evner som prosaist og anledning til at blande alvor og underholdning. 'Disse Emigranter' eller denne særlige 'Klasse af Deseurteurer' kan meget let 'give Anledning til fortredelige Tilfælde', hvis de tilbageholdes – og er altså en alvorlig sag. Men vindene er ellers i sig selv ikke usunde, og Tode lægger en vis fryd for detaljerne og for inciterende rytmer for dagen, når han forklarer sig: "Jo raskere Naturen viser sig i denne Udkastelse, jo dybere Tonerne, jo større Takterne, jo alvorligere Genre, jo bedre. En Crescendo af halve Takter er et herligt Tegn". Han vil så meget foretrække en 'dundrende Kanonadetone' for hypokondernes 'toogtredivtedeels Tone'[448]. Her er der ikke tale om blufærdighed, men tværtimod om en trang til at underholde – hvilket naturligvis til gengæld kun kan finde sted i kraft af en (vis) tabuisering. Tode underholder under foregivende af at oplyse, men også omvendt; aldrig er hans bemærkninger blottet for bekymring for helbredet eller for et element af social kritik.

'Det overflødiges Bortskaffelse'
Kroppens produkter kan – som de her er blevet – behandles i et civilisationshistorisk perspektiv: det 18. århundredes læger var optaget af udkastelserne, fordi de var tematiseringer af menneskelivets dyriske aspekter, som det civiliserede menneske forsøger at lægge afstand til. Så langt er civilisationsprocessen nået i slutningen af århundredet, at udkastelserne og menneskekroppens affaldsstoffer (så småt) er tabuiserede og dermed en spøg værd (selvom man måske nok kan tvivle på, hvor meget nyt, der er i dét fænomen i 1700-årene).

---

[447] Zetlitz: *Afhandling om Huus- og Bonde-Raad* s. 145.
[448] Tode: *Den Salernitanske Skoles Leveregler* s. 66.

Men der er meget mere at sige om udkastelserne i det sene 18. århundredes lægelige kropsbillede end dette, og der er ingen grund til at reducere Todes og hans kollegers omtale af disse ting til en enstrenget bevægelse mod civilisationens selvdisciplin, kropsdistance og naturbeherskelse. Tværtimod er det værd at se nærmere på det kropsbillede, der kommer til udtryk i periodens sundhedslitteratur, og at se det – ikke kun som et trin på vejen fra middelalderens lette omgang med tingene til den moderne selvtvang – men også som en egen helhed.

Udkastelsernes vigtighed har selvfølgelig sin fysiologiske forklaring. Livet kan ikke opretholdes uden de naturlige ud- og indførsler. Hvis ikke de går for sig, som de plejer og skal, må legemet jo undergå en ændring, og der opstår ubalance. "Enhver Formindskelse eller Forandring i nogen af de sædvanlige eller habituelle Udtømmelser, Afsondringer eller endog Bevægelser, er derfor i Stand til at bringe Systemet ud af sin ligevægt, og tilføie Sundheden og Constitutionen væsentlig Skade"[449]. Intet under derfor, at det er nødvendigt at opretholde en jævn bevægelse i til- og fraførsler, og en forfatter som Hildebrand må som den første af sine regler i kapitlet 'Om Udkastelserne' insistere på, at man kun bør lukke 'Rumpens Sluttering' så længe, som det er nødvendigt af hensyn til renligheden, og som det kræver at nå til et skjult og bekvemt sted. Det er vigtigt, for den tilbageholdte masse i tarmene går straks over i stærkere forrådnelse og skader dermed legemet[450]. Stofcirkulationen må holdes igang.

Cirkulationskravet gælder for hele kategorien af udkastelser, som foruden urin og afføring indeholder en lang række udsondringer, som er genstand for særlige afsnit i de fleste af det 18. århundredes diætetiske værker. Der er spyttet, ørevokset, slimen i hals og luftrør, tårerne, slimen i blære og urinrør (som er den måde, hvorpå naturen kan skille sig af med overskuddet af slim hos flegmatikere (slimfyldte personer)). Der er vindene og modermælken, sæden ('den ypperligste Vædske, der findes i Legemet') og menstruationsblodet (hvis formål

---

[449] Harper: *Diætetiske Lomme-Bog* s. 62.
[450] Hildebrand: *Sundhedsbog* s. 209-10.

det er, at 'befrie Legemet fra unyttige Vædsker' – netop derfor kan udeblevne menstruationer så ofte foranledige opstigelser af blod til hovedet (dvs. give hovedpine, hysteri osv.))[451].

Der er især, skriver Abildgaard i indledningen til afsnittet om "de unyttige Deeles Afrensning fra Legemet", tre "Veje til det overflødiges Bortskaffelse": sveden, stolgangen og urinen. Alle tre bør ske på tilbørlig tid, på rette måde og i fornøden mængde[452]. Deri er hans samtidige kolleger enige; altid bliver disse tre fremhævet som de vigtigste.

Sveden er vigtig, og standses den f.eks. ved en pludselig overgang fra varme til kulde, så opstår faren for gigt eller forkølelse. Også andre ting kan standse sveden; det kan usædelighed, te, snavs, manglende bevægelse, våde klæder og fugtige værelser. Men endnu vigtigere end den sved, der kan mærkes, er det, som går under betegnelsen den 'umærkelige uddunstning': den fordampning, der finder sted fra kroppen – fra hudens overflade, lunger, mund og næse. Hvor den følelige sved indtager en lidt uvis rolle i sundhedslæren, fordi interessen først og fremmest samler sig om muligheden af dens standsning, så er den umærkelige uddunstning en såre vigtig kanal til at komme af med det overflødige. Unzer kan kalde sved for en overdreven uddunstning og mene, at det i modsætning til uddunstningen er en sygdom[453]. Abildgaard er knap så kategorisk: sved og uddunstning er i sin sammensætning det samme, men sveden er i modsætning til uddunstningen ikke nødvendig for at holde legemet frisk. For megen sved svækker tværtimod legemet.

Men hvis sveden ikke er sund, selvom dens skadevirkninger kan diskuteres og måske især består i faren for, at den pludselig skal standses, så er uddunstningen utvetydigt god. Alt, hvad der fremmer uddunstningen, ser ud til at være sundt; det, som hæmmer den, skadeligt. Periodens diætetiske skrifter har i denne forbindelse som næsten fast indslag referencen til den italienske læge Sanctorius Sanctorinus, som længe før – i begyndelsen af det 17. århundrede –

---

[451]*Afhandling om Diæten* s. 421-447 og Funke: *Anthropologie* s. 65.
[452]*Afhandling om Diæten* s. 394-95.
[453]Unzer: *Lægen* bd. I, s. 65ff.

havde sat sig for at måle størrelsen af den umærkelige uddunstning og til det formål havde konstrueret en stor vægt, hvorpå han kunne eksperimentere med sin egen vægt i forhold til ind- og udførsler. For det sene 18. århundredes diætetik er det store mængder, den umærkelige uddunstning drejer sig om. Uddunstningen anser Buchan i 1796 for at være den betydeligste af udkastelserne, Linné mener tidligere at vide, at der på et døgn går så meget fra et menneske i umærkelig uddunstning, som der i en halv måned går i ekskrementer[454], og Funke anslår den til at være adskillige pund i døgnet[455] – hvilket i øvrigt svarer til Sanctorius' egne angivelser[456].

Standser denne betydelige afsondring, så tilbageholdes giftstoffer, og legemet må nødvendigvis lide derunder. Uddunstningen må derfor holdes vedlige, og det sker allerbedst ved, at man sørger for bevægelse. Unzer forklarer, at det bedste er at spadsere til man 'ganske læmfældigen' begynder at svede. Det tager en halv til en hel time at få uddunstningen godt i gang, hvilket får Unzer til at tilføje: "Mine Læsere ville efter Haanden mærke, at det er et suurt arbeyde at bevare sin Helbred, og at dertil høre mange Omstændigheder"[457].

Motionen skal holde balancen mellem uddunstning og sved og må derfor ikke blive for voldsom. Hvad der passer sig, afhænger af hvert enkelt individs særlige beskaffenhed, og motionen må afstemmes efter levemåde, temperament og konstitution. Men spadseringen bliver dog altid berømmet som den bedste form for motion, således også hos Abildgaard: "At gaae er af alle Slags motioner umodsigelig den allernaturligste"; for hastigheden kan varieres efter behag og hele kroppen sættes bevægelse derved. "At løbe gaar an for Børn, men for voxne Folk er det farligt, om de ey ere vante dertil". At danse er derimod god motion for svagere personer[458].

Der findes også andre midler end motionen til at regulere uddunstningen; hudens porer holdes åbne, hvis man jævnligt skifter klæder, for

---

[454]Linnæus: *Collegium Dieteticum* s. 25ff.
[455]Funke: *Anthropologie* s. 63.
[456]Jfr. Gotfredsen: *Medicinens historie* s. 213.
[457]Unzer: *Lægen* bd. II: 70-75.
[458]*Afhandling om Diæten* s. 340, 342, 367.

de tager imod urenhederne, og så går uddunstningen lettere for sig. Legemsvask og gnidninger af huden er også midler til at holde hudens funktion i gang, og det sene 18. århundredes interesse for renligheden af kroppen har mere at gøre med at skaffe uddunstningerne ud af kroppen end at forhindre, at fremmede stoffer sætter sig på den[459].

Det er tydeligt nok, at disse bekymringer for uddunstningerne angår det dannede byborgerskab først og fremmest. Når man læser de diætetiske værker, får man fornemmelsen af, at borgerne uddunster, bønderne sveder. Ingen er nemlig i tvivl om, at de hårdtarbejdende folk på landet sveder, men det ser samtidig ud til for dem at være ligeså ufarligt som uundgåeligt. Med mindre da, at sveden standser, fordi bønderne har den vane at kaste sig ned i skyggen på den fugtige jord for at hvile. Bønderne sveder ganske betydeligt; så meget, at Tissot regner med, at udtørring af kroppen er en af de almindeligste sygdomsårsager for folk på landet[460].

Om urinen véd vi allerede, at den ikke bør holdes tilbage, og den sidste af de 'trende nødvendigste afførelser' er afføringen. Den er til gengæld så vigtig, at den nok kan fortjene et særligt afsnit.

Afføringen – livsførelsens prøvesten

Abildgaard må konstatere, hvad vi allerede véd: appetitten er ingen pålidelig rådgiver. Vi kan ikke uden videre regne med vores naturlige tilbøjeligheder: "Mavens styrke bør ey altid dømmes efter Appetitten, men heller deraf, hvorledes den fordøyer Maden, og forandrer den til god Føde"[461]. Det er på fordøjelsen, man må bedømme sin levevis. Spørgsmålet er så, hvad det er for krav, man må stille til fordøjelsen og dermed til afføringen, eller som Tode stiller det op[462]: "et Hovedspørgsmaal i Anledning af denne omtalte Naturens Velgierning er

---

[459] Se hertil Vigarello: *Le propre et le sale*.
[460] Tissot: *Underretning* kap. 1.
[461] *Afhandling om Diæten* s. 116.
[462] I: *Den Salernitanske Skoles Leveregler* s. 88.

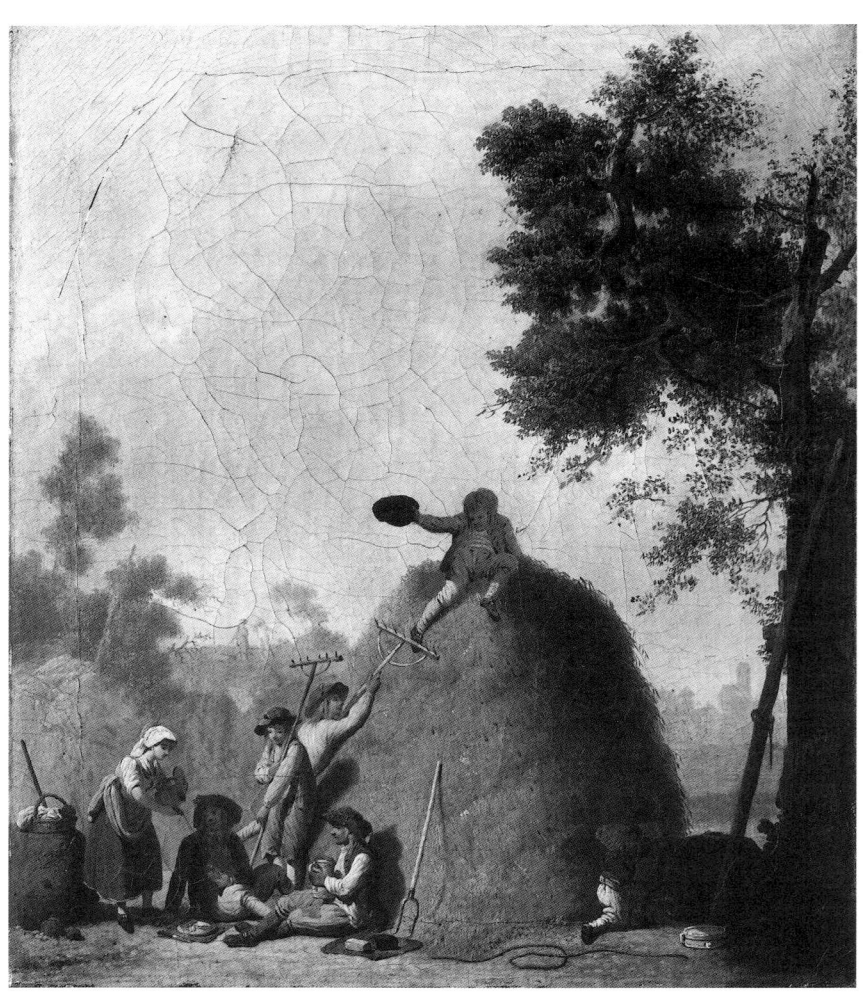

Her er de – disse bønder med deres hang til at hvile i skyggen og drikke kolde drikke, selvom de er ophedede af arbejdet – malet af Peter Cramer i 1778. (Kunstakademiets Bibliotek).

dette; hvor ofte bør den gaae for sig?" Selv mener han, at 'åbning' ofte forekommer daglig, men hos nogle oftere eller sjældnere. Det afhænger af vane, kostens sammensætning og mængde, og man kan altså ikke give helt faste regler. Men han er ikke helt enig med sig selv. I sine anmærkninger i Buchans bog mener han, at sundheden kræver, at det sker hver dag[463], og her er han mere på linje med Unzer, som tager det som et dårligt tegn, hvis det er oftere eller sjældnere. Så må der ændringer til i levevisen.

Uorden i fordøjelsen afslører en uordentlig, umådeholdende levevis. Det var læsningen af George Cheynes noksom berømte, men aldrig til dansk oversatte bog *An Essay of Health*, der første gange fik mig overbevist om, at udkastelserne i det 18. århundredes sundhedslitteratur spillede så vigtig en rolle, at de fortjente en særlig behandling. Cheyne hævder i sin bog, at afføringen i konsistens skal være mellem ekstremerne, og at den, som mere end 1 gang om dagen har afføring, i almindelig er gået til excesser – uanset hvad patienten så selv måtte hævde[464]. Den umoralske og usunde livsførelse vil tilsyneladende altid afsløre sig. Afføringen bliver livsførelsens prøvesten.

Fordøjelsesproblemer skal ifølge de fleste forfattere ikke mindst imødegås med motion – og her bliver spadseringen igen rost, men det bliver også ridning og det at køre i vogn – begge dele fordi det befordrer fordøjelsen alene ved den ydre påvirkning, hestens eller vognens bevægelser yder på fordøjelsesorganernes arbejde. Af samme grund synes almuen ikke at plages af disse problemer. Paulizky mener, at "Landmanden maa bevæge sig meget og ofte, og det er en af Hovedaarsagerne til hans gode Helbred. Bevægelsen giør hans haarde og ofte i sig selv usunde Spiser sunde og uskadelig for ham; den vedligeholder den naturlige Udtømmelse, og giver Legemet Kræfter og Varighed. Den giør mange Aarsager til Sygdomme uvirksomme"[465]. Tilsyneladende sker udkastelser af enhver art af sig selv og i naturlig orden hos bønderne på grund af deres mere naturlige levevis.

---

[463]Buchan: *Huuslægen* s. 331.
[464]Cheyne: *An Essay of Health* s. 116.
[465]Paulizky: *Anviisning for Landmanden* s. 19.

Til forskel herfra er der ingen tvivl om, at det 18. århundredes sundhedsoplysere er enige om, at byernes bedrestillede borgerskab i almindelighed er hjemsøgt af forstoppelse, luft i maven og andre fordøjelsesproblemer som følge af den modnaturlige levevis, den megen stillesidden og overdådigheden i spise – og af den alt for udbredte brug af purgermidler (afføringsmidler), som brugt regelmæssigt kun gør ondt værre. 'Det purgerede århundrede', som kulturhistorikeren Camporesi citerer en samtidig for at kalde det 18. århundrede, mente tilsyneladende selv at bruge afføringsmidler i store mængder[466] – også mere end lægerne brød sig om. De fleste læger ville hellere gennem naturlige midler genskabe en naturlig balance.

Fordøjelsen er væsentlig – både fordi uordener i den truer helbredet hos mange pga. deres modnaturlige levevis, og fordi talen om den bliver medium for en social kritik, formuleret i den fysiologiske naturvidenskabeligheds tilsyneladende uhildede, desinteresserede og uigendrivelige skikkelse.

I første del af *Lægen, et Medicinsk Ugeskrift* har Unzer ladet sig selv modtage et brev fra en stakkels patient, som passende nok har fået navnet Urban Flatus:

"Min kiære Hr. Doctor!
Veed de intet for de fordømte Vinde? Jeg er en Mand, der i en stille og sædelig Levemaade kunde henbringe mine Dage med min Familie, dersom vi ikke alle vare næsten bestandig plagede med Vinde. Naar jeg om Morgenen med min Kone og trende Døttre har drukket Thee, saa gaaer enhver til sit Arbeyde. Jeg til mit Vindue, hvor jeg seer Folk gaae forbie, min Kone til det Vindue lige over for mit, hvor hun har sit Syekram, og mine tre Døttre til deres Syeramme midt i Stuen. Neppe have vi sat os, før der begynder en Brumlen i Stuen, som om der var en Jødeskole inde. Snart spørger min Kone mig: hvad siger de mit Barn? Snart spørger jeg hende: Hvad behager de? Og svaret er altid: Intet; det er Vinde"[467].

---

[466] Camporesi: *Exotic Brew* s. 37. Se hertil også: Porter & Porter: *In Sickness* s. 50.
[467] Unzer: *Lægen* bd. I: 75.

Også døtrenes maver hyler og larmer, og Urban Flatus beder nu om råd mod "dette forbandede Onde" – mest fordi det er pinligt for familien at vække så megen opsigt, når den er i selskab med andre. For Unzer er brevet en kærkommen – men jo altså også selvskabt – lejlighed til at gøre rede for fornemme folks foragtelige levevis. Sådanne problemer findes nemlig kun hos stillesiddende folk og ikke hos "en Bonde eller Arbeydsmand, en Soldat eller Matros". Urban Flatus er formentlig så meget mere at foragte som hans arbejde består i at iagttage folk fra sit vindue – og altså faktisk ikke er et arbejde. Det kan altså nok være, at han fører en 'stille', men i Unzers øjne vel ikke egentlig en 'sædelig' levemåde. Midlerne, som Unzer kan anvise mod Flatus' tilstand, er derfor ikke underlagt legemsbevægelse og mådehold i fødeindtagelsen. Og dog forestiller Unzer sig også, at styrkende vine eller varmende likører kunne have deres virkning, og det er ikke nogen streng askese, Unzer prædiker.

Uanset anbefalingernes mildhed står Urban Flatus dog som sindbilledet på en søle fjærtende byboers modnaturlige levevis. Selv i koketterierne med det tabuiserede er den sociale kritik ikke fraværende.

Sundhedsoplysningen som diæt-etik
Som allerede omtalt er udsondringerne en af diætetikkens seks ikke-naturlige ting; dvs. ting, som skal tilføres eller fraføres og netop derfor er problematiske. Kroppens sårbarhed ligger i dens afhængighed af omgivelserne. Vi kunne udtrykke det sådan, at de ikke-naturlige ting befinder sig i overgangen mellem jeg'et og ikke-jeg'et; de er endnu ikke blevet del af jeg'et, eller de er i færd med at forlade det. Næsten uundgåeligt kommer vi her til at gå i de to engelske antropologer Mary Douglas' og Edmund Leach's fodspor. De peger netop på, at de ting, der ikke klart kan defineres som enten hørende til kroppen eller til dens omgivelser, men netop til de marginale zoner – grænseområderne imellem de håndfaste kategorier – er problematiske. Fordi uorden både er symbol på fare og på magt, kommer kroppens åbninger og produk-

ter til at blive oplagte emner for tabu og ritualer – noget, de to forfattere ser som et universelt fænomen i menneskesamfundene[468].

Man behøver ikke at følge Douglas og Leach til enden her. Og man behøver ikke følge dem i deres universalisme. Kun må man bemærke, at 1700-talsdiætetikkens ikke-naturlige ting tematiserer kroppen på en særlig måde. Det handler nemlig om kroppens grænser til omverdenen og om de gensidige påvirkninger, der finder sted mellem krop og omverden. Fokuseringen på kroppens grænser kan man tolke som en måde at opøve en bevidsthed om kroppen på; om dens afgrænsning til omverdenen og dens 'ene-ståenhed'. Omgangen med de seks ikke-naturlige ting og ikke mindst overvejelserne over udkastelserne er en måde at komme til en forståelse af sig selv som krop og individ ved at fokusere på jeg'ets grænser. I en verden med en Gud, som ikke længere er alt for nærværende, må kroppen på sin vis defineres påny – og nu ikke kun som et arbejdsredskab eller en kampplads for lysets og mørkets magter: ikke længere som en krop, der skal bære syndens byrde – men som noget positivt: noget, der nok skal disciplineres, men som samtidig er et mulighedernes legeme: formbart, produktivt, nydende, sansende og erkendende.

I betoningen af omsorgen for egenkroppen i det sene 18. århundrede kommer kravene til individualiseringen til at spille med, for kroppen er menneskets inkarnation; det, som adskiller individet fra andre; dets mærke, dets grænse. Det er ikke urimeligt at hævde, at kroppen er individualitetens sted, og at individualiseringen er en af forudsætningerne for periodens nye betydningstillæggelse af kroppen.

Kroppens virken er i det 18. århundredes sundhedslitteratur sædvanligvis en kilde til glæde. Dens udkastelser er vidnesbyrd om dens funktioner, og bevidstheden om dem indgiver mennesket fornemmelse af kroppen. Tode er ikke i tvivl om det fundamentalt glædelige, det ægte frydefulde ved kroppen, heller ikke hvad dens udkastelser angår. Jeg har allerede citeret hans udsagn om, hvordan de, der adlyder naturens røst – dvs. trangen til at lade deres vand – i rette tid "endogsaa

---

[468]Douglas: *Purity and Danger* og *Naturlige symboler*, Leach: *Culture and Communication*.

fornemmer en Grad af Vellyst"[469]. Tode opregner vandladningen på linje med andre evner og funktioner, som naturen har givet mennesket: alle sanser, bevidsthed, tænkekraft, evne til at attrå. Alt dette hører til det jordiske livs goder; til tilværelsens store fornøjelser, ligesom også hver og en af de mundfulde af vand, øl eller vin, han har nydt, alle de gange, han har sovet eller blundet, alle oplevelser af varme eller kølighed. Alt i alt livsalige erfaringer af kroppen. Kroppen er ingenlunde nogen tung byrde; den repræsenterer herlige muligheder; måske først og fremmest ved at gøre sansningen af den ydre verden mulig.

Netop de rige fornemmelser af kroppens virken – de mange glæder, den giver – gør for Tode Guds skaberværk synligt i kroppen. I sin *Sundheds-Journal* for årene 1793-97 skriver han under overskriften "Skaberens Viisdom i Legemets Dannelse", at "Utallige ere de Prøver, som Anatomien giver os paa vor Skabers Viisdom; for den der studerer sit Legemes Bygning, er det plat umueligt at være Atheist, at nægte en Gud". Derfor opfordres læseren til at interessere sig for menneskelegemet og til at gå til anatomiske og fysiologisk forelæsninger. Man vil henrykkes over legemets sindrighed, og man skal derfor ikke kun gøre det for ens "egen Veiledning igiennem Livet, [men] ogsaa til Eders Skabers Herliggørelse"[470]. Et andet sted véd Tode at fortælle: "Nei, den hele Natur omkring os, dens hele Huusholdning inden i os, ere uudtømmelige Kilder til Fornøielse for os, saa længe vi bruge dem i den rette Orden"[471]. Studiet af menneskelegemet leder ikke væk fra Gud; kroppen er en naturens bog, som bør åbnes og dens muligheder prøves.

Den selvdisciplin, sundhedsoplysningen i denne periode tilskynder til, giver god mening i en tid med etablering af en tidlig-borgerlig offentlighed, men det ville være fejlagtigt bare at se sundhedsoplysningen negativt som en disciplinering. Den tidlige sundhedsoplysning vil også forøge fornemmelsen af kroppen og dermed styrke opfattelsen af dens betydning og vigtighed. Den umiddelbare sansning af kroppen må frem i lyset, ikke skjules af de kødelige synders dårlige samvittig-

---

[469]Tode: *Den Salernitanske Skoles Leveregler* s. 60.
[470]Tode: *Sundheds-Journal* s. 103, 109.
[471]Tode: *Den Salernitanske Skoles Leveregler* s. 62.

hed. Kroppen skal sanses, beundres, nydes og styrkes. Sundhedsoplysningen er udtryk for en ny værdsættelse af kroppen, en insisteren på det verdslige og kropslige livs glæder, på kroppens og livets fundamentale formbarhed. Kroppen skal ikke bare tugtes og reguleres, men nydes og bruges, bedres og formes.

Michel Foucault har i sin *Seksualitetens historie* anskuet antikkens diætetik som en livskunst. Mens han nemlig i sine tidligere værker fokuserede på frembringelsen af sandheder og da især så på tvangspraksiser og måder at lokke sandheden ud af mennesker i forskellige situationer (gennem psykiatrien, straffesystemet, det kliniske blik osv.), så behandler han i bind 2 og 3 af seksualitetshistorien praksiser, der medvirker til at skabe subjekter. Den græske antiks asketiske praksis ser Foucault som en selvets teknik – dvs. som en opøvelse af én selv. Man kan sige, at hvor han tidligere var interesseret i den indirekte konstitution af os selv som subjekter gennem uddifferentieringen af det anormale (de sindssyge, forbryderne, de perverse, hermafroditerne osv.), så koncentrerer Foucault sig her om den direkte konstitution af os selv gennem nogle 'selvteknikker'[472].

I den græsk-romerske tænkning var den moralske problematisering af seksualiteten knyttet til en livskunst – et forsøg på at gøre ens liv til et værk, hævder Foucault. Det, som prædikedes, var ganske vist mådehold, men på en helt anden måde end den senere kristne tankegang, hvor målet var renhed og selvfornægtelse. Mådehold skulle i antikken ikke fjerne begæret, men tværtimod bibeholde det; det handlede om den rette brug af glæderne. Grækernes refleksioner over den seksuelle adfærd ville ikke som den kristne retfærdiggøre forbud, men stilisere en frihed – skabe rette måder at håndtere friheden. For at praktisere friheden på passende vis måtte man beskæftige sig med sig selv og drage ansvar for sig selv. Dertil krævedes både, at man kendte sig selv, og at man formede sig selv, overgik sig selv og dermed beherskede de drifter og lyster i sig, der ellers truede med at rive én med[473].

---

[472]Foucault: *The History of Sexuality* bd. I-II, Martin m.fl.: *Technologies* og Foucault *Selvomsorgens etik*.
[473]Foucault: *The History of Sexuality* bd. II, Foucault: *Selvomsorgens etik*.

Foucault tager i sin undersøgelse af mådeholdstemaet i antikken blandt andet afsæt i diætetikken – læren om den sunde levevis – og siger om den, at den blev "en grundlæggende kategori, som man kunne tænke den menneskelige adfærd i; den betegnede livsførelsen og tillod at fastlægge en samling regler for adfærden; det var en måde at problematisere adfærden, som syntes at have sin oprindelse i noget naturligt, som man måtte passe på, og som man burde adlyde. Diætetikken var en hel livskunst"[474]. Diætetikken som livskunst er mere end en måde at forebygge sygdom på. Det er en måde, hvorpå man kan skabe sig selv som subjekt med den rette, nødvendige og tilstrækkelige bekymring for kroppen, som må gennemsyre hverdagslivet og knytte sundhed og etik sammen.

Michel Onfray, en anden fransk filosof, har taget tråden fra Foucault op. Han ser også diætetikken (som han dog tager i dens nutidige betydning og altså forstår som 'kosthold') som en måde at konstituere sig selv som et sammenhængende værk. Onfray taler i denne forbindelse om at gøre diætetikken til en etik og konstruerer til dette brug ordet *diétét(h)ique*, som han omtaler som en subjektivitetens videnskab. Begrebet 'diæt-etik' er, hvis man lader det have betydningen af en almen, sund livsførelse, ingen dårlig betegnelse for den etiske konstituering af selvet gennem overvejelserne over og stiliseringen af hverdagslivet. Og her spiller udkastelserne bestemt også deres rolle: som livsførelsens naturlige prøvesten, som tematisering af jeg'ets grænser, i opøvelsen af fornemmelsen af egenkroppen, men også i forståelsen af én selv i verden.

Den sociale nytte: borgerdyd, borgerflid, borgerånd, borgerpligt
Vi kunne måske nok ved læsningen af det sene 18. århundredes sundhedsoplysende litteratur få indtryk af, at menneskets vigtigste opgave er at holde øje med sin egen mave og med at fordøjelsen går rigtigt for sig. Man må nemlig gøre sig bestræbelser for at holde sig sund, og fejl

---

[474]Foucault: *The History of Sexuality* bd. II, s. 101-108. Citatet er min oversættelse fra Onfray: *Le ventre* s. 38.

i fordøjelsen er den vigtigste årsag til sygdom. Det kunne se ud som et krav om indadvendt, hypokondrisk navlebeskuen. Men sådan forholder det sig langt fra. Ganske vist er fordøjelsen sundhedens forudsætning, men kravet til mennesket er, at det skal leve et aktivt, udadvendt liv. Når konsumtionen er nødvendig, er det netop af hensyn til produktionen. Tode kan ikke døje, at så mange af hans samtidige lever et liv, som kun drejer sig om den passive, egennyttige nydelse. Det er ikke godt, når alt, man producerer, er affald: "Og hvortil ere saa mange af vore Medborgere fødte andet, end til at forøge Konsumtionen og flye det lille Vognmandslaug noget at bestille?"[475], spørger han sarkastisk. Der findes tilsyneladende et antal velstillede borgere, som ikke bruger deres evner til fælles nytte; disse "vore Fianter og vore Flaner, disse Nuller i Staten"[476] – og dem må man foragte så meget mere, som de faktisk har midlerne og evnerne til at virke til fælles bedste.

Fordøjelsen er altså vigtig, ikke fordi den gør det passive, vegeterende og selvoptagede liv muligt, men fordi den muliggør arbejdet – den sociale nytte. Optagetheden af legemets funktioner kan nemlig også blive for stor, og det er derfor, Tode må trække lidt i land midt i sine anbefalinger af at lytte til naturens mindelser: "En voxen Person, som er ved god Helbred og lever fornuftig, burde aldrig forlade sit Arbejde for ringere end en Pægels Skyld[477]". Man må ikke som hypokonderne lade sig tyrannisere af kroppens fornemmelser. Det er derfor ikke kun af fysiologiske grunde (overbelastning af indvoldene og opstigelser til hovedet), men også af moralske, at det at sidde for længe på 'et vist sted' må fordømmes. Det er nemlig "det værste af alt hvad man kan kalde vita sedentaria"[478] – det stillesiddende liv: passivt, unyttigt og navlebeskuende.

Unge mennesker bør opdrages til at tåle besværligheder og trodse farer; de må hærdes til flid, dyd og tapperhed. Tode siger dette i

---

[475]Tode: *Den Salernitanske Skoles Leveregler* s. 82 – det lille vognmandslaug er natrenovationen.
[476]Tode: *Sundhedstidende* s. 295.
[477]Tode: *Den Salernitanske Skoles Leveregler* s. 57.
[478]Samme s. 112.

forbindelse med en kritik af 'den nye Sygdom i Tydskland' – dvs. Sturm-und-Drangs dyrkelse af følsomheden, som Tode ser som overdreven medlidenhed, klynken og barnagtig ømhed. Han sætter denne 'kastrathed' over for en mere ægte moral, kendetegnet af dyd, ære, religion og retskaffenhed, af sand barmhjertighed, mod og kraft – det, han i ét ord kalder 'mandighed'. 'Følsomhedens' nervesystem kommer på denne måde til at stå over for handlingens fire aktive lemmers bevægelsessystem[479]. Hvad nytte er følsomheden til, hvis man ikke også handler?

Kravet om udadvendthed og social nytte er også tydeligt i de åbenlyse paralleliteter mellem sundhedsoplysningens forståelse af kroppen og de samtidige billeder af samfundets natur. I det 18. århundrede blev samfundet ofte set som et samfundslegeme, som havde nogle af de samme kendetegn som menneskelegemet. Ganske vist var ideen om samfundet eller staten som en organisk krop ikke ny; den havde en lang forhistorie i den vestlige tænkning; en forhistorie, som rækker tilbage til middelalderens 'body politic' og længere endnu[480], men det er dog en idé, som har *sin* specifikke udformning i det 18. århundrede.

I bogen *In Sickness and in Health* beskriver medicinhistorikerne Porter & Porter periodens kropsopfattelse som et 'through-put system', hvor vægten ligger på fødeindtagelsen og affaldsudskillelsen, og de peger på, at fordøjelsens store vægt er et produkt af oplysningstidens rationelt-utilitaristiske ånd. Vægtningen af maven symboliserer menneskets materialitet (sammenlign her med Todes bemærkninger om fordøjelsens nødvendighed for det intellektuelle arbejde!). Oplysningstidens arbejdsetik behandlede mennesket som producent, skriver de to forfattere, men for at producere måtte mennesket først forbruge, og de ser 'georgianernes' (1714-1830) optagethed af fordøjelsen som et tegn på et tidligt forbrugersamfund.

Roy Porter er siden (i artiklen *Consumption: Disease of the Consumer Society?*) gået lidt tættere på forbindelsen mellem samfundsmodel-

---

[479] Tode: *Nye Sundhedstidende* s. 135-144, 153-163, 177-183.
[480] Jfr. Barkan: *The Human Body*.

ler og tænkning om kroppen. I det 18. århundrede var økonomer begyndt at argumentere for, at mennesket var et forbrugende dyr, og at dets appetitter satte gang i økonomien. Efterspørgselen var nødvendig for produktionen. I både den læge og den lægelige opfattelse gjaldt dette også for kroppen, som måtte forbruge for at fungere, men også udskille for ikke at forgifte sig selv – deraf purgermidlernes store betydning. Men holdningen til forbruget var ingenlunde entydig. Samtidens engelske læger mente at kunne se et voksende antal kronisk syge – folk, der led af alle mulige kakektiske (dvs. svækkelses-) sygdomme, som gik under fællesbetegnelsen 'consumptions', deriblandt tuberkulosen. Lægerne opfattede det i almindelighed sådan, at disse 'consumptions' skyldtes et moderne, unaturligt og usundt forbrugsmønster i tøjmode, spiser og drikke. 'Consumption' (forbrug) førte 'consumptions' (tæring) med sig. Tråden i Porters artikel udgøres af det sproglige sammenfald af økonomiske og medicinske begreber og forsvinder selvsagt på dansk, og det kan også nok diskuteres om der er rimelighed i at kalde både England og Danmark for et (tidligt) forbrugersamfund på dette tidspunkt. Og for Danmarks vedkommende var 'consumptions' i medicinsk forstand (dvs. tæringen) – slet ikke i form af tuberkulosen – næppe så udbredt, at den kunne blive det indbegreb af sygdom, som den senere blev.

Porter støtter sig blandt andet til en lille, meget interessant artikel af Anne Marcovich, som har set på sammenhængen mellem billedet af menneskekroppen og billedet af samfundet hos den engelske 1700-talslæge J.C. Lettsom. Hos Lettsom er sundhed en balance, som opretholdes i menneskekroppen i kraft af cirkulationen af væsker, og det er for Lettsom – som det er for Tode – cirkulationen, der er omdrejningspunktet i hans fysiologi; den skal nemlig til for at bevare den naturlige balance. Cirkulationen skal skaffe sammenhæng mellem alle de forskellige dele i kroppen, som hver især har deres funktion, men som allesammen er nødvendige betingelser for hinanden.

Lettsoms refleksioner over samfundet er baseret på de samme principper, som dem, der gælder for menneskekroppen. Således er de forskellige samfundsgrupper (først og fremmest de rige og de fattige) nødvendige for hinanden – de fattige er nødvendig arbejdskraft for de rige; de rige er nødvendige for, at de fattige ikke skal gå til i armod og amoral. Denne organismetanke findes også udfoldet f.eks. hos Callisen, hvor netop forskellen mellem borgerne (som betinger en arbejdsdeling) gør staten stærk: "ingen Stat kunne heller bestaa, hvis alle dens Individer vare af Naturens Haand udrustede med lige Dannelse, lige Anlæg, lige Evner. Samfundet maatte i dets enkelte Lemmer have høist forskiællige, nu mere nu mindre vigtige Organer, for at kunne bestaae og virke uforstyrret som et Heelt"[481]. Lemmerne er af forskellig vigtighed, men dog lige uundværlige i staten. "Hvem øiner ikke ogsaa heri Skaberens vise Hensigt, at det ene Menneske skal komme det andet til Hielp med sine erhvervede Færdigheder og bidrage til fælles Tarv, Fornøielser og Lykke"[482]. Ethvert samfunds-(med)lem er nødvendigt for harmoni og sundhed i samfundslegemet, og samfundet kan kun bestå gennem den stadige cirkulation af materielle og åndelige værdier.

Også hos Tode er det tydeligt, at cirkulationen er det vigtige nøgleord. Sygdom kommer af den dårligt fordelte væske – særlig blodet; af den for ringe eller for kraftige bevægelse i blodet; af forstoppelse af enhver art, hvad enten det er af sveden, urinen, fordøjelsen, menstruationsblodet, uddunstningen; affaldsstoffer i det hele taget. Sundheden fordrer en konstant og jævn bevægelse – først og fremmest i kroppens blod og næringsstoffer. Sådan ser det også ud for Abildgaard: arbejde og bevægelse er nødvendige elementer til bevarelse af sundheden – ligesom stillestående vand fordærves, så gør uvirksomhed legemet svageligt[483].

Uden for såvel som inden for kroppene er stilstand uheldsvanger. Møller (1763) kalder den stillestående og ubevægelige luft 'forgift'; Unzer peger på luftens rådnende dunster især i lave egne som årsager til forrådnelse og sygdom og foreslår luften renset med håndgranater, svovldampe og udluftning af boligerne i området[484]. Weikard vil imødegå uren luft ved at udtørre moradser og omhugge skove.

---

[481]Callisen: *Physisk Medizinske Betragtninger* bd. I, s. 14.
[482]Samme bd. II: 295.
[483]*Afhandling om Diæten* s. 335-36.
[484]Unzer: *Lægen* bd. II, s. 115-18.

Ingenting må stille sig i vejen for luftens cirkulation, for det er den, der skal forny og rense den. I København vil Callisen have brolægning (en vigtig ting for sundhed og sikkerhed), og han vil have etagebyggeriet væk og etablere brede og lige gader, som luften kan feje rensende igennem[485].

Men det er ikke kun luften i det fysiske rum, der må cirkulere; det må også varer, viden, mønter og talenter; det er forudsætningen for en udvikling, der giver større rigdom, oplysning og frihed. Tode vil have evner, viden og penge sat i virksomhed til fælles bedste. Det gælder om at investere og holde i bevægelse: "Mennesket er født til Arbeide som Fuglen til at flyve og Fisken til at svømme. At virke, at være Andre nyttig, det er Salighed paa Jorden. Eremiterne erkiendes nu for det de virkeligen ere, hellige Dagdrivere. Ethvert Menneske, der ikke arbeider, ikke bestiller noget, kan ansees, som en død Kapital i Skabningen. Magelighed, Ørkesløshed, Dovenskab ere ogsaa af de Synder, som uudebliveligen føre deres egen Straf med sig"[486]. Og videre i *Sundhedstidende*: "Overhovede, unge Folkes første og største Pligt er at lære noget"[487]. Passiviteten er ham utålelig.

Paralleliteten mellem investering i handel og investering i egenkroppen var ikke mere skjult i samtiden, end at Buchan i den sidste del af århundredet kunne udtale: "Familiernes Sundheds-Beskaffenhed kan ligesaa vel tage imod Forbedring, som deres Formues Forfatning"[488]. Øjensynlig ville ingen blandt hans publikum tvivle på det sidste (det fordelagtige i økonomiske investeringer), men måske nok stadig om det første (muligheden af at investere i kroppen).

Liv er for 1700-talsoplyserne bevægelse. Stilstand er forfald, vegeteren, fordærvelse. Det gælder også mentalt, for der skal følelser og engagement til. Derfor er det også, at periodens sundhedsoplysere i hovedsagen ikke kan se det totale fravær af lidenskaber som sundt. En undtagelse her er Hufeland, som vil spare på 'Livsconsumtionen'; og

---

[485]Callisen: *Physisk Medizinske Betragtninger* bd. I: 43-56.
[486]Todes anmærkning i Cheyne: *Regler til at vedligeholde Sundhed* s. 26.
[487]s. 258.
[488]Buchan: *Huuslægen* bd. I, s. 16. Buchan var skotte, og hans publikum midt i den industrielle revolution.

han møder da også kritik, f.eks. fra Tode. Der må lidenskaber til for at sætte skub i tingene – deraf den 'forsigtige forsvarstale', som idéhistorikeren J. Ehrard taler om i oplysningstidens franske filosofi[489].

Hos Tode er fysiologien ikke alene et lærd system, men også en sanset erfaring. Kroppen i høj grad noget nærværende. Den enkelte patient eller måske rettere: den almindelige borger kan sættes i stand til at føle sin krop og handle fornuftigt ud fra sin erfaring af den. Enhver kender urinen eller sveden eller afføringen, enhver mærker blodet rulle i årerne, mærker hovedpinen, der opstår, fordi blodet har samlet sig dér, eller har ubehag om natten af de alt for store aftensmåltider og sene nattesæder.

1700-talsdiætetikkens billede af sundheden er nemlig ikke vitaminernes umærkelige organisk-kemiske funktioner eller antioxidanternes skjulte virksomhed, men derimod det pulserende blod med dets rette fordeling i kroppen, den følelige, kraftige fordøjelse, de homøostatiske systemers raffinerede, men sansbare fungeren. Todes fysiologi kan direkte erfares og falder sammen med den måde, samfundet ideelt må fungere: den jævne, ikke for kraftige strøm, som bestandig må holdes i gang, men som også, med et vist passende, sædeligt mådehold, må holdes i ave. Cirkulationen er, ideelt set, ikke en hektisk og febril bevægelse, men noget, der roligt og kraftfuldt sikrer fremtiden.

Cirkulationen er nødvendig, fordi bevægelse er liv, og mennesket ikke kan eksistere uden ud- og indførsel. Kroppen er afhængig af at kunne modtage stoffer fra og igen afgive dem til omverden. Betoningen af fordøjelsen er nemlig ikke kun betoningen af cirkulationen, men også af ind- og udførslens nødvendighed. Det er et kropsbillede, som passer godt til en merkantil tid, hvor rigdom kommer af penge i bevægelse og på statsplan skabes igennem landets ind- og udførsel.

Det gælder om, siger Unzer[490], at holde legemet åbent, hvormed han mener, at mavens indhold ikke må gå i forrådnelse (det forhindres ved hjælp af rabarbersaft – et velkendt afføringsmiddel), men vi kan her godt tillade os også at bruge det i en videre betydning. Det ideelle

---

[489]Ehrard: *L'idée de nature* s. 223ff. Jfr. også Coleman: *Health and Hygiene* og nærværende bog s. 83ff.
[490]I: *Lægen* bd. II: 121ff.

menneske er nemlig ikke det selvtilstrækkelige, men dét, som er andre til nytte, åbent over for ny viden, nye forhold, nye livsomstændigheder. Man må ikke i sin kropsinteresse lukke sig navlebeskuende om sig selv, men holde legemet åbent, og det ikke kun fysiologisk, men også socialt. Som allerede beskrevet er det netop problemet med onanien, at den dels gør mennesket afhængigt, fordi de unaturlige handlinger truer med at frarøve ham hans menneskelige status og dermed degradere ham til dyrisk hjælpeløshed, dels gør den ham selvtilstrækkelig og indadvendt. Målet er netop autonomi uden narcissisme, sociale relationer uden afhængighed[491].

Selvom afhængighed er problematisk, er sundhedsoplyserne dog enige om, at mennesket er et dybt socialt og fundamentalt formbart væsen. Det er kun i kraft af deres sociale liv med hinanden, at menneskene udvikler de sandt menneskelige potentialer i sig[492]. Kroppen og mennesket er intimt forbundet med deres omgivelser og er, når alt kommer til alt, dybt afhængige af dem. Men samtidig står det klart, at mennesket også uundgåeligt må påvirke sine omgivelser i kraft af det, kroppen tager og giver. Mennesket kan ikke leve i verden uden at være formet af sine omgivelser, men det må også forme verden i kraft af selve sin væren. For Tode leder overvejelserne over fordøjelsens rolle frem til, at vi må erkende, at vi som mennesker er afhængige af den for al vores virken. Subjektet er netop i kraft af sine materielle betingelser indlejret i en større helhed.

Måske er det nogle gange den mest ufrivillige del af kroppen, der står i tættest forbindelse til omverden. Til tider kan mennesket nemlig end ikke vide helt nøje, hvor afhængigt, det er af sine omgivelser. Legemet står i et dybt afhængighedsforhold til omgivelserne; luften, ikke mindst, som påvirker legemet – ikke kun gennem åndedrættet, men hos f.eks. Abildgaard også ved at trænge ind igennem hudens fine rør. Denne 'indsugning', som Abildgaard kalder det, er langt fra uproblematisk – for også smitte og andre uheldige stoffer kan finde vej til legemet ad denne vej. Men under alle omstændigheder er den kun

---

[491]Jordanova: *The Popularization of Medicine*.
[492]Se hertil særligt Callisens betragtninger, jfr. kapitlet *To blik på byens natur*.

yderligere et tegn på kroppens og menneskets dybe afhængighed af omgivelserne. Faktisk tyder det på, at mennesket kun er sig selv i kraft af, at det ikke er sig selv nok.

Vanen – en anden natur

Medicinens betoning af relationen mellem krop og omgivelse falder meget godt i tråd med oplysningstidens tro på omgivelsernes betydning. Environmentalistiske konstateringer af betydningen af landets klima og placering på jordkloden for temperamenter, kropsbygning og væsenskarakter er helt almindelige i sundhedsoplysningen på denne tid – særlig udfoldede finder man dem hos Henrich Callisen. Ikke underligt, derfor, er det en gængs opfattelse, at hvert land bør have *sin* sundhedsoplysning – den skal tilpasses landets forhold af fysisk, økonomisk og kulturel art. Således bemærker Abildgaard i sin egenskab af oversætter i *Afhandling om Diæten*, at han har valgt det svenske forlæg, da det var "meest passende paa vort Clima", og Bøtcher ønsker sig i sin fortale til Faust en ikke-importeret sundhedsoplysning (et merkantilistisk levn, kunne det tolkes som). Vi véd også allerede kun alt for godt, at de færreste fremmede varer – og da slet ikke de eksotiske – egner sig for danske legemer.

Men samtidig opfatter litteraturen i det sene 18. århundrede mennesket som næsten uendelig tilpasningsdygtigt. Man kan vænne sig til at tåle både tobak og varme og kulde[493]. Tode fremhæver tit og ofte, at man ikke skal lade sundhedskravene være for stive; navnlig unge mennesker må lære at kunne tilpasse sig forskellige situationer og livsomstændigheder. De må ikke blive slaver af et for regelmæssigt liv. Det er ikke noget problem at finde frem til begrundelsen for tilpasningsdygtigheden. Callisen peger f.eks. på, at mennesket er længere tid om at blive voksent end dyr, og de bliver det kun under vejledning og undervisning[494], men at det forholder sig sådan, er netop fordi de har så uendelig meget større muligheder for at udfolde sig end dyrene.

---

[493]F.eks. *Afhandling om Diæten* s. 19.
[494]Callisen: *Physisk Medizinske Betragtninger* bd. II, s. 310.

Mennesket kan bebo alle egne, spise alt og forandre sine omgivelser, så de bliver overensstemmende med dets egen natur[495].

Ved læsningen af 1700-talsteksterne står det klart, at begrebet om 'omgivelser' havde to sider, som virker sammen: en naturlig (klima, geografi osv. – underlagt naturlove) og en kulturel (som omhandler vane og formålsbestemt virken). I begreber som vane og konstitution bliver de biologisk-fysiologiske elementer bragt sammen med de kulturelt-sociale[496].

Også inden for studiet af naturfænomener var tilpasningstemaet fremherskende i slutningen af det 18. århundrede. Betoningen af bevægelse, dynamik, proces og forandring fik således Lamarck til at bruge ordet 'vane' om dyrs mulighed for adfærdsmæssige tilpasninger til stimuli – et aktivt forhold mellem dyr og planter[497]. Og for Lettsom, forklarer Marcovich, beroede legemets harmoniske ligevægt på dets evne til at reagere på og tilpasse sig til omgivelsernes påvirkninger. Det skete dels gennem nervesystemet, som var mekanismen for sansning af den ydre verden, dels gennem sympatien – de forskellige af organisme-deles reaktion på hinanden, som sikrede den indre sammenhæng og enhed i kroppen. Den gensidige sympati mellem kroppens lemmer svarer til den gensidige sympati mellem samfundsmedlemmerne – som er en forudsætning for samfundets rette (og moralske) virken (sympatibegrebet blev nemlig udviklet samtidig i medicinen og filosofien af læger og filosoffer i nær indbyrdes forbindelse). Hos Lettsom bliver kroppen i stand til at tilpasse sig omgivelserne, fordi den har en evne til at 'huske' – til at genkende påvirkninger og reagere hensigtsmæssigt på dem. Det bliver dermed til vane for organismen. Begreberne om 'hukommelse' og vane peger på menneskets evne til at uddanne sig, tilpasse sig og vænne sig til omstændighederne. Forholdet mellem legeme og samfundslegeme er i det 18. århundrede et aktivt forhold af gensidige påvirkninger.

---

[495]Jfr. også Virey: *L'hygiene philosophique*, som over mange sider udvikler en hel, sammenhængende filosofi over dette.
[496]Jfr. Jordanova: *Sexual Visions* s. 25-27.
[497]Jfr. Jordanova: *Earth Science* og *Naturalizing the Family*.

Det synes, når alt kommer til alt, at være relativt lidt, der for periodens læger på forhånd var fastlagt i detaljer af naturen selv – også selvom naturen til stadighed blev fremholdt som argument for det sunde. Derfor var vanen en vigtig del af menneskets liv.

Vanen er en anden natur, og dét er for det sene 18. århundredes læger ikke nogen overdrivelse, for de tillærte ting virker lige så kraftigt som medfødte (og som Lamarcks teori har lært os, var forskellen mellem de to ting ikke nødvendigvis særlig stor; måske kunne de transformeres til hinanden). Trods tidens mange referencer til naturen er troen på den – forstået som faste, iboende egenskaber – ikke nær så stor som i andre, senere historiske perioder. Mere end naturen handler om noget iboende, handler den nemlig om menneskets potentialer; dets mulighed for udvikling.

I det 18. århundredes sundhedslitteratur var udkastelserne således ikke kun vigtige af fysiologiske grunde, men også fordi de kunne blive tegn på ret eller slet livsførelse; et naturoverensstemmende eller et modnaturligt liv – en livsførelsens prøvesten. Talen om udkastelserne bliver medium for en social kritik af egennyttens og overflodens kultur, og udkastelserne tematiserer kroppens grænser til omverdenen og spiller med i konstitueringen af selvet. Udkastelserne er et vigtigt led i en forståelsesramme, som rummer både krop og samfund, hvor cirkulationen af varer, viden, mønter og talenter kommer i centrum, og hvor idealet bliver det aktive, formbare og omformende, tilpasningsduelige og nyttige menneske.

DEL III

NATUR OG SUNDHED
1807-1990

> Skribenten spiller sandeligen en betydelig Rolle i
> det borgerlige Selskab, naar han bruger sin Pen
> til at gavne, hvad enten han udbreder Kundskab,
> eller skildrer Dydens Yndighed, eller revser
> Sæderne, eller angriber Misbrug.
> (J.C. Tode 1782)

Fra lyksalighedslære til vitaminer

I slutningen af det 18. århundrede var sundhedsoplysningen blevet medium for livsfortolkning; et sted for formuleringen af en 'naturlig' moral, et sted for social kritik såvel som fortolkning af selvet. Interessen for sundhed var stor, og det var de sidste årtier af århundredet, der oplevede den første bølge af sundhedslitteratur.

Efter århundredskiftet er det derimod som om feltet prægedes af en vis tilbageholdenhed. Mellem Københavns bombardement og midten af det 19. århundrede var der en nedgang i antallet af publikationer om sundhed, og ikke førend midten af århundredet udkom der ligeså mange titler pr. tiår som på Todes tid. Det 19. århundredes helt store interesse for sundhed satte først ind omkring 1880, og i århundredets sidste år mangedobledes antallet af udgivelser hvert tiår; en udvikling, som fortsatte ind i det næste århundrede[498].

Også indholdsmæssigt ligner begyndelsen af det 19. århundrede stilstand, og første halvdel af århundredet synes ikke at have bragt megen forandring. Op igennem århundredet blev en række af sundhedsoplysningens gamle temaer opretholdt. Sundhedens store vigtighed blev stadig fremhævet, ligesom det også betonedes, at den var påvirkelig af individernes egne handlinger. Naturen, fortiden og de vilde optrådte stadig som mønster for den. Også dilemmaet om, hvorvidt oplysning overflødiggør lægerne, bestod – således retter den danske læge August Thornam sit *Almindeligt Sundhedslexicon* (1856) til læsere, der vil undgå at skade deres helbred med forkert adfærd, eller som i tilfælde af sygdom vil hjælpe sig selv; men det understreges samtidig, at rådene er foreløbige og kun gælder indtil lægehjælp kan fås. Andre temaer ville kunne følges, bl.a. onani-diskussionen, som har sin egen 1800-talshistorie (også denne periode er optaget af onanien, men nu mere som et mentalt end som et fysisk problem[499]). Men først

---

[498] Jfr. *Dansk Bogfortegnelse* for de pågældende år.
[499] Se hertil f.eks.: Neuman: *Masturbation*.

og fremmest synes tiden frem til midten af århundredet at have været præget mere af kontinuitet end af forandring – og det er måske symptomatisk, at både Cornaros og Hufelands bøger kunne genudgives i henholdsvis 1840'erne og '50'erne. Den fremtrædende tyske læge Ph. Carl Hartmann forestiller sig i sin *Lyksalighedslære for Menneskets physiske Liv* (1833) på næsten fuldstændig samme måde som de 1700-talsforfattere, vi har mødt, at svagelighed, sygdom og død er en følge af, at mennesket rives bort fra naturen. "Menneskets naturlige Fornemmelser, Drifter og Anlæg, de ere hans sikkreste Ledere ved alle de Skridt, som han gjør i Livet". Troen på naturens vejledende kraft er endog større og mere klippefast her end i det meste af, hvad vi har mødt i det 18. århundredes litteratur. "Hvor lidet kiendte den ikke engang halvcultiverede Beboer af Sydhavsøerne til Sygdomme, og hvor talrig er ikke den Hær af legemlige Onder, som omleirer de europæiske store Stæders overforfinede Beboere?", spørger således Hartmann[500].

Visse temaer gennemløb dog iøjnefaldende forandringer. Omkring midten af århundredet blev renligheden en ny, stor opmærksomhed til del[501]. Renligheden havde ganske vist i lang tid været en forudsætning for sundhed, men ikke med det eftertryk, der nu var på den. Renlighed i én henseende forudsatte forresten renlighed i andre. Det kunne ikke nytte at holde kroppen ren, hvis ikke også klæderne var det. Klædernes renlighed forudsatte til gengæld, at boligen var ren og så videre og omvendt.

Lægen Nicolai Julius Bentsens *Om Reenlighedens Nytte og Betydning*, et skrift præmieret af Den Almindelige Danske Lægeforening i 1867, kan stå som et tegn på renlighedsinteressen i disse år. I den gør Bentsen det klart, hvor vigtig renligheden er for folkesundheden, men også, hvordan økonomiske og kulturelle barrierer i arbejderklassen (manglende midler og manglende sans for renlighed) udgør hindringer for et sundere liv. Der er en nær sammenhæng mellem fysisk og moralsk urenhed, fremhæver Bentsen. Uorden er urenlighedens uadskillelige ledsager; urenlige og uordentlige hjem fører til slette

---

[500]Hartmann: *Lyksalighedslære for Menneskets physiske Liv* s. viii, 1 og 3.
[501]Jfr. også Frevert: *Krankheit* s. 136ff og Vigarello: *Le propre et le sale* s. 207ff.

tilbøjeligheder – ikke mindst alkoholisme – og den virker nedbrydende på den almindelige moralske sans.

I denne nye fokusering på renligheden blev blikket flyttet fra landalmuens notoriske urenlighed til byarbejdernes. Det forekom især at være i byen, snavset var, og det var en fornemmelse, som koleraen allerede i 1850'erne kunne befæste. Lægeforeningens Boliger, som koleraen havde givet stødet til, var dog bygget til at modstå ikke kun kolerasmitten, men også den politiske smitte fra revolutionære bevægelser ude i Europa. Forbedrede forhold for arbejderne regnedes for et egnet middel til at holde såvel den fysiske som den politiske smitte fra livet – især når mulighederne for kontrol også blev bedre. Og det blev de, dels i kraft af de ansatte pladsmænd, dels i kraft af en arkitektur, som mindskede den sociale kontakt beboerne imellem[502].

Renlighed blev set som middel til at hæve både den økonomiske og moralske standard – et middel til at skabe kulturel harmoni trods store sociale modsætninger[503]. Lægen Emil Hornemanns lille historie *Frisk Luft, Sæbe og Vand* fra 1870 udspiller sig i de nyligt byggede Boliger, og det er historien om, hvordan en lille familie trods svære økonomiske kår formår at hæve sig op til en respektabel arbejderfamilie ved hjælp af... frisk luft, sæbe og vand. Arbejdsmand Sørensens kone er 'skidenfærdig', sløv og doven, hendes lejlighed snavset, hendes mand fordrukken, hendes fire børn sygelige og uartige. Efter en samtale med nabokonen, Md. Flinch – som er renlig, ivrig og flittig, og som har en lejlighed, der er ren og pæn, en ordentlig mand og lydige børn – beslutter Md. Sørensen sig for selv at gøre en indsats for sin egen situation. Efter den friske lufts, sæbens og vandets indtog i det lille hjem bliver alting vendt til det bedre og familien Sørensen til en renlig, ordentlig og respektabel arbejderfamilie.

I det hele taget var sundhedsoplysningens opmærksomhed efter århundredets midte i første række rettet mod byarbejderne og mod industrialiseringens og urbaniseringens bagside. Byens akkumulering af mennesker og snavs affødte nye problemer: "Jo mere den bestaaende

---

[502]Jfr. Madsen: *Brumlebys historiebog*.
[503]Jfr. også Palmblad: *Medicinen som samhällslära* s. 79.

Kultur, den tiltagende Befolkning, den skarpere og skarpere Kamp for Tilværelsen og Kappestrid om Livets Nødvendigheder og Nydelser bringer Mennesket bort fra den oprindelige Naturtilstand og ind i nye og med mange Farer svangre Forhold, des mere nødvendigt bliver det at kjende og rette sig efter de Regler, som Videnskaben formaar at give til Sundhedens Bevarelse og Forebyggelsen af Sygdomme", forklarer lægen og naturvidenskabsmanden Valdemar Dreyer i 1885. Det gælder især for store byer med deres "Sammenstuvning af uhyre Folkemasser og alle de dermed følgende Onder og Savn". Og dog er det ikke kun i byen, problemerne er, og oplysning af landboerne er stadig ikke overflødig: "...des værre lærer Erfaringen, at de Fordele, som Livet paa Landet i saa mange Henseender frembyder, kun alt for ofte og i alt for stor Maalestok forspildes og mere end opvejes ved den sørgelige Ufornuft i mangfoldige Forhold, saa at det ingenlunde kan ansés for overflødigt at søge at oplyse Landbefolkningen om de Fejl, der i saa Henseende begaas af den"[504].

Sundhedsoplysningens sindbillede på sygdom var ikke længere som hos Tode apopleksien og de andre vellevneds-sygdomme. Nu rettedes blikket mod de tre sygdomme: tuberkulose, alkoholisme og neurasteni (dvs. nervesvækkelse). Ganske vist var det lidt forskelligt, hvilken forklaring, man gav tuberkulosen: om det drejede sig om smitte, arv, alkohol, mangelfuld ernæring eller dårlige boliger, men mest regnede man vel med en kombination af disse. Alkoholismen satte at dømme efter diskussionerne om folkesundhed sit præg på byen og dens temmelig sygelige og forsumpede befolkning. Den tredje af tidens kultursygdomme, neurastenien, var tilsyneladende en ny sygdom, der dukkede op som følge af det moderne samfunds høje krav til individet; de øgede krav om psykisk kraft for at kunne klare sig i det sociale liv. Arbejdet syntes at stille større fordringer til den enkelte end før, den økonomiske usikkerhed var mere udtalt, og storbylivets hektiske tempo satte nerverne på prøve.

Da kommunelæge Michael Larsen, som senere blev en varm fortaler for vegetarianismen, i 1889 talte om sin samtids nervøsitet, så han den

---

[504] Dreyer: *Lidt om Sundhedsplejen med særligt Hensyn til Landboerne* s. 3.

i sammenhæng med et andet af det sene 19. århundredes store temaer: degenerationen. "Stærkere og stærkere lyde råbene om, at menneskeslægtens sundhed går tilbage, at den opvoxende slægt stedse viser sig at stå tilbage for forfædrene, at børnene ikke meer kunne tåle de samme legmlige eller åndelige anstrængelser som den tidligere slægt, at nervøsiteten breder sig og formelig giver århundredet sit præg, så at der tales om "nervøsitetens århundrede", at stedse flere unge mænd kasseres ved sessionerne, og således i det uendelige"[505]. Degenerationen kunne være nedarvet, for ofte regnede man med, at den naturlige udvælgelse, som Darwin i midten af århundredet havde gjort til et centralt begreb i sin teori, var sat ud af spillet af civilisationens tagenhånd-om de svage. Dermed kunne individer med underlødige arveanlæg formere sig, og disse anlæg summeres. Årsagerne til degenerationen søgtes dog også andre steder end i arven; den kunne også være erhvervet gennem alkohol og nydelsesmidler i al almindelighed. Michael Larsen ser således nedgangen i sundhed som en følge af civilisationen, for den bringer i hvert fald tre fjender af sundheden med sig: kogekunsten (som nemlig har det med at opvække appetitten unaturligt og dermed fører til 'overspisning'), arbejdsdelingen (som fører til klassedeling og pauperisme) og endelig sammenhobningen af mennesker i byer med ringe adgang til luft og lys.

Ligeså kendetegnende for det sene 19. århundredes sundhedsoplysning degenerationstemaet var, ligeså fremtrædende var den samtidige fremskridtstro. På den ene side så det ud til, at folket generation for generation tog af i kraft og styrke, næsten som efter en naturlov. På den anden side var der også en stor tiltro til mulighederne for at oplyse folk og derigennem ændre deres adfærd. De sociale problemer blev i løbet af det 19. århundrede i stigende grad set som medicinske eller "hygiejniske" problemer, som videnskaben kunne hjælpe med at råde bod på[506].

Naturvidenskabeliggørelsen satte sit præg på sundhedsoplysningen. Som helhed kendetegnedes den i sidste del af det 19. århundrede af en

---

[505]Larsen: *Mådehold og sundhed* s. 3.
[506]Jfr. Palmblad: *Medicinen som samhällslära* s. 14ff.

fragmentering – en opdeling i mindre enheder, sådan at litteraturen beskæftiger sig med stadig mindre dele af sundheden – i stadig mere præcis og naturvidenskabelig form – og mindre med at opstille en hel livsorden. Sociologen og medicinhistorikeren Gerd Göckenjan siger om denne periodes sundhedsoplysning: "For diætetikken i sin gamle form er der kun ringe spillerum i såvel de samfundsmæssige rammer som i den naturvidenskabelige medicinforståelse", hvilket fører til, at "ideen om livskunsten forgår"[507]. Og medicinhistorikeren Heinrich Schipperges taler om, at sundhedsoplysningen på dette tidspunkt blev mere og mere specialiseret og endte i 'uvirksom' eller 'reducerende' fokusering på detaljer[508]. Og selvom dét synes at være en overdrivelse, når det gælder den danske sundhedsoplysning, så er det i al fald rigtigt, at fragmentering og specialisering satte sit præg på den. Det kan tages som et tegn i den retning, at ordet 'diætetik' i løbet af det 19. århundrede gik fra at betyde tilrettelæggelsen af hele livet i overensstemmelse med sundhedskravene til snævert at betyde ernæringslære. Det er parallelt til, at 'hygiejne', som før betød sundhedspleje, i løbet af vort århundrede i hvert fald i daglig tale er blevet til 'renlighed'. Fragmenteringen lader sig også aflæse i titlerne i *Dansk Bogfortegnelse*. Ganske vist finder man stadig i slutningen af århundredet titler som 'Sundhedslære' eller 'Sundhedspleje', men der bliver stadig flere, der har begrænset sig til at omhandle bakterier i drikkevand, apparater til sterilisation, metoder til vurdering af mælkens kvalitet, tabeller over fødemidlernes kemiske sammensætning osv. Opspaltningen i sundhedens detaljer var et resultat af en naturvidenskabeliggørelse, for det var i den, sundhedslitteraturen hentede sin begrundelse. Naturvidenskaben kom særlig i slutningen af århundredet til at blive symbol for fremskridt og befrielse, fordi den synes at gøre moral og religion overflødig i lægevidenskaben. Sundheden skulle nu gøres målelig – helst skulle den kunne måles statistisk, og helst ville man finde frem til eksakte mål i masse, tal og vægt[509] – f.eks. i undersøgelsen af næringsmidlernes

---

[507]Göckenjan: *Kurieren* s. 93 (min overs.).
[508]Schipperges: *Geschichte und Gliederung*.
[509]Göckenjan: *Kurieren* s. 312 & 319.

kemiske sammensætning og måske kulminerende med opdagelsen af vitaminerne fra 1912 og i årene derefter.

Medicinhistorikeren Alfons Labisch har kredset om den proces i det 19. århundrede, hvor 'sundheden' øjensynligt blev gjort uafhængig af religiøse, moralske og politiske iblandinger og fremstod som en teknisk kamp mod sygdom – objektiv og værdineutral. Det er især bakteriologien, der har virket i den retning: overvejelser over almen levevis, moral og religion gled i nogen grad i baggrunden for overvejelser over renlighed og smittebekæmpelse – og kunne derfor virke befriende. Bakteriologien syntes at give løfter om en ny tid; nu blev det muligt at sætte langt mere målrettet ind med både behandling og forebyggelse. Og det blev naturligt lægen, der blev repræsentant for denne nye fremskridtstro. Men det var kun tilsyneladende, medicinen blev værdineutral. Det er nemlig en af Labisch' overordnede pointer, at sundhedsbegrebet altid har et kulturspecifikt indhold – det kan ikke være neutralt. Det er altid tillagt betydninger. Labisch fremhæver, at der implicit i bakteriologien ligger en forestilling om, at individet sætter sundheden øverst af alle livsmål og tilrettelægger sit liv i overensstemmelse med de medicinsk-videnskabelige principper – hvilket jo indebærer en moralsk fordring[510].

Da bakteriologien fremkom i løbet af 1880'erne, kunne den kun støtte renlighedsfordringen. Hvis nemlig det forholdt sig sådan, at smitsomme sygdomme skyldtes "smaa, kun ved meget stærk Forstørrelse synlige, levende Væsener, de saakaldte Bakterier", så blev det vigtigt at holde rent, så disse småvæsner fjernedes[511]. Bakteriologien førte derfor til en endnu stærkere fokusering på renligheden, for nu kunne selv det, som for det blotte øje så rent ud, indeholde bakterier. Man gik i fare, hvor man gik.

Derfor måtte der være rent allevegne til alle tider – de enkelte kroppe og deres udsondringer måtte holdes nøje adskilt fra hinanden. For at undgå smitten manede lægerne til forsigtighed: der kunne hæfte

---

[510] Det er den forestilling om individet, Labisch giver betegnelsen Homo hygienicus. Se: Labisch: *Homo Hygienicus* og *"Hygiene ist Moral "* samt Labisch & Spree *Medizinische Deutungsmacht*.

[511] Dreyer: *Lidt om Sundhedsplejen*.

sved, spyt, støv og smuds ved alle typer af brugsgenstande, og der var derfor mange ting, man ikke burde dele med eller låne af andre. Man burde således bruge en særlig bladvender til lejede bøger, ikke slikke på blyanter, andre havde brugt, aldrig holde mønter i munden, ikke gøre fælles brug af kamme, svampe og håndklæder og ikke spise af et fælles fad; hver person måtte have *sin* portion mad på *sin* tallerken. Børnene burde så tidligt som muligt lære ikke at stoppe legetøj og ting, de fandt, i munden[512]. I almindelighed, var det mange læger og sundhedsfortaleres overbevisning, forsømte danskerne i høj grad renlighed og hudpleje.

Og alligevel syntes frygten for bakterierne at have en solid klangbund i befolkningen; så solid, at lægerne måtte slå koldt vand i blodet på lægfolk. Nej, det var ikke forbundet med smittefare at låne teaterkikkerter af andre, man kunne roligt benytte andres telefoner, låne bøger på biblioteket og hænge sin hat på knager selv på offentlige steder – fik man at vide i årene omkring århundredskiftet i *Dansk Sundhedstidende*. Frygten for bakterierne ser ud til at have truet med at løbe fra lægerne. Lægen Einar Lundsgaard, som ellers virkede for at oplyse om smittefaren i det daglige, understreger ligesom mange andre læger, at bakteriernes farlighed kun er betinget. Dels finder bakterierne ikke uden videre ind i organismen gennem huden, dels har organismen en modstandskraft i sig mod sådanne angreb. Og dén modstandskraft gælder det om at styrke. Efter at have gjort rede for forskellige foranstaltninger til at hindre smitte, såsom rensning og desinficering af brugsgenstande og påpasselighed i omgangen med syge, slutter Lundsgaard: "Endelig skal som sidste men ikke mindst vigtige Forsigtighedsforanstaltning fremhæves den gyldne Regel: *Man bør søge at styrke og hærde sit Legeme og holde det rent*". Det skal ske ved hjælp af sol, lys, luft, god ernæring, regelmæssigt liv med fornuftige legemsøvelser, afholdenhed fra alkohol og nydelsesmidler, en fornuftig beklædning, kolde afvaskninger og ved ikke at forsømme at vaske sine hænder[513]. Nok var opmærksomheden altså rettet mod bakterier, men

---

[512]Se Lundsgaard: *Smittefaren ved fælles Benyttelse af Brugsgenstande* og *Dansk Sundhedtidende* i perioden.
[513]Lundsgaard: *Smittefaren* s. 30-31 – Lundsgaards fremh.

den førte kun sjældent til en ensidig fokusering på at skaffe sig af med dem. Bakteriologien skaffede en ny begrundelse for renligheden, men også en ny interesse for den alment sunde levevis – ofte med naturen som argument.

Omkring århundredskiftet syntes blikket i høj grad at have været rettet mod, hvordan legemet kunne styrkes mod bakterieangreb – men iøvrigt også mod andre sygdomme, ikke mindst civilisationssygdommene. Ikke at nogen ville afvise bakteriernes tilstedeværelse – men strategien var en anden end den rå bekæmpelse af dem. Ganske vist var man ikke helt enige om, hvordan sundheden bedst befordredes; århundredskiftet var tiden for en lang række sundhedssystemer, hvad enten de nu baserede sig på kost (vegetarisk over for kødkost, bestemte sundhedsprodukter eller metoder til tygning osv.), legemsøvelser (af den ene eller anden slags), undertøj (her havde både uld-, bomulds- og hørundertøjet sine tilhængere), vand (forskellige systemer med kolde bade), lys eller sol. Fælles var en tro på legemets naturlige modstandskraft og på naturens helsebringende potentialer.

Det var karakteristisk, at mange af disse enkelte elementer havde en længere forhistorie i bestemte kredse, men de havde ikke før nu skullet begrundes naturvidenskabeligt. Lysets virkning fik i stedet for tidligere soldyrkeres magisk-religiøse fortolkning en rationel-videnskabelig begrundelse i Finsens lyskur. Alkoholen var ikke længere forkert, fordi den var et skridt på syndens vej, men fordi den nedbrød de indre organer og ledte til tuberkulose og andre kroniske sygdomme. Kødkosten var ikke længere dårlig, fordi den opfordrede til kannibalisme eller vækkede de kødelige lyster, men fordi dens organisk-kemiske sammensætning ikke passede sig for den menneskelige fordøjelse. De moralske og religiøse argumenter var ikke længere gangbare og blev erstattet af fysiologiske.

Forskellen mellem disse systemer til styrkelse af den naturlige modstandskraft og den bakteriologi, tiden hyldede, er altså for så vidt ikke så stor. Ingen var i tvivl om, at bakterierne på den ene side eksisterede, på den anden side at også andre forhold gjorde sig gældende for sundheden. Den eufori med hensyn til visioner om fremtidige sundhedsforhold og behandlingsmetoder, som bakteriologien i første

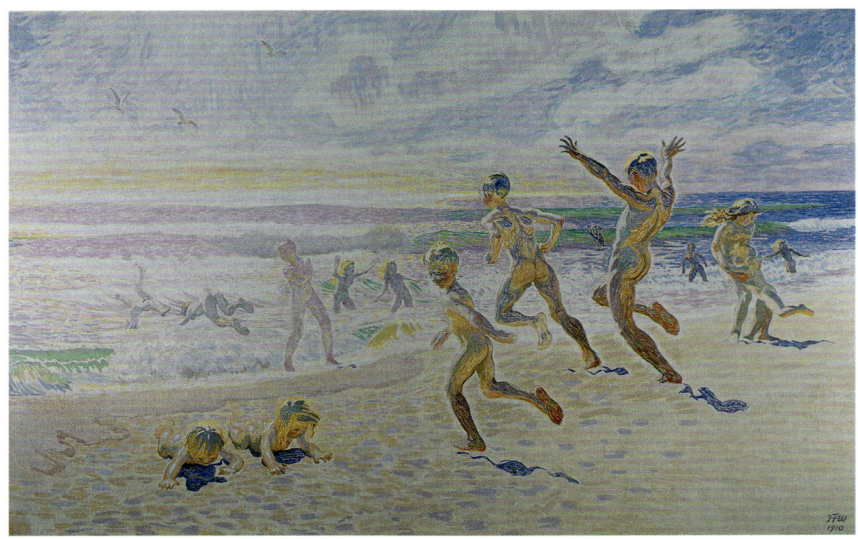

Det var langt fra blot i lægevidenskaben, lyset og solen blev gjort til genstand for dyrkelse i årene omkring århundredskiftet. Gennem hele periodens vitalistiske malerkunst løber en solid strøm af tro på solen, lyset, energien, ungdommen. J.F. Willumsen: *Sol og Ungdom* 1910 (Göteborgs Konstmuseum).

omgang havde frembragt, kunne allerede efter kort tid ikke længere holde. Det blev hurtigt klart, at andre forhold var af lige så stor betydning. F.eks. viste det sig, at selvom næsten alle var smittet med tuberkelbacillen, så udviklede sygdommen sig kun hos nogle få procent. Man kunne altså ikke tillade sig at ignorere værtsorganismens almindelige tilstand.

Andre steder, f.eks. i Tyskland, fandt disse livsstiliseringssystemer deres plads uden for – og ofte i opposition til – den etablerede medicin[514]. I Danmark derimod vandt de i ikke ringe grad accept – også i lægekredse – selvom deres fortalere ikke kun var læger, men også at finde blandt militærfolk og pædagoger. De eksisterede altså snarere på randen af end uden for den etablerede medicin. Der var ganske vist visse bemærkelsesværdige grænser for tolerancen. Det gjaldt f.eks. for

---

[514] Se: Göckenjan: *Kurieren* s. 88, Krabbe: *Gesellschaftveränderung*, Rothschuh: *Naturheilbewegung* og Huerkamp: *Medizinische Lebensreform*.

den fra Tyskland importerede Kneippkur; en kur baseret på et system af kolde bade, pakninger (indsvøbninger i kolde, våde lagner), gydninger (overrisling af bestemte kropsdele med vand) og endelig barfodsgang, helst i dugvådt græs. Kurens forskellige dele skulle tjene til at rense sygdomsstoffer ud af kroppen og fremme en almen hærdning af legemet. De to kneippkuranstalter, der oprettedes i Danmark, blev genstand for en del kritik og spot fra lægeside – barfodsgangen var alligevel for vidtgående – og de fik kun en kort levetid[515]. Men ellers var interessen for styrkelsen af den almindelige modstandskraft stor, og omkring århundredskiftet har vi at gøre med både en fragmentering og en fortsættelse af den gamle tradition for sundhedsoplysning som livskunst.

Sundhed som religion?

Det er i disse systemer til en sundere levevis, ofte på randen af den etablerede medicin, vi især finder en sundhedsoplysning, der tilbyder en hel livsfortolkning og ikke bare detail-anvisninger. En af århundredskiftets mest kendte fortalere for naturhelbredelsen var Carl Ottosen, som allerede før århundredskiftet blev overlæge på Skodsborg og Frydenstrand Badesanatorier – to sanatorier ejet af det adventistiske 'Skandinavisk filantropisk Selskab', som også drev en fysioterapeut-uddannelse, en kuranstalt i København og ejede 'Den sanitære Fødevarefabrik' (det senere Nutana). Det var allesammen institutioner, der var egnede til at imødekomme to vigtige krav, som adventisterne stillede til sig selv: en puritansk levevis og omsorgsarbejde for andre. Ottosen gav sig også af med sundhedsoplysning, og var forfatter til flere populære sundhedsoplysende bøger, deriblandt bogen *Hold dig ung og stærk paa Sundhedens Kongevej*, skrevet omkring 1940 og udgivet efter hans død i 1942. I den vil Ottosen helst modarbejde sygdom ved at holde organismen så sund og modstandsdygtig som mulig ved hjælp af sol og lys, frisk luft og rigtig kost. Her spiller bakterierne nu

---

[515] Se Mellemgaard: *Views of the Body*. Angående de mange konkurrende systemer til sundhedsbevarelse og sygdomsbehandling omkring århundredskiftet, se også Mellemgaard og Nielsen: *Kropskultur*.

ikke længere nogen fremtrædende rolle, for det handler især om de kroniske sygdomme: trætheden, hovedpinen, gigten og smerter i al almindelighed, alderdomssvækkelsen og fedtsygen – tilsyneladende vidt udbredte blandt folk. Ottosen forklarer disse plager med folks forkerte levevis. De fleste spiser forkert, lever for lidt i frisk luft, får for lidt legemsøvelser og hvile, forsømmer hudpleje og afføring. Der er faktisk tale om, at de er i en kronisk forgiftningstilstand.

Det er ikke mindst kosten, der er et problem; den er for rig på de såkaldte purinholdige næringsmidler såsom kød, fisk og æg. Derved sker der en ophobning af giftstoffer i tarmene – Ottosen kalder dem træthedsgifte, for det er dem, der gør folk trætte og uoplagte, og det er dem, der ligger bag de mange kroniske sygdomme. Det, der kaldes alderdomssvækkelse, er således i hans øjne slet og ret en forgiftningstilstand forårsaget af en forkert levevis – i hvert fald når det ikke drejer sig om folk i en meget fremskreden alder. For at bevare sundheden gælder det derfor om at spise, så man danner færre af disse giftstoffer: man skal holde sig til grøntsager, kartofler, frugt, grovbrød og mælk og afstå fra overkrydret mad, alkohol og andre nydelsesmidler. Ottosen afviser ikke fuldstændig kødet, men foretrækker en ren vegetabilsk diæt.

Sundheden fordrer også, at udskillelsen af stofferne sker bedst muligt. Der er i følge Carl Ottosen fire veje til dette: lungerne, huden (via sveden), urinen og tarmene. Det er ikke mindst de sidste, der skal holdes i orden: "At holde Tyktarmen og de andre udskillende Organer i Orden har lige saa stor Betydning for vort Legeme, som Gennemførelsen af rationel Renovation og anden Renholdelse har for et Bysamfunds Trivsel"[516]. Men huden er også en slags kloak: "Sveden er ligesom Urinen en slags Kloakvand, hvori der er opløst mere eller mindre giftige Affaldsprodukter, der skal ud af Organismen, hvis man overhovedet skal fortsætte Livet"[517]. Udskillelsen kan sættes i gang ved hjælp af legemsøvelser (som virker godt på både fordøjelse og svedafsondring), bade (som plejer huden og fremmer stofskiftet), rigelig vanddrikning (som befordrer sved og urin) og brug af rigtigt undertøj

---

[516] Ottosen: *Hold dig ung og stærk* s. 183.
[517] Samme s. 92.

(rent bomuldsundertøj, som holder huden i orden). Ved hjælp af disse ting er det muligt for de allerfleste af fremme stofskiftet og livsprocesserne – og dermed sundheden. Derfor er "Læren om Stofskiftet [...] et Glædesbudskab, thi den viser den sunde Vejen til den største Livsberigelse og de trætte, svækkede og syge Vejen til Sundhedens Paradis"[518] – "det er en straalende Virkelighed, at vi ved rationel, daglig Legemsrøgt [...] kan sætte Forbrændingen og Energiomsætningen saa meget højere op, at Livets Flamme kommer til at brænde klarere paa Livets Esse, hvilket skænker os uanede Kræfter og nyt Livsmod"[519] – en næsten religiøs formulering af stofskiftets velsignelser. Det gælder om at holde sig ren ud- og indvendigt – og der er vel at mærke, trods ordvalget, som leder tanken i religiøse baner, tale om en fysisk renhed – ikke en moralsk eller religiøs. Ligesom læren om stofskiftet er "et Glædesbudskab" – et evangelium – er legemet en næsten mirakuløs gave: "Menneskets Legeme er nemlig en Vidundermaskine, der maa efterses, renses og passes [...] hvor fattig du end er, ejer du i dit eget Legeme den fineste og vidunderligste Mekanisme, der eksisterer. I denne vidunderlige Maskine har du en uudtømmelig Kraftkilde til Held og Fremgang, dersom du lærer at passe den rigtigt"[520]. Maskinmetaforen var åbenbart nærliggende at bruge for Carl Ottosen som billede på det velfungerende skabte.

Ved at iagttage sundhedskravene kan alderen holdes fra livet, for alderdomssvækkelse er som nævnt i reglen intet andet end en forgiftning som følge af forkert levevis. Hos Ottosen bliver ungdom synonym for sundhed:

"Den skønne, herlige Ungdom er aandelig og legemlig Sundhed – en harmonisk Udfoldelse af alle Sjælens og Legemets Kræfter i usvækket Styrke. *Den legemlige Sundhed* er Kraft, Styrke, Smidighed, Livlighed i Bevægelser, rank Holdning, klare Øjne, ren Hudfarve, smuk Teint og forlener sin Ejermand med Ungdommens Skønhed og Charme [...] *Den aandelige Sundhed* i Ungdommens

---

[518] Samme s. 48.
[519] Samme s. 52-53.
[520] Samme s. 38.

første Tid viser sig vel først og fremmest ved en rig Livsglæde og et godt Humør, der ikke lader sig forstyrre af daarlige Paavirkninger [...] Ungdom er tillige Uforsagthed, Haab og Tro. Ungdom er Ildhu, Begejstring, Handlekraft og Udholdenhed. Den, der er ung, har Initiativ, Opfindsomhed, Skabeevne, Arbejdslyst og Arbejdsglæde. Ungdom er Energi, kort sagt Kilden til al Produktivitet og Livsfylde. Den er den mægtigste Faktor til et rigt og fyldigt Menneskeliv og sand Lykke"[521].

Sundhed er blevet til ungdom, og det er måske ikke så mærkeligt, for 1930'erne og '40'erne var tiden, hvor ungdommen for alvor kom på banen som en særlig livsalder – i alt fra politiske diskussioner til reklamer.

Det er arbejdsevnen, der er det centrale mål for Ottosen – mål forstået i begge ordets betydninger: både som formål og som målestok for sundheden. Hans råd til en sund levevis skal nemlig sætte folk, der føler sig sløje, i stand til at opnå fuld arbejdsdygtighed, og raske personer til at sætte deres arbejdspræstation "op fra 25 til 100 Procent eller mere, det kan meget ofte gøres kvantitativt og i hvert Fald saa godt som altid gøres kvalitativt, og derfor bør det gøres". Forklaringen på arbejdets centrale placering følger med det samme. Det er, siger Ottosen, en "sand Nydelse, at man kan give sit Overskud af Kræfter Afløb i nyttigt, hæderligt Arbejde, den Nydelse hører til Livets største, at man kan staa ved Dagens, Ugens, Maanedens eller Aarets Ende og glæde sig over, at ens Arbejde er vel gjort"[522].

Sundheden beror først og fremmest på individet, og Ottosen fortæller, at vi alle kan blive A-mennesker (tidens almindelige betegnelse for den samfundsmæssige og sundhedsmæssige elite), uanset at vi møder med forskellige arvelige dispositioner[523]. Men det går nu ikke helt uden lægens medvirken: en årlig legemlig statusopgørelse hos lægen er nødvendig – han vil hjælpe med en slagplan til, hvordan man bør leve sit liv. Men i den barske kamp i samfundet står individet nu øjensynlig i hovedsagen alene. På forsiden af *Hold dig ung* står en smi-

---

[521] Samme s. 33-34.
[522] Samme s. 41.
[523] Samme s. 235.

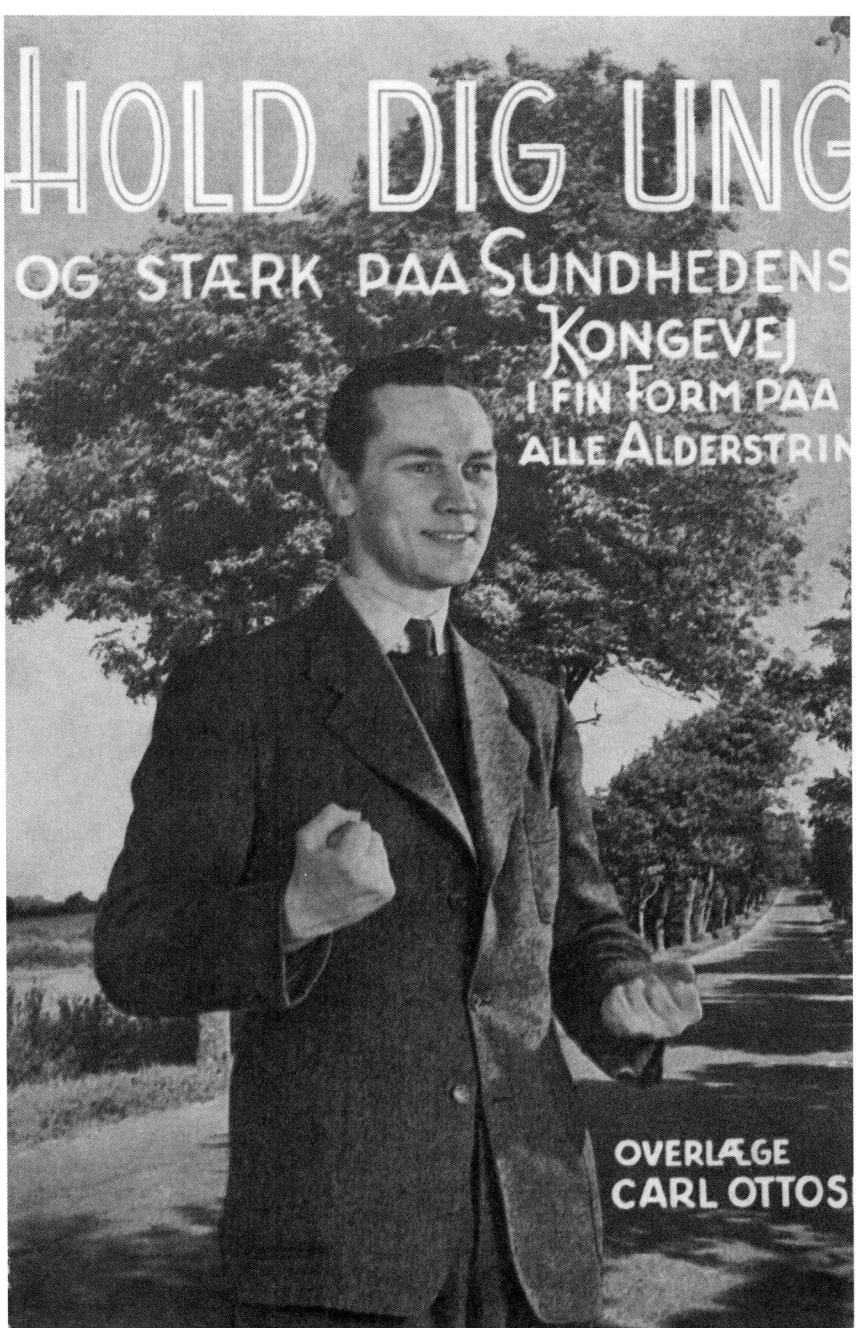
Et individ i kamp for sin tilværelse?
Forsiden på en af udgaverne af Carl Ottosens bog om det sunde liv, ca. 1942.

lende ung mand midt på sundhedens kongevej, som flankeres af grønne vejtræer. Hans ulastelige jakkesæt står i en vis ejendommelig kontrast til hans to knyttede næver – beredte til kamp, men uvist mod hvem. Livet i det moderne samfund er en kamp, så det gælder om at være "i fin Form". Selvom argumentet med arbejdet som sundhedens mål vækker mindelser om Tode og hans samtids sundhedsoplysning, så er deres forestilling om det socialt nyttige menneske et noget andet end det billede af individet, vi får præsenteret her: et individ i kamp for sin tilværelse i samfundet. Og dog er det vistnok ikke helt sådan, Ottosen forestillede sig arbejdet. Han havde vel ikke tænkt sig, at arbejdet skulle være biologiens tilværelseskamp, snarere udtryk for puritanismens kaldsetik.

Der er øjensynlig gjort meget for, at bogen *Hold dig Ung* skal være let at læse. De enkelte kapitler er ganske korte, læserne tiltales direkte med et venligt 'du' – og bogen er rigt illustreret med vignetter, fotos og tegninger. Mens vignetterne holder sig tæt til teksten, og fotoene tilsyneladende især er fra Skodsborg Badesanatorium, så fremstiller tegningerne især landlige idyller: bondehuse med stokroser eller stynede pile, to vandringsmænd ved et gærde, en stendysse på en bakket ager, en gård i et bjerglandskab. I den sammenhæng er det slående, at ordet 'natur' næsten ikke optræder i teksten – ganske vist får vi at vide, at vi skal "stræbe efter Harmoni med Naturens evige og guddommelige Love"[524], men ellers er det hverken Gud eller naturen, der argumenteres (direkte) med, men derimod videnskaben. Ganske vist formulerer Ottosen sig, som vi har set, i nærmest religiøse vendinger, når han taler om stofskiftets glædesbudskab, om sundhedens paradis, og vi forstår, at det gælder om en renhed (omend den er fysisk mere end religiøs), at kroppen er et vidunder, arbejdet nærmest et kald. Men det er med videnskaben, Ottosen mener at kunne sige, at kød er giftigt (pga. af dets indhold af 'purinstoffer'). Lysets gavnlige virkninger beror på dets forskellige bølgelængder, og den vegetariske kost skal ikke rense synderne af folk, men rense deres tarme. Carl Ottosen hentede ellers inspiration fra den kendte, amerikanske adventist-læge John Kellogg,

---

[524]Samme s. 79.

på hvis sanatorium han havde opholdt sig, og hvis opskrifter de ansatte gik frem efter på Den sanitære Fødevarefabrik. I vore dage er Kellogg mest berømt for et enkelt af sine sundhedsprodukter: cornflakes, som han opfandt, ikke kun for at betrygge den fysiske sundhed, men også for at holde de kødelige lyster i ave. Det var nemlig de tidlige, puritanske, amerikanske vegetarers overbevisning, at kødet opvækkede de kødelige lyster, og den vegetariske og gerne lidt grove føde skulle tjene til en almen sund og moralsk levevis[525]. De religiøse argumenter er forsvundet hos Carl Ottosen. Nu er kun naturvidenskaben tilbage som begrundelse; til gengæld ser det ud til, at den stemmer helt overens med både Gud og naturen.

En anden slags renlighed

Et af de gymnastik-systemer, Ottosen henviser til som særligt egnet til at få udsondret og fjernet kroppens affaldsprodukter, er idrætsmanden Jørgen Peter Müllers internationalt kendte system fra begyndelsen af århundredet, et system bestående af forskellige øvelser og koldtvandsbad. Müllers system havde til formål dels at lette udskillelsen af de ophobede giftstoffer, som han mente produceredes i legemet, dels at gøre legemet hærdet og modstandsdygtigt over for sygdomsangreb. Huden er hos I.P. Müller ikke bare et betræk på kroppen, men et af legemets vigtigste organer. Det ånder og udskiller giftstoffer, og det er denne proces, der bør fremskyndes ved hjælp af rationelle legemsøvelser, ligesom de også hjælper én til at komme af med det ophobede gennem lungerne (åndedrættet) og fordøjelsen. Ved hjælp af "Mit System" og i øvrigt en fornuftig levevis – en sund kost (uden for meget kød og krydderier), rigtigt undertøj (af hør, som sikrer at udsondringen kan foregå uhindret) og masser af frisk luft og sol – formår man at holde sig sund. Sygdom er næsten altid selvforskyldt – man kan ikke synde mod naturen, for den "hævner sig med matematisk Sikkerhed".

---

[525] Se Money: *The Destroying Angel*.

"...al Sygelighed og Svaghed er noget, vi kan takke os selv eller i al Fald vore Forældre for"[526].

Det er, som det også tidligere i sundhedsoplysningens historie tit har været, især i byen, unaturen råder. "By-Kontorist-Typen er ofte en sørgelig Fremtoning. I den unge Alder allerede duknakket, skævskuldret og skævhoftet af den forvredne Kontorstols-Stilling, bleg, filipenseret og pomadiseret, med den tynde Hals stikkende frem af en Flip, som en normal Mand kunde bruge som Manchet, den lapsede Paaklædning efter nyeste Mode slaskende om Pibestilke istedet for Arme og Ben"[527].

Trods det, at vi er midt i bakteriologiens tid, er det bad og den renlighed, I.P. Müller talte for, interessant nok noget, der har mere med den indre end den ydre renlighed at gøre. "Det Snavs, der kommer flyvende udefra, er maaske nok mere sort, men det er ikke saa farligt som det Snavs, der bestaar af Hudaffald og giftige Substanser, som i langt større Mængder, end de fleste tænker, udskilles gennem Huden, og som delvis kan opsuges igen og forgifte Legemet, dersom det ikke daglig fjærnes"[528].

I.P. Müllers belæg for sit systems effektivitet var først og fremmest hans egen krop. Øvelserne illustreres af fotos af ham selv i færd med dem, og troværdigheden kunne kun støttes af, at han var kendt idrætsmand og et skønhedsideal[529]. Men i bogen møder vi også både i tekst og billeder Müllers to små drenge, Ib (4 3/4 år gammel) og Per (14 mdr., "87 Centim. høj, 58 Cm. omkring Brystet og vejer 32 Pd."), som fremhæves som særlig sunde og raske.

---

[526]Müller: *Mit System* s. 6-7.
[527]Samme s. 36.
[528]Samme s. 15.
[529]Müller var kendt som en fremragende idrætsmand inden for en lang række discipliner, og han blev ikke mindst kendt, da han i 1903 vandt en københavnsk skønhedskonkurrence for mænd. Jfr. *Dansk Biografisk Leksikon* og Bonde: *Mandighed og sport* s. 84ff.

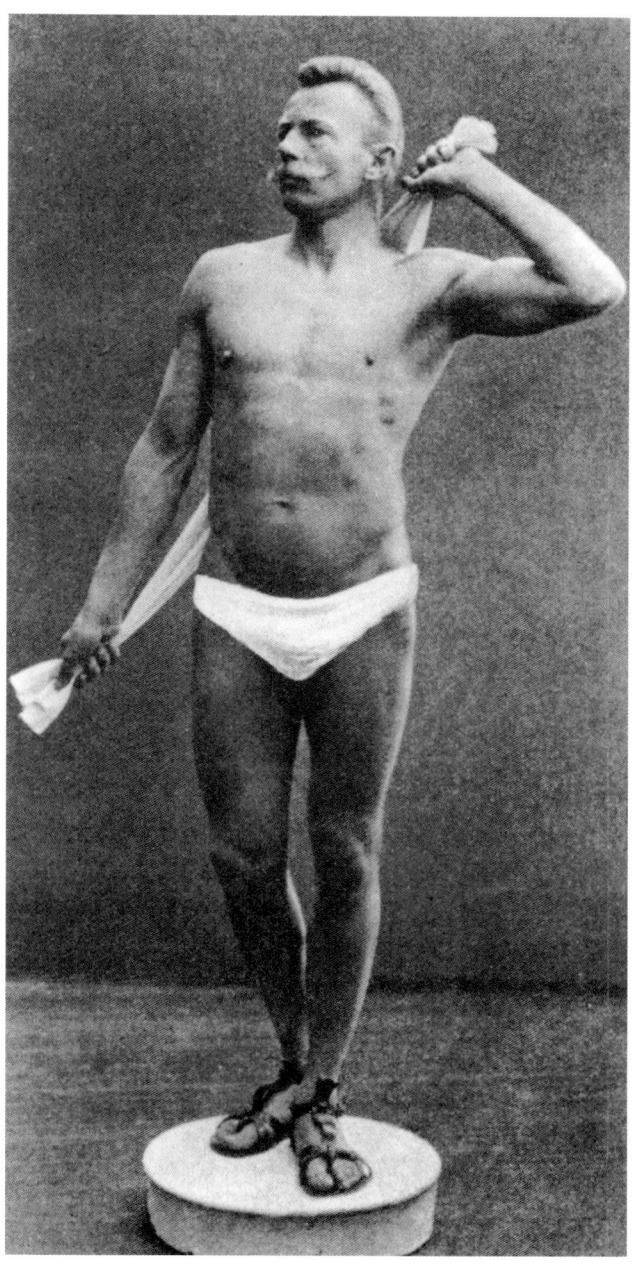
I.P. Müller under udførelsen af en af sine øvelser.
Illustration fra bogen *Mit System*.

En husmandskost på videnskabelig basis
Carl Ottosens råd til at holde sig ung og I.P. Müllers system er to eksempler på livsstiliseringsforsøg, og hos dem går der en række ting igen, som prægede tiden omkring århundredskiftet. Blandt dem er dels den sameksisterende tro på oplysningen og frygt for forfaldet eller degenerationen; dels forestillingen om, at sygdom først og fremmest skyldes ophobning af affaldsstoffer, og at sundheden bevares gennem renselse, selvom det ikke er i den form, bakteriologien fordrede. Sundheden afhænger af en tilrettelæggelse af livet i bred forstand, og det sker ved at bringe det, tiden kaldte 'de naturlige lægefaktorer' i spil – ikke mindst i form af sol, lys og frisk luft.

Mens behandlingen af de to er blevet ved det skitsemæssige, så vil jeg i det følgende gå lidt mere i dybden med en tredje figur, som kom til at sætte sit præg på sundhedsdiskussionerne i de første mange årtier af det 20. århundrede. Det drejer sig om lægen Mikkel Hindhede, som fra han i 1906 udgav *En Reform af vor Ernæring* og frem til 2. verdenskrig var stærkt omdiskuteret, både populær og ugleset og kendt både inden- og udenfor landets grænser. "I Dr. Mikkel Hindhede ejer Danmark en Læge og Forsker, der altid har tænkt originale Tanker og altid har haft Mod til at gaa sine egne Veje", hedder det ganske træffende på omslaget af Hindhedes erindringer fra 1945. Hindhede var i en årrække efter sin embedseksamen praktiserende læge, senere sygehuslæge forskellige steder i Jylland, inden han i 1911 blev leder af det forsøgslaboratorium, der blev oprettet til ham. Hans udgangspunkt var, at de allerfleste af vore sygdomme skyldes en fejlagtig levevis, først og fremmest forkert kost; og han kom tidligt "til det Resultat, vi vist næsten alle mere eller mindre forspiser os"[530]. De fleste dør før tiden som følge af denne overspisning, og kun sjældent ser man folk dø af alderdom. Og det strider mod naturen: "Naar de fleste Mennesker nutildags dør af Organlidelser foraarsagede ved en dum Levemaade, er dette selvfølgeligt ikke Naturens Mening"[531]. Ikke mindst tuberkulosesanatorierne blev Hindhedes modstandere i dette stykke, for som en

---
[530]Hindhede: *En Reform* s. 16.
[531]Samme s. 152.

sundhedsskribent fortalte i *Dansk Sundhedstidende* i 1900: "De to Hovedprinciper i Behandlingen er, som bekendt, frisk Luft og Overernæring"[532]. Den sidste opnåede man ved at tilbyde gæsterne meget næringsrig og varieret kost, mange måltider og mange retter og på enhver måde at animere dem til at spise. På Vejlefjord Sanatorium påpegede overlæge Saugman således, at "Ernæringen, der jo i de fleste Tilfælde skal være en Overernæring, søges ved at byde Patienterne en saa rigelig, blandet og afvekslende Kost som muligt", og opfordrede i almindelighed patienterne til "at tvinge deres Maver til at modtage og fordøje mere Føde end under sædvanlige Forhold..."[533]. Hindhede afviste ikke, at sanatoriebehandlingen hjalp, men tilskrev luftkuren og hudplejen den gavnlige virkning mere end kosten. For alle – syge som raske – er den "tarvelige", dvs. enkle, nøjsomme kost nemlig den sundeste.

Hindhede regnede med, at fejlen i danskernes kost lå i, at de spiste for meget protein. Det var hans overbevisning, at de normer, videnskaben havde sat for det nødvendige protein, var meget overdrevne, og det var hans videnskabelige interesse og livsgerning at revidere dem. Ligesom Carl Ottosen mente Hindhede, at den stærke kødkost skadede de indre organer, fordi de betød en ophobning af giftstoffer i legemet. Men i modsætning til Ottosens vegetarisme-ideal gjaldt hos Hindhede alt, der var for proteinholdigt for skadeligt i store mængder – også vegetabilier. Også vegetarianerne var nemlig ofre for "Sygdommen Æggehvideovertro"[534], og Hindhede gav ikke meget for deres forskellige, særligt proteinholdige produkter (som iøvrigt blev produceret af Den sanitære Fødevarefabrik): "Disse vegetariske *Arkana* [lægemidler, hvis sammensætning holdes hemmelig], der kaldes "meget nærende", fordi de indeholder mere Æggehvide end Kød, er efter min Mening meningsløse dels netop paa Grund af Æggehviderigdommen og dels paa Grund af den altfor høje Pris"[535]. Hindhede kunne "ikke

---

[532]*Dansk Sundhedstidende*, 1900 s. 285.
[533]Saugman: *Meddelelser fra Vejlefjord Sanatorium* s. 58. Se også Anker: *Vejlefjord Sanatorium*.
[534]Hindhede: *En Reform* s. 158.
[535]Samme s. 122. – Hindhedes fremh.

godt holde Vegetarianernes Logik ud", hævdede han (under henvisning til Skodsborg Sanatoriet) blandt andet fordi der ikke var noget, der tydede på, at vore Forfædre (som åbenbart ellers gav et fingerpeg om den sunde eksistens) havde levet af plantekost alene[536].

Hindhede kunne ved laboratorieforsøg vise, at menneskets proteinbehov var væsentligt mindre end almindeligt antaget; at det protein, der findes i planter er ligeså godt som dyrisk protein, og at kartofler – i modsætning til, hvad almindeligvis hævdedes – var fuldt fordøjelige. Men også andre ting tydede på, at æggehvidenormen var sat unaturligt højt, det kunne nemlig ikke være rigtigt, at det skulle være så besværligt at spise sundt: "Er det ikke også det naturligste at tænke sig, at man praktisk taget altid faar Æggehvide nok, naar man spiser, hvad Naturen byder? [...] Naturen er nu engang ikke saa tosset endda"[537] – og Hindhede forestiller sig da også, at man andre steder og til andre tider har levet sundere: "At den saakaldte "Kultur" ødelægger Naturfolkene behøver intet nærmere Bevis. Det ved vi alle [...] Men at de samme Faktorer, der ødelægger Naturfolkene, ogsaa i større og mindre Grad skader og ødelægger Kulturfolkene, det vil man nødigt høre Tale om"[538]. Kulturens skadelige virkninger består i kogekunsten, kakkelovnsvarmen, det stillesiddende liv og nydelsesmidlerne; alt sammen noget, der har været med til at gøre mennesket til "Verdens sygeligste Pattedyr". Landboernes levevis repræsenterer en sundere levevis, "men Smitten fra oven er nu ogsaa godt i færd med at trænge nedad i Samfundet, saa det er i høj Grad paa Tide, at der bliver raabt Vagt i Gevær"[539]. For at bevare sundheden bør man i første række søge "tilbage til Naturen, til Sol, Luft, Motion og simpel, naturlig Diæt"[540]. Flere steder sammenfatter Hindhede sine synspunkter i ni sundhedsregler, som går ud på, at man skal leve så meget som muligt i fri luft, gøre legemsøvelser (f.eks. Müllers system), spise Hindhedekost

---

[536] Samme s. 10-11.
[537] Samme s. 82.
[538] Hindhede: *Fuldkommen Sundhed* s. 19.
[539] Hindhede: *En Reform* s. 149.
[540] Hindhede: *Fuldkommen Sundhed* s. 1.

(æggehvidefattig), afholde sig fra spiritus, tobak og kaffe og endelig: "tidlig i seng og tidlig op, det gør dig sund i sjæl og krop".

Når nu sygdommene har deres oprindelse i ophobningen af giftstoffer, gælder det – ligesom hos Ottosen og I.P. Müller – om at rense ud, og midt i en bakterietid kan Hindhede skrive: "Vi har for Tiden saa uhyre travlt med udvendig Renlighed. En mørk Rand ved Neglene anses for Svineri, for et ubedrageligt Tegn på mangelfuld Dannelse. Og dog spiller et ydre Lag af tørt Smuds [...] kun en forholdsvis ringe Rolle. Derimod er det ret hyggeligt at tænke sig, at mange "dannede" Mennesker, der maaske skinner af udvendig Renlighed, gaar rundt med Tarmen fyldt af stinkende Masser, hvoraf en Del opsuges i Blodet til stor Skade for Individet. Der er ikke Tvivl om, at det øjeblikkelige Velbefindende forøges, naar man sørger for at have forholdsvis 'lugtfri' Ekskrementer". Kødkost giver afføringen en "afskyelig, stinkende Lugt", en kost væsentligst af brød m.m. "kun en vis sødlig vammel, ikke særlig ubehagelig Lugt", og "man har her i Kontrol af Ekskrementerne en ret god Vejledning. Et af Livets Maal er at præstere – jeg havde nær sagt – vellugtende (eller ikke ildelugtende) Ekskrementer"[541]. Vi genkender temaet fra tidligere – omend det nu optræder i lidt andre former. Livsførelsen lader sig aflæse i ekskrementerne; en naturlig livsførelse giver naturligt affald. Afføringen bliver også her livsførelsens prøvesten.

Hindhedes skrifter retter sig mod to typer læsere; dels mod videnskabsfolk som et indlæg i debatten om æggehvidenormer, dels mod den brede offentlighed som gode råd til en fornuftig livsførelse. Denne dobbelthed, som Hindhede selv gør opmærksom på som et problem[542], præger hans argumentation, fordi han her må gå balancegangen mellem det rationelt efterprøvede og det engagerende og spektakulære. Hindhede benytter sig af flere former for bevisførelse. I første omgang er det sig selv og sin familie, han trækker frem. Erindringsbogen *Af mit Livs Historie* indledes således med et foto af Mikkel Hindhede med anførelse af alderen: "82 Aar" – fotoet fremstår som belæg for Hind-

---

[541]Hindhede: *Plantefødemidlernes...* s. 417.
[542]I: *En Reform* s. 2.

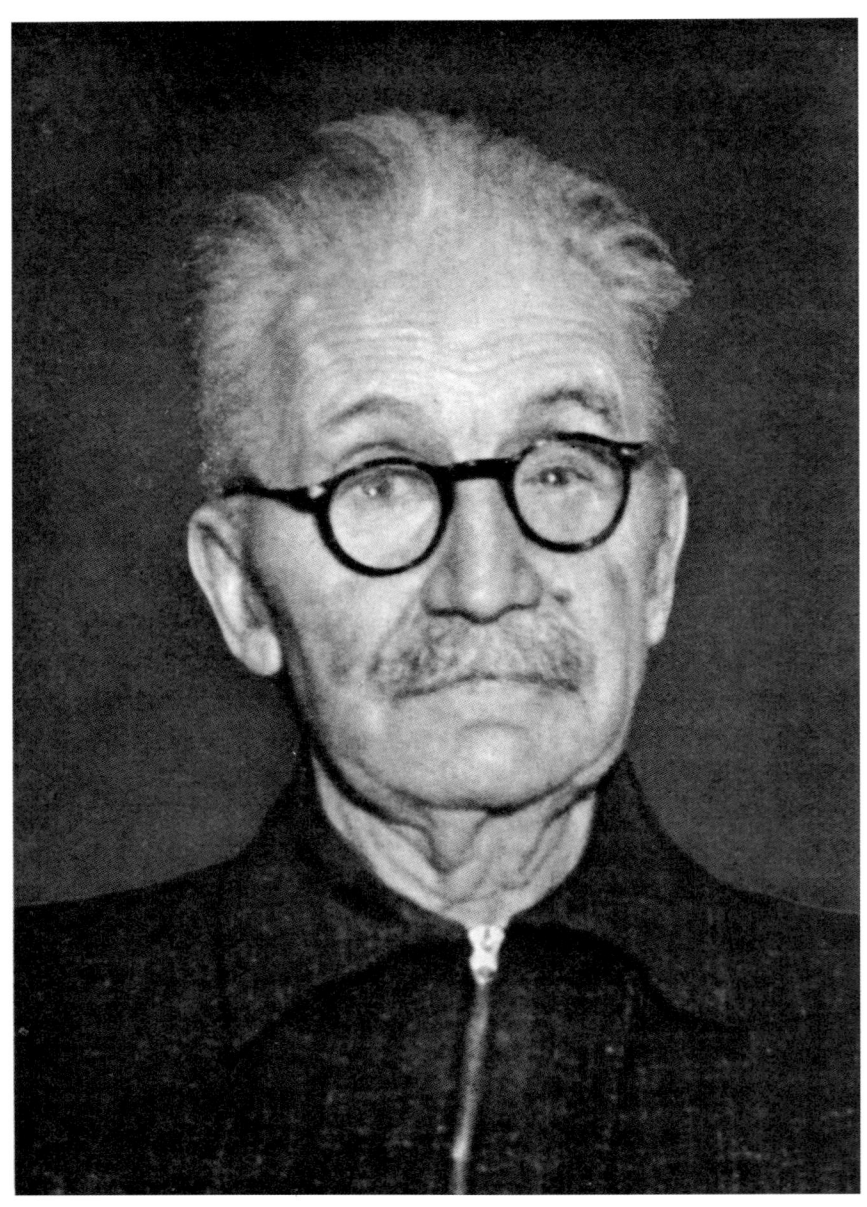

Illustration med billedteksten "Mikkel Hindhede 82 Aar" fra bogen *Af mit Livs Historie* 1945.

hedes eget program. Hindhede beretter mange steder i sine skrifter om, hvordan han har eksperimenteret med sig selv og senere sin familie, som han satte på en æggehvidefattig kost. Børnene er for Hindhede et meget godt bevis på ideernes rigtighed; de bliver præsenterede både i beskrivelser, fotos, vidnesbyrd fra skolelærerne og skemaer over deres vægt, højde og brystmål i sammenligning med gennemsnitsbørn.[543] For derimod at tilfredsstille det mere videnskabeligt indstillede publikum anfører Hindhede en række udenlandske forsøg med menneskets æggehvidebehov. Ellers består Hindhedes belæg i iagttagelser fra forskellige steder i verden. Således fremhæves Irland, hvis fattige befolkning tidligere havde en lavere dødelighed end den danske landbefolkning – deres ensidige kartoffelkost til trods. Mormonerne i Amerika og befolkningen i Indien fremhæves ligeledes for deres sunde kost; ligesom en række vilde folkeslag, som lader til at være særlig stærke og sunde. Således fremhæves f.eks. Stillehavsøernes befolkning, som ikke alene lever i en naturlig sundhed, men også i et naturligt, harmonisk og lykkeligt samfund.[544] I bogen *En Reform af vor Ernæring* er det dog allermest japanerne, der holdes frem som eksempler, og Hindhede lader sig slå af deres 'utrolige Præstationsevner' – vi er i året efter den russisk-japanske krig. Den "gule fare" består for Hindhede i den simple kendsgerning, at mens europæerne er ved at forgå i overspisning og degeneration, så viser andre folkeslag sig stærke og kampdygtige.

Dette er i øvrigt en forklaring, som Hindhede i almindelighed kan bruge på verdenshistorien. Historien kan ses som en stadig kamp mellem forskellige spisevaner. "Det er højst forbavsende, at man ikke for længe siden har forstaaet, at en tarvelig Levemaade er den sundeste. Historien taler dog et tydeligt Sprog. Saalænge Grækerne levede "spartansk", var de stærke og beherskede den halve Verden. Men da de blev rige og mægtige, forfaldt de til Fraadseri. De blev sløve og tungnemme, fordi de, som Diogenes sagde, var byggede af Okse- og Svinekød. Saa kom Romerne og slog Grækerne. Da Romerne var

---

[543]Samme s. 15 og Hindhede: *Fuldkommen Sundhed* s. 46.
[544]Hindhede: *Af mit Livs Historie* s. 74 og *Fuldkommen Sundhed* s. 13-14.

stærke, levede Soldaterne ved Bygkage og Olie, hvilket efter Hippokrates var særlig egnet til at give kraftige Muskler. Men da Romerne blev rige og mægtige, ved vi hvordan det gik. De forfaldt til Fraadseri og Drukkenskab. Saa kom de spartansk levende Barbarer fra Norden og slog Romerne o.s.v. o.s.v."[545]. Således lader verdenshistorien sig forstå som en stadig vekslen mellem styrke og forfald, nøjsomhed og frådseri.

Det var denne art praktiske konsekvenser af kostholdet, Hindhede kunne have i baghovedet, da han skulle vurdere udfaldet af 1. verdenskrig. Da Danmark under krigen indførte rationering, fulgte staten næsten fuldstændig Hindhedes anvisninger, og rationeringen sikrede, at befolkningen fik en tilstrækkelig – men æggehvidefattig – kost, først og fremmest bestående af brød, gryn og kartofler. Altså var der tale om at gennemføre en Hindhede-kost, ganske vist på basis af tvang og ikke den frivillighed, som i almindelighed er sundhedsoplysningens adelsmærke. Efter ophøret af rationeringen kunne Hindhede med tilfredshed ved hjælp af statistisk materiale vise, at folkesundheden havde nydt godt af den – måske dog først og fremmest pga. fraværet af alkohol. Hindhede går så vidt som til at mene, at mens Danmark slap godt igennem rationeringen, fordi "vi byggede paa de nye Ernæringsideer", så valgte Tyskland i stedet at holde dyreholdet oppe. Dermed opstod fødevaremangel, og "man kan vist have Lov at mene, at det var de gamle, falske Ernæringsteorier, der foraarsagede, at Tyskland tabte Krigen"[546].

Hindhedes mest spektakulære belæg af dem alle – og det som gjorde ham kendt i både ind- og udland – var dog hans forsøgspersoner, og da særlig laboratoriebetjenten Frederik Madsen, en husmandssøn fra Salling, som i særlig grad viste sig egnet til forsøgene med æggehvideminimum. Dels var han fysisk meget stærk, dels beundringsværdigt vedholdende, idet han i årevis levede af en kost, der måtte forekomme de allerfleste både utilstrækkelig og urimeligt kedelig. Frederik Madsen udviste en uforknyt arbejdsevne – selv efter et år alene på kartofler og

---

[545] Hindhede: *Plantefødemidlernes* s. 416-17.
[546] Samme s. 404.

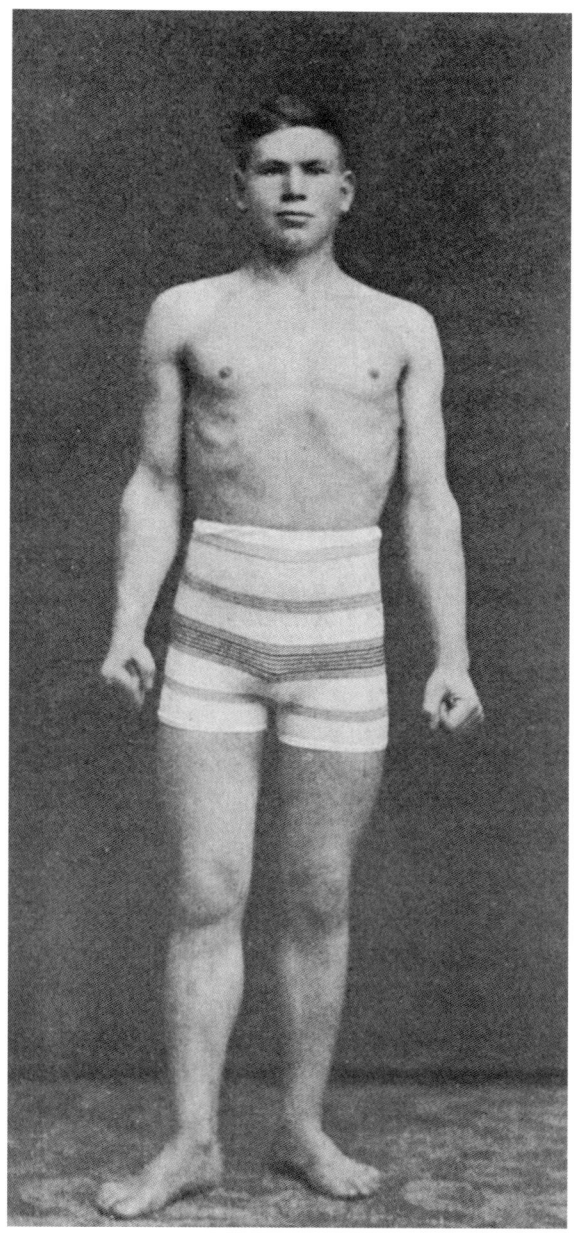

Hindhedes mest berømte forsøgsperson, Frederik Madsen, "efter 1 Aars Kartoffelkost"; en kost, som Hindhede kan fortælle, Madsen befandt sig ualmindelig godt med, og som ingen negativ indflydelse syntes at have på Madsens utrolige arbejdsevne. Illustration fra M. Hindhede *Fuldkommen Sundhed* (1934).

margarine – ligesom han og andre forsøgspersoner deltog i en række "bøf-banan-løb", hvor kødspisere skulle konkurrere mod folk på en tarvelig kost for at nå frem til en slags afgørelse i diskussionen om den rette føde. Madsen vakte almindelig opsigt og blev Hindhedes sundhedsvidne. Ligesom I.P. Müller forstod Hindhede at iscenesætte sit program på en iøjnefaldende måde. Men hvor Müller viste det ved hjælp af sin egen krop, så gjorde Hindhede det ikke mindst ved hjælp af laboratoriebetjent Madsens.

Når proteinbehovet viste sig mindre end almindeligt antaget og planteproteinet fuldt på højde med den dyriske, så viste det sig også, at det ikke nødvendigvis var dyrt at leve sundt – snarere tværtimod; "billigt og godt, dyrt og slet følges ad", kunne Hindhede med en befriende ligefremhed konkludere[547]. Prisen på varerne svarer slet ikke til deres næringsværdi, og Hindhede sætter sig i *En Reform af vor Ernæring* for at finde ud af, "hvor billigt vi kan leve, naar vi skal have tilstrækkelig Næring til at vedligeholde vort Legeme i fuld arbejdsdygtig tilstand"[548]. Det viser sig, at husholdningspengene i de fleste tilfælde vil kunne forslå til en fornuftig og sund kost. I forbindelse med disse udregninger lancerer Hindhede begrebet "fødeenhed" (svarende til næringsværdien af et pund kød) – et begreb, der var dannet efter forbillede fra landbrugets "foderenhed" (foderværdien af 1 kg byg). Det er ikke spor tilfældigt, at lægen Hindhede her lader sig inspirere af landbruget, for det var i diskussionen om den bedste fodring af malkekøer, Hindhede i første omgang gjorde sig offentligt bemærket[549].

Fra begyndelsen af 1880'erne havde landbrugsskolerne talt for den stærke fodring – at man fik størst udbytte af foderet ved at fodre med næringsrigt og proteinrigt foder, hvilket i praksis især ville sige med et stort tilskud af oliekager. Gennem nogle laboratorieforsøg fandt Hindhede i årene efter århundredskiftet ud af, at køerne klarede sig lige så godt og malkede lige så godt på en mindre æggevideholdig kost, og han rådede til at bruge de billigere og indenlandsk producere-

---

[547]Hindhede: *En Reform* s. 118.
[548]S. 113.
[549]Hindhede: *Brændende Punkter i Fodringsspørgsmaalet*.

de roer fremfor de importerede oliekager[550]. Hindhedes modstander i denne sag var først og fremmest forstanderen på Tune Landboskole, Anders Svendsen, en ivrig forfægter af den stærke fodring. Til en vis grad kan man altså se overlæge Saugman – en varm fortaler for overernæringen på tuberkulosesanatorierne – og forstander Svendsen som parallelle figurer, ligesom den førstes kraftige kost på sin vis svarer til den andens stærke fodring.

Hindhede begyndte sine overvejelser over ernæringen med den menneskelige kost og overførte efter århundredskiftet, hvad han mente at vide om dette, til husdyrene og derefter tilbage igen til menneskene, sådan at også malkekøerne kunne trækkes af stalden for at belægge hans krav om tarvelig kost. At gøre det voldte ikke Hindhede problemer, og formentlig heller ikke hans publikum. Ved at beskæftige sig med foderspørgsmålet fandt han et lydhørt publikum, og måske interessede mange af dem, han fik i tale, sig mere for – og forstod sig mere på – malkekøers foderstand end på den menneskelige ernæring. I al fald vakte hans forsøg stor genklang i landmandskredse, fordi de gav forhåbninger om en billigere fodringsmåde, og det var som eftervirkning af dette, at Hindhede fik bevilget årtiers økonomisk støtte til sin forskning i humanernæringen.

Det var nu ikke i alle befolkningslag, Hindhede var lige populær. For blev det med hans beskedne fordringer til kosten ikke alt for billigt for bønderne at have folk i kost? Var det ikke en blåstempling af dårlige arbejdsvilkår for landarbejdere og tjenestefolk i landbruget – og måske tillige for byarbejderne?[551] Sådan var det ellers ikke, Hindhede havde tænkt sig det: tværtimod, han forestillede sig, at kostreformen ville løse det sociale spørgsmål – nu havde nemlig alle råd til at leve sundt; ja, der var endog en vis naturlig retfærdighed: "Naar Fattigmanden ved, at Rigmanden væsentlig kun opnaar at ødelægge sig selv med sin Rigdom, vilde Misundelsen vel mindskes betydeligt"[552]. Selv småkårsfolk kunne få et hæderligt liv, når de ikke længere behøvede at leve op til de alt for høje æggehvidenormer, videnskaben foregøglede dem.

---

[550]Se hertil også Jensen: *Husdyrbruget* s. 313ff.
[551]Se hertil Rømer: *Bøffen og Bananen*.
[552]Hindhede: *En Reform* s. 134.

Husmandskost og bondeidealer
På flere måder er det hverken tilfældigt eller uden betydning, at det var via malkekøerne, Hindhede gjorde sin entre i ernæringsdiskussionen. Med foderspørgsmålet vandt han landmændene for sig. De *Brændende Punkter i Fodringsspørgsmaalet* var virkeligt brændende; dels fordi de kunne afføde stor diskussion, dels fordi foderspørgsmålet var essentielt for landbrugslandet Danmark – Hindhede begyndte sin sundhedsoplysende virksomhed få år efter systemskiftet og midt i landbrugets succes efter omlægningen til animalsk produktion.

Hindhede selv var af bondeslægt, og han lagde megen vægt på det. Bogen *Af mit Livs Historie* begynder således med at opremse den hindhedeske slægtstavle tilbage til 1730, tilføjet Hindhedes kommentar: "Af det foregaaende vil Læseren se, at jeg har Rod i en solid vestjysk Gaardmandsslægt. Min Far var den Mand i Verden, der har haft størst Indflydelse paa mig". Hjemmet var præget af nøjsomhed, afholdenhed, sparsommelighed, arbejde og dyb religiøsitet. Faderen optræder som prototypen på et 'tarveligt' og nøjsomt landboliv – og et foto af ham med teksten: "Jens Hindhede 75 Aar" bevidner levevisens sundhedsbevarende værdi. For Hindhede står barndommens grynmad som et ideal på nøjsomheden, men en sådan spartansk levevis kommer ikke af sig selv: den fordrer viljens magt over ganen[553]; selvdisciplin er nødvendig, men derved vinder man også så meget mere, end man ofrer. I det lange løb smager den tarvelige mad også én bedre. I det hele taget er de ægte glæder – dem, som naturen bereder os – mere varige og sunde end de overfladiske, uægte glæder – byens fornøjelser – som bare efterlader tomhed. Hindhede kan "ikke undgaa at se, hvilket uhyre Overskud af Livsnydelse en tarvelig, giftfri Levemaade byder os". Med en sådan levemåde behøver man hverken alkohol, tobak eller kaffe for at dulme 'Livets Pinagtighed' eller for at slå tiden ihjel. "Vi [der lever efter Hindhedes retningslinjer] sukker ikke efter Varietéer eller andre tarvelige Fornøjelser for at faa Aftenen til at gaa. Vi nyder med andre Ord en næsten ubegrænset Frihed, medens uhyre mange tilsyneladende frie Mænd kun er Slaver af deres

---
[553]Samme s. 160.

egne daarlige Vaner"[554]. Kedsomhed er nemlig som regel ikke andet end resultat af "Hjernecellernes Degeneration ved Nydelsesmidler": alkohol, kaffe, tobak og kødmadens 'purinstoffer'. Hindhede er klar over, at den levevis, han anbefaler, ligner en livsfornægtende askese. Men tværtimod, siger han – det er en intensivering af nydelsen. Han stiller "Livsnydelse, som den leveres os fra Naturens Haand, og vedligeholdt gennem fornuftig Ernæring og rigelig Anvendelse af Sol, Luft, Motion osv." over for "en ved Stillesidden, Stueliv, Fraadseri og alskens Forgiftning næsten udslukt Livsnydelse, som kun for en kort Tid kan vækkes tillive igen ved de samme Gifte, som har iværksat Ødelæggelsen. Vi kender vel alle, i alt Fald fra visse Perioder i vort Liv, den umotiverede Livsglæde, som ytrer sig ved et uudsigeligt Velvære, der risler gennem hele Kroppen og som bevirker, at man føler sig saa glad, saa glad, uden at man har Anelse om, hvad man glæder sig over. Dette Velvære beror paa et yderst fint Sammenspil mellem Nerver, Muskler og alle Organer"[555]. 'Livsnydelse' – et vigtigt begreb hos Hindhede – er altså i første række kropslig. Der er fornemmelse for kroppen, en kropsbevidsthed, en glæde ved den, som også kan overføres på andre af livets områder.

Vi ved allerede, at det særligt er i byen, de uægte glæder, sygdommen og unaturen hører til. Og mens byen repræsenterer unaturen – hvor de velhavende lever for godt og de fattige stort set af kaffe og wienerbrød – og alkoholforbruget for begge grupper er alt for urimeligt stort, så er landlivet det (mere) naturlige, sunde og oprindelige. I slutningen af en af sine artikler – rettet mod landmænd – anfører Hindhede slagordet: *Bort fra By-Degenerationen, Tilbage til Naturen! Tilbage til den gamle, simple Bondekost! Tilbage til Sol, Luft og Arbejde!*[556].

For at fuldføre Hindhedes program – særlig for at have friske grøntsager og frugt – må man allerhelst dyrke dem selv, for at de kan være tilstrækkeligt friske. Men samtidig er havearbejde en "Sundhedsfaktor af uberegnelig Værdi"[557] og giver det velvære, som byboer

---

[554]Samme s. 147-48.
[555]Samme s. 141.
[556]Hindhede: *Plantefødemidlernes* s. 425 – Hindhedes fremh.
[557]Samme s. 424.

prøver at skaffe sig med giftige nydelsesmidler. "Havearbejde – Landarbejde i det hele – er den bedste Sundhedskilde, der findes"[558]. Haven er slet og ret et sanatorium, særlig for by- og kontormennesker[559]. Byboer bør derfor forsøge at skaffe sig et stykke jord uden for byen.

For folk på landet får dette også konsekvenser. "Vil man gaa til den yderste Konsekvens og nøjes med grovt Brød, Kartofler og Grøntsager, behøver en Husmand strengt taget ikke at have Udgifter til andre Næringsmidler end Køkkensalt..."[560]. Det er ikke svært at få øje på et ideal om den lille produktionsenhed, selvforsynende med det meste, bygget op over familien i et nøjsomt og lykkeligt liv. For Hindhede er 'enkeltboligerne' med have den ideelle boligform, men de er ikke så almindelige, som de burde være. Det hænger blandt andet sammen med kravene om, at der skal kloakeres. Enkeltboliger i haver ville være meget mere udbredte, "hvis vi ikke havde Væsenerne med deres Kloakfordringer. – – – For at udrydde Vragene maa vi bort fra Storbyerne, ud paa Landet. Men herfor er Kloakerne den værste Hindring"[561]. Af to grunde er kloakeringen uheldig: dels påfører den ejerne af hus med jordtilliggende store udgifter, dels går gødningen tabt. En families ekskrementer og urin repræsenterer en stor værdi som gødning – man kan blive næsten selvforsynende ad den vej, kan Hindhede fortælle under henvisning til den japanske landbefolkning. Den lille selvforsynende enhed bør også være selvforsynende med gødning.

Inspirationskilderne til dette ideal om den lille selvforsynende enhed har Hindhede fra havekolonier, som han havde set i udlandet, særlig det selvforsynende og nøjsomme Eden i nærheden af Berlin. Man kunne måske tro, at han også havde de arbejderbevægelsens ideer om kolonihaver i baghovedet, men intetsteds henviser han til dem. Det gør han til gengæld i rigt mål til de danske husmands- og gårdsmandsbrug. Måske er det derfor især husmandsbruget, der står som idealet – en

---

[558]Hindhede: *Fuldkommen Sundhed* s. 17.
[559]Hindhede: *En Reform* s. 126-27.
[560]Hindhede: *Plantefødemidlernes* s. 423.
[561]Hindhede: *Af mit Livs Historie* s. 64.

intensiv produktionsenhed, så vidt muligt selvforsynende med både produkter, produktionsfaktorer og arbejdskraft.

Det er ikke bare en husmandskost, Hindhede taler for – det er et helt husmandsliv. Hindhedes program handler om meget andet end kost; det handler om den ideelle livsførelse, om arbejde, tradition, tro – en hel livsfortolkning. Det tiltrækkende ved Hindhedes skrifter lå utvivlsomt dels i hans temmelig spektakulære bevisførelse, dels i det livsstiliseringsprogram, han opstiller, og som mange sikkert kunne genkende som deres eget – Danmarks status som landbrugsland taget i betragtning.

Skal man under ét sige noget om sundhedslitteraturen i denne periode omkring århundredskiftet, så er det kendetegnende for den, at der på den ene side skete en indsnævring af synsmåden, en specialisering og en fragmentering, bl.a. i bakteriologien, og på den anden side var en stor og fortsat vilje til livsstilisering – stadig med naturen som argument for det sunde, men også præget af en trang til at begrunde sundheden naturvidenskabeligt. Sundhedsoplysningen var trods naturvidenskabeliggørelsen heller ikke her i starten af det 20. århundrede neutral – det handlede stadig om en hel omverdensfortolkning.

Helhedslængsler og naturlighedsidealer

I 1990'erne minder snart sagt enhver TV-reklame, hvad enten det er for shampoo eller sæbe, mælkeprodukter eller margarine, kød eller knækbrød, os om, at det naturlige og det sunde er identisk. Det samme gælder næsten enhver husstandsomdelt tryksag med dens annoncer for naturpræparater og andre genveje til sundhed. Alle vegne synes naturen at blive argument for det sunde. Tydeligst er det i reklamen, men også i diverse publikationer om sundhed spiller naturen ofte en fremtrædende rolle. Der er åbenbart en bred accept af, at det naturlige er sundt.

Men selvom naturen som argument for det sunde synes at give sig selv, så synes naturen paradoksalt nok stadig at være svær at fortolke. I hvert fald giver 'naturlig sundhed' ligesom sundhedsområdet i sin helhed plads til en lang række fagfolk og 'autoriserede' eller selvudråbte eksperter af forskellig slags.

Sammenligner man nutidens sundhedslitteratur med tidligere perioders, er der nogle træk, der springer i øjnene. Væk er næsten altid forklaringerne om, hvorfor sundhed er vigtig; det er blevet en fastslået kendsgerning. I modsætning til det 18. århundredes sundhedslitteratur kan man læse sig igennem nummer efter nummer af populærmedicinske blade (tag for eksempel bladet *Helse*) uden at støde på en eneste diskussion af, hvad sundhed skal til for. Sundheden skal hverken til for Gud eller staten – den er blevet sit eget mål. Samtidig bliver sundhed – i de sammenhænge, hvor der gøres forsøg på at bestemme den – et andet ord for lykke; noget, der understreges af det almindelige ideal om et bredt sundhedsbegreb, dvs. sundhed som fysisk, psykisk og socialt velbefindende. Som etnologen Karl-Olov Arnstberg skriver i sin bog om sundhedsarbejde i Sveriges stat og kommuner, er der en tendens til, at 'sundhed' bliver en samlebetegnelse for alt det gode, som skal fremmes eller værnes – hvilket faktisk bidrager til at begrebet tømmes for indhold.[562]

---

[562] Arnstberg: *Hälsoraketen* s. 34ff.

Sundhedens selvbegrundelse og fragmentering
På den ene side bliver sundheden sit eget mål. Den skal åbenbart ikke begrundes med andet end sig selv. Når sundhedslitteraturen vil forklare, hvordan sundhed fremmes, er det på den anden side tydeligt, at den i mindre grad nu end før bliver diskuteret som et program for hele det menneskelige liv og mere i dens enkelte aspekter: kost, rygning, livsholdning osv. Tendensen er synlig, når man ser på, hvad der udgives om sundhed; nu behandler bøgerne i modsætning til før kun sjældent sundhed som et alment fænomen, og desto hyppigere dens enkelte dele[563]. Tendensen til fragmentering har jeg før nævnt i forbindelse med udviklingen i det 19. århundrede, hvor den blev synlig ved at større helheder af sundhedsproblemer blev spaltet ud i detail-problemer. Læren om det sunde liv blev til renlighed, bakteriologiske analyser af drikkevand, kemiske analyser af næringsmidler osv. Et illustrativt, nutidigt eksempel på denne fragmentering finder man ved at kaste et blik på Lars Okholms forskellige bøger. Okholm, som er civilingeniør og tidligere gennem en årrække var leder af FDBs centrallaboratorium, har siden begyndelsen af 1970'erne været en fremtrædende person i den danske debat om ernæring og sundhed, bl.a. fordi han har tegnet Brugsens ernæringspolitik.

Måske kan man på nogle punkter betegne Okholm som en moderne Hindhede; ligesom Hindhede taler Okholm for basiskosten: grynene, brødet og kartoflerne, og ligesom Hindhede har han (som repræsentant for Brugsens ernæringspolitik) lagt vægt på, at sund mad faktisk er billig mad. Men mest slående er billedet af Okholms person – i bøgerne, i fjernsynet, i aviserne – næsten kommer til at stå for os som billedet på den sunde asket – ligesom Hindhede også fremstillede sig selv – sin krop og sin person – som belæg for sit sundhedsprogram.

Men Okholm er ikke Hindhede. Hans skrifter kendetegnes nemlig især af en fragmenterende forståelse af sundheden. Hos Okholm bliver sundhed til kost, og kosten bliver til vitaminer, sporstoffer og flerumættede fedtsyrer – helt ned i de for menneskeøjet usynlige detaljer. Når man læser Okholm, får man indtryk af, at der ikke er et

---

[563]Jfr. *Dansk Bogfortegnelse* for de seneste par årtier.

sundhedsproblem, der ikke har med kosttilskud at gøre. Depressioner sætter han således i forbindelse med kostallergi, lavt blodsukker eller mineralmangel[564]. I en af hans bøger handler kapitlet *Utraditionelle bedømmelsesmetoder* om livskvalitet, psykisk præstationsevne og intelligens og om, hvordan livskvaliteten kan bedres med hvidløg, hvordan præstationsevnen kan øges med ginseng, og om, hvordan udviklingen af børns intelligens kræver tilstrækkeligt med vitaminer og mineraler[565]. Okholms sundhed er biokemisk. Ikke dermed sagt, at han benægter andre perspektiver, men det er hér, hovedvægten ligger. Den fragmenterende forståelse af sundheden understreges af, at en del af Okholms bøger er opslagsværker: leksika og 'ABC'er, som kan give os svar på alt "Fra alkohol til åreforkalkning", fra A-vitaminer til K-vitaminer eller fra aluminium til zink. Her finder man sundheden i dens allermindste biokemiske enheder. En sundhedslitteratur som Okholms er et spejlbillede på den naturvidenskabeliggørelse og specialisering af lægevidenskab og kropsforståelse, der har fundet sted, og hvis følge på den ene side er en bevægelse mod en større videnskabelig eksakthed, på den anden side udtryk for, hvad man ofte ser benævnt som biomedicinsk reduktionisme.

I sundhedslitteraturen synes sundheden altså nu at blive sit eget mål, samtidig med, at den spaltes op i stadig mindre dele og underafdelinger. En lignende ændringsproces har Niels Kayser Nielsen iagttaget for kropskulturens vedkommende siden det sene 18. århundrede. Dels peger han på, at der er sket en autonomiseringsbevægelse, dvs. at kroppen i stigende grad er blev noget selvstændigt; noget, der – uafhængigt af andet – kan gøres til genstand for særlig bearbejdning. Dels peger han på, at der er sket en udspaltning af kropskulturens forskellige dele i f.eks. idræt, kost, mode og seksualitet. I denne proces er idrætten og andre dele af kropskulturen blevet selvreferentielle, det vil sige, at kropskulturen ikke skal begrundes med andet end sig selv. Den har ikke noget andet formål i modsætning til tidligere i Danmarkshistorien, hvor f.eks. gymnastikken ellers har været led i større

---

[564]Okholm: *Godt nyt* s. 15ff.
[565]Okholm: *Ny strategi* s. 93ff.

politiske og sociale reformforsøg. Kayser Nielsen nævner blandt andet den såkaldte svenske gymnastik, som i det 19. århundrede var knyttet til en social og politisk mobilisering af bønderne. Nu, derimod, synes kroppen helst at skulle optræde blottet for alle referencer til politik eller bredere reformprojekter[566]. Niels Kayser Nielsen forklarer, at der som følge af segmenteringen af kropskulturens forskellige dele (f.eks. i forskellige sportsdiscipliner), udskilles stadig flere dele af helheden som 'rester', som ikke kan passe ind i kropskulturen (f.eks. den uorganiserede leg). Dermed opstår en fornemmelse af tab og en længsel efter den tidligere enhed – dvs. forestillinger om et mere helhedspræget og naturligt liv. Med reference til en række udenlandske kropskulturforskere taler Niels Kayser Nielsen om denne længsel efter det forgangne netop som et væsenstræk ved moderniteten (det drejer sig om tiden efter ca. 1780). Fragmentering og tabsfornemmelse er således to sider af samme sag[567] – og sådan ser det også ud på sundhedsoplysningens område.

Helhedslængslen er en af de ting, der i den almindelige opfattelse kendetegner den alternative medicin: et ideal om mennesket som en enhed af krop og sjæl under slagord som holisme og 'det hele menneske'[568]. Ganske ofte bliver det naturen, der skal bringe den tabte helhed tilbage og skaffe orden i virvaret af sundhedsråd. Et eksempel er her en forfatter som John Buhl, dansk naturlæge og flittig skribent siden 1980'erne, hvis bøger særligt egner sig til at illustrere dette fænomen. Han konstaterer, at en mere naturlig levevis end den, de fleste af os har, er nødvendig for at bevare sundheden. Sygdom, siger John Buhl, kommer af, at der ophobes giftstoffer i kroppen. Disse kommer dels af usunde fødevarer, forurening, medicin og stimulanser, dels af det naturlige stofskifte i sig selv. Normalt vil disse giftstoffer kunne udskilles gennem tarme, nyrer, hud og lunger. Men hvis kroppen er svækket og mængden af giftstoffer for stor, opstår sygdom. Der findes

---

[566]Nielsen: *Krop og oplysning.*
[567]Samme problemstilling er en af de gennemgående temaer i Nielsen: *Fra Robin Hood til fodbold*, se særlig siderne 32ff. Jfr. også Bette: *Körperspuren.*
[568]Det betyder imidlertid ikke, at ikke også den alternative medicin optræder i udgaver, der bygger på en fragmenterende forståelse af sundhed og sygdom – for det gør den.

således kun – når mangelsygdomme undtages – én fysisk sygdom, nemlig forgiftning. Denne kan så manifestere sig forskellige steder i kroppen.

Buhl forstår sygdom som legemets måde at udskille disse ophobede giftstoffer, og sygdom er derfor i virkeligheden ikke andet end selve den helbredende proces (visse kroniske sygdomme dog undtaget). At bekæmpe sygdomme, som lægevidenskaben gør, er derfor at modarbejde kroppens forsøg på at genoprette sundheden og kan resultere i kroniske sygdomme. Buhl går dermed til angreb på det etablerede sundhedsvæsens forståelse af sygdom – bl.a. på den antagelse, at sygdom kan skyldes bakterier og være smitsom. Det kan den ikke; men når kroppen er syg, kan den tillade bakterierne at formere sig for at hjælpe kroppen med at uskadeliggøre giftstofferne. Sygdom kan derfor ikke smitte; årsagen er altid at finde i levevanerne – både de fysiske og de mentale. I virkeligheden, fastslår Buhl, er den almindelige sygdomsbehandling i vid udstrækning slået fejl; de giftige virkninger af medicinen er som regel langt mere ødelæggende end den sygdom, de formodes at kurere.

På grund af den unaturlige levevis, forurening og fejlinformation om sygdommes egentlige væsen lever vi ikke så længe, som vi burde. Mennesket burde efter Buhls udsagn kunne leve ca. 7 gange så lang tid, som det tager at blive fuldvoksen – sådan er det nemlig i dyreverdenen. Vi burde derfor leve mellem godt 100 år og 150-160 år[569]. Sådan er det langt fra nu: danskerne dør af hjertesygdomme og kræft, 2/3 af dem er plaget af diverse symptomer, og hver tredje voksen lider af langvarig sygdom[570]. "Det er typisk for vor tids levevis, at vi mere eller mindre har glemt at tænke og handle naturligt. I dette naturstridige samfund, har vi mistet evnen til at lytte til naturen og kroppens naturlige behov [...]. Vi får ikke nok ren luft og vand, og vi fylder os med en for proteinrig, fedtholdig, industrialiseret og unaturlig kost. Derfor kommer flere og flere mennesker til at lide af allergi, hjerte-kredsløbssygdomme samt andre civilisationssygdomme. En ændring af vor

---

[569]Buhl: *Et nyt syn* s. 11; Buhl og Oppermann: *Naturlig sundhed* s. 32; Buhl: *Hvad er sygdom?* s. 15; Buhl: *Hvordan rask?* s. 11.
[570]Buhl: *Kan medicin helbrede?* s. 4.

levevis, med naturen som forbillede, vil derimod virke positivt på enhver civilisationssygdom..."[571]. Ligesom dyr bliver syge, når de fjernes fra de omgivelser og vilkår, som de biologisk er tilpasset, så bliver vi mennesker det også, når vi ikke lever sådan, som vi i følge vor biologiske arv burde leve. "Enhver skabning har et *naturligt* adfærdsmønster – en kost og livsstil – som den har tilvænnet sig igennem mange millioner års udvikling og, som skaber de bedst mulige betingelser for overlevelse for den pågældende art". Den naturlige tilstand er sundhed. Derfor er dyr da heller aldrig syge: de styres af deres instinkter, så de lever optimalt i forhold til omgivelserne[572]. "Dyr, som lever frit i naturen, lever normalt hele deres liv uden en sygedag. Den sidste dag i hjortens liv, før dens naturlige død, er den omtrent lige så atletisk og aktiv som flokkens yngste medlemmer"[573].

Hvor naturen stort set ikke optræder som argumentet for sundheden hos Okholm – eksplicit i hvert fald, med mindre man da tager hans ideal i den kernesunde nordmand ("med den klare hud, de strålende øjne, den ranke holdning"[574]) som udtryk for det – så er naturargumentet hos Buhl det, der binder det hele sammen.

Buhls natur er en stor, harmonisk orden, hvor selv symptomer og sygdom har deres plads: symptomerne, fordi de henleder opmærksomheden på det lidende sted; sygdommen, fordi den er naturens egen kur. Naturen er en verden af harmonisk tilpassethed, hvor instinkter sørger for den sunde levevis. Hos Buhl er naturen – forstået som en oprindelig tilstand – den store ordensskaber. Naturen bliver (igen) argument for en hel livsorden, selvom det dog især er kosten, Buhls bøger handler om. Naturen fremstår igen som forpligtende norm for livsførelsen; mange ting i Buhls fremstilling er vi stødt på før i sundhedsoplysningens historie: dyrene og fortiden som mønstre for sundheden, teorien om ophobning af giftstoffer, forestillingen om en oprindelig, sund appetit, som kan styre individets handlinger, udregningen af den naturlige levealder osv. For en overfladisk betragtning kunne tanke-

---

[571] Buhl & Oppermann: *Naturlig sundhed* s. 39.
[572] Buhl: *Hvordan rask?* s. 11.
[573] Buhl: *Et nyt syn* s. 9.
[574] Okholm: *Et bedre liv* s. 12.

gangen i bøger om sundhed af denne type ligne et levn fra forrige tider; en genopvækken af gammelt tankegods; en kontinuitet fra fortiden i modsætning til den etablerede lægevidenskab. Sådan mener jeg imidlertid ikke, man behøver at anskue den. Buhls syn på sundheden er i høj grad moderne, og man skal snarere se udgivelser af denne art som forsøg på at skabe synteser i reaktion på en fragmentarisk sundhedsoplysning, sådan som den ses hos en forfatter som Lars Okholm. I forlængelse af Niels Kayser Nielsens kropskulturanalyser kan vi tale om, at det fragmenterende og det helhedssøgende er to tendenser med samme rod. De er så at sige hinandens modsætninger, men samtidig også hinandens forudsætninger. Den ene er ikke mere moderne end den anden.

En moderne forbruger eller et tilpasset dyr?

Man skal ikke tage fejl af nutidens tilsyneladende problemfri sammenkobling af natur og sundhed, sådan som den findes hos Buhl såvel som mange andre steder. Sundhedsoplysning er ligeså meget nu som før også formulering af moral og forestillinger om det gode liv. Den er stadig medium for en formulering af den rette adfærd og forvaltning af kroppen.

Naturen er stadig i mange sammenhænge, f.eks. hos Buhl, et passende argument – ikke mindst, fordi det tilsyneladende befinder sig i en anden kategori end andre argumenter, hævet over de timelige, menneskelige interesser. Den er en ultimativ reference.

Det individ, der oftest portrætteres i dagens sundhedsoplysning, er det frie, rationelle, målrettede menneske: et menneske, der har kontrol over sit liv og sine livsomstændigheder. I Okholms bøger er det individ, vi møder, den bevidste forbruger, som gør sit til at finde vej i supermarkedsjunglens reol-labyrint af fødevarer og kosttilskud. Det er den moderne forbruger, som har frit slag på alle hylder til at vælge sin egen sundhed. Også hos John Buhl har vi med et frisat individ at gøre: et individ, der tager ansvar og gør en indsats. Ganske vist er sundheden let: "Sundhed er den NATURLIGE tilstand, og det kræver ingen anstrengelser at bevare sundheden. Det kræver uvidenhed, anstrengelse og energi at nedbryde sundhed".[575] Alligevel kan vi mennesker ikke bare følge vores tilbøjeligheder. Sundheden kræver, at vi ikke lader os styre af vanerne. Vi bør ikke bare spise, hvad der er lettest tilgængeligt, tilfældigvis tilbydes eller bedst tilfredsstiller smagsløgene. Vi må være i stand til at bryde med eksisterende vaner – og dertil kræves selvdisciplin.[576]

For Buhl er det af betydning for sundheden, ikke bare at kosten er sund og naturlig, at omgivelserne er uforurenede, at man får tilstrækkelig søvn og motion, men også at arbejde og fritid lægges til rette efter helbredet. Således bør man ideelt set holde sig væk fra "[n]ær kontakt til mennesker eller omstændigheder, der virker undertrykkende". Også tanker og følelser har stor betydning: "Øv dig i at smile, øv dig i at tænke godt om andre, øv dig i at være positiv over for dig selv osv.". Helst bør også fritidsaktiviteter og arbejde svare til sundhedens krav: "De fleste mennesker har det bedst med et udfordrende arbejde, som interesserer dem. Når arbejde og aktivitet FORBEDRER tilstande (hos én selv, andre eller i samfundet), giver det en dyb følelse af tilfredshed og måske endda lykke".[577] Individet, som det optræder hos Buhl, vælger selv sine venner, sine interesser, sin livsstil, sit arbejde, sin livsanskuelse, sine tanker og sine bekymringer. I sidste ende beror sundheden først og fremmest på individets personlige indsats, og vi får fornemmelsen af, at sundhed hos Buhl er at sammenligne med et arbejde eller måske bedre med en karriere. Individet, som her portrætteres, er et moderne individ – rationelt og frisat.[578]

Alligevel er Buhls individ ikke et fuldstændigt frit individ. Nok er det frisat i forhold til det menneskeskabte samfund, hvor det selv vælger sig sin levevis og livsstil. Men af naturen og udviklingshistorien er det stærkt determineret. Menneskets fysiologi har nemlig ikke ændret sig nævneværdigt i de sidste mange millioner af år. Det betyder,

---

[575]Buhl: *Hvad er sygdom?* s. 5 – Buhls fremh.
[576]Buhl: *Hvordan rask?* s. 12 & 19, Buhl & Oppermann: *Naturlig sundhed* s. 11.
[577]Buhl: *Et nyt syn* s. 38-44 – Buhls fremh.
[578]Se Crawford: *Healthism* for en tankevækkende og skarp kommentar til sundhedsdyrkelse og holisme, som Crawford ser som en moralisering af sundhed og sygdom, der placerer problemet på individ-niveau; en medikalisering af hverdagslivet bygget på en 'blame-the-victim-ideologi'.

at den sunde levevis bedst kan anvises os af de hominider, der var homo erectus' forgængere. Den plads, det sene 18. århundredes nøjsomme bønder indtog som mønster for sundheden, er her overtaget af aber og hominider; først og fremmest på den måde, at de angiver menneskets naturlige kost. Var man pessimistisk nok i sin tolkning, ville man sige, at det sene 18. århundredes tro på den fundamentale foranderlighed – på menneskekroppen og menneskelivets store potentialer for at formes og dannes – er blevet til genetisk fastlåsthed i en én gang skabt, naturlig verden.

Kampen mod ligegyldigheden

Sundhedsoplysningen har fra sin begyndelse haft en fjende i ligegyldighed og fatalisme, for som Finn Kamper-Jørgensen og Gert Almind skriver i bogen *Forebyggende sundhedsarbejde* (1994), støder forebyggelsesarbejde ofte på 'indgroede vaner og forestillinger i befolkningen' – og mod dem synes både statslige og private initiativer at kæmpe forgæves.

Hos Okholm repræsenteres den manglende interesse for sundhedsspørgsmål af en illustration på en af de første sider i bogen *Et bedre liv*. Her ser vi en ældre, øldrikkende, overvægtig mand, solidt placeret i lænestolen foran fjernsynet, omgivet af alle tegn på fysisk og kulturelt forfald. En smøg i munden, en bajer i hånden, de hævede fødder i slipperserne, de tomme ølflasker på gulvet. Forfaldet understreges af, at den ene flaske er væltet og af netundertrøjens sjuskede halvpåklædthed. Konen aner vi bag ham; hun er i køkkenet – og hvad laver hun mon dér andet end mad (formentlig for fed og fiberfattig). I reolen findes alle tegn på lavstatus: rodet, de usmagelige nips og især et fravær af bøger. De få bøger, der overhovedet er, er næppe Okholms. Pudsigt nok ser manden ganske veltilfreds ud. For Okholm repræsenterer han imidlertid den overhængende sundhedsfare i det daglige liv og den daglige ligegyldighed. Det er på sin vis lidt paradoksalt, at manden har fundet vej ind i Okholms bøger, for det er vel næppe *ham*, Okholm kan forvente at få som læser? Okholms skrifter forudsætter netop en interesse for sundheden hos læseren. Det er der-

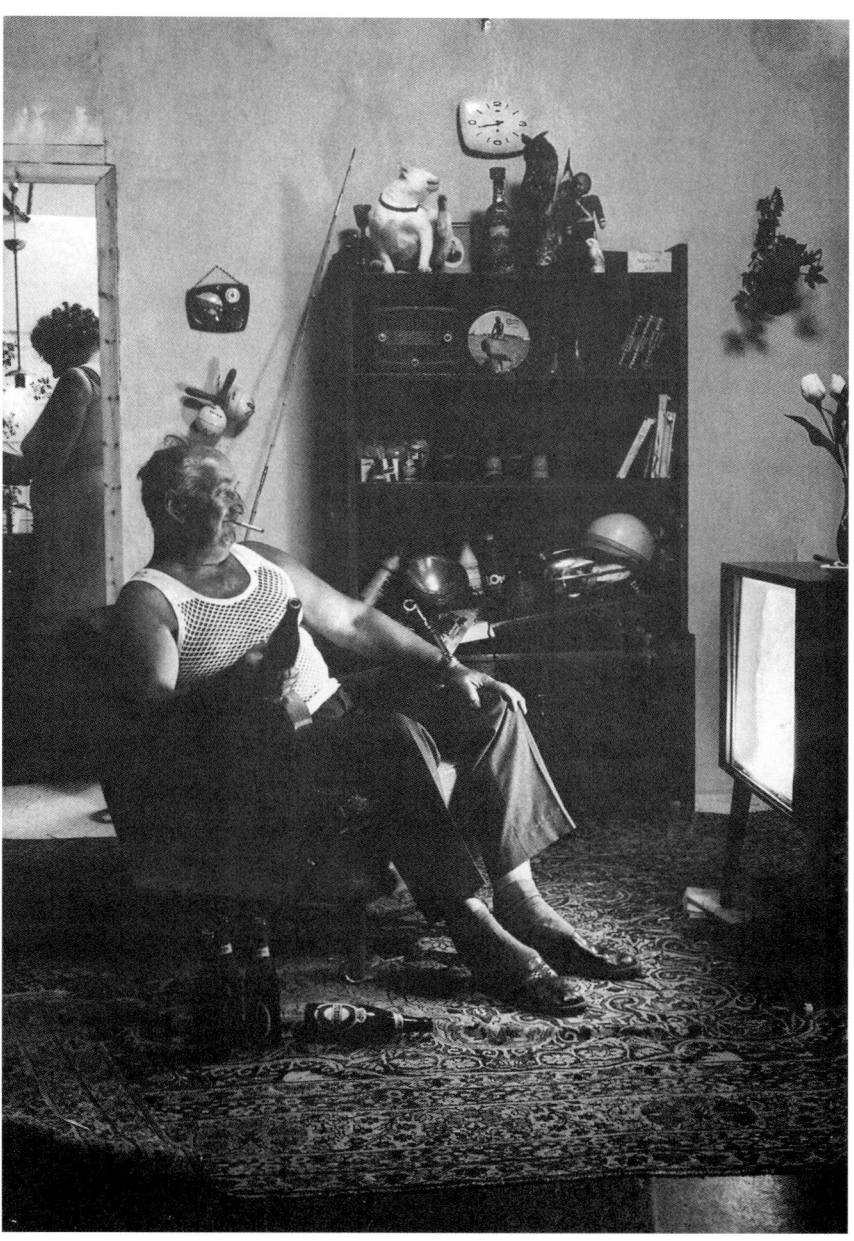
Ligegyldighedens udtrykte billede? Fra Lars Okholm *Et bedre Liv* (1984).

for sandsynligt, at bøgerne mere kommer til at bekræfte læseren i hans eller hendes sundhedsinteresse: i hans eller hendes valg af levevis, end at de kommer til at overbevise vor øldrikkende ven. I modsætning til, hvad Okholms bøger lader formode, giver sundhedshensynet sig nemlig ikke af sig selv. Det er ikke et indlysende eller naturgivent hensyn, som vi som individer altid må forholde os til. At få sundheden etableret som en uomgængelig størrelse i hverdagslivet var et af den tidlige sundhedsoplysnings mål og ét, som endnu ikke nødvendigvis er nået.

Nu ville det være forkert at hævde, at sundhedsoplysningen altid er blind for det kulturspecificikke ved sundhedshensynet. Faktisk kan man se en voksende erkendelse af, hvad man kan kalde det kulturelle element i forebyggelsesarbejdet. Det er i sagens natur især tilfældet i offentlige myndigheders og private organisationers oplysningsarbejde – som altid har haft mere præg af en 'social ingeniørkunst' end den private, individualistiske og voluntaristiske oplysning. I nogle kredse inden for det forebyggende arbejde er man således kommet i tvivl om, hvorvidt oplysningen nu er så let, som man forestillede sig. Information fører ikke nødvendigvis til adfærdsændring, og faktisk hører viden, adfærd og holdninger ikke nødvendigvis sammen. Selvom man gennem undersøgelser kan finde frem til, at danskerne almindeligvis faktisk har en stor viden om sunde kostvaner, om rygning og motion, så kan de samme undersøgelser vise, at hverken adfærden eller holdningerne behøver at være i samklang med den[579]. Generelt konkluderer mange undersøgelser, at sundhedsoplysning ikke virker særlig godt[580]. For at forklare denne træghed eller mangel på korrespondance er man i flere sammenhænge tyet til begrebet 'livsstil'. Flere forfattere har nemlig peget på, at visse kampagner virker bedre end andre; det er lettere at få effekter af dem, når de kun handler om et begrænset område af livet (f.eks. at undgå at lægge spædbørn på maven) og ikke kræver ændringer af en lang række aspekter af hver-

---

[579]Jfr. f.eks. Holstein m.fl.: *Forskning om sundhedspædagogik*, Meillier: *Sundhedsoplysning*, Osler: *Livsstil og forebyggelse* eller Jacobsen: *Sundhedsoplysende kampagner*.
[580]Se f.eks. Holstein m.fl.: *Forskning om sundhedspædagogik*, Elsass: *Sundhedspsykologi* s. 452, 464, Osler: *Livsstil og forebyggelse* og Eriksson: *Ett sundare liv*.

dagslivet[581]. I forbindelse med de fleste af de sygdomme, sundhedsoplysningen mest retter sig mod – de såkaldte civilisationssygdomme – er det imidlertid ikke mindst ændringer i livsstilen, der er relevant.

Nu er livsstilsbegrebet ikke særlig entydigt i denne sammenhæng; det kan bruges om det frisatte individs frie valg og orientering i forbrugerkapitalismen – parallelt til den måde, man kan se det brugt i marketingssammenhæng om afsætningsmarkedets segmenter: livsstil som noget, man køber. 'Livsstil' markerer så en frisættelse fra tradition og autoritet. Men andre steder optræder det mere i kraft af en insisteren på de socio-økonomiske og kulturelle livsbetingelser. I en forholdsvis ny publikation fra DIKE (Dansk Institut for Klinisk Epidemiologi) er det således den samfundsmæssige bundethed, der betones; det understreges, at livsstil ikke kun handler om "dårlige vaner", men om en kulturel helhed[582]. Følgen er imidlertid også, at sundhedskampagnernes mål bliver mere beskedne. I den før-nævnte DIKE-publikation regner man således ikke med direkte at kunne afstedkomme store adfærdsændringer, men snarere med, at informationen kan blive "inspiration eller det 'informations-lager', vi kan trække på, når og hvis vi får lyst, energi og mulighed for at forandre vores livsstil og levevilkår". Oplysningen skal hjælpe til at sætte ting på dagsordenen – og kan dermed på længere sigt virke i den tiltænkte retning[583]. Troen på informationens virkninger er tildels afløst af en tro på kulturens træghed – i hvert fald er det en tendens, der spores i myndigheders og organisationers sundhedsoplysning, mens den private (som vi møder den hos Buhl eller Okholm – eller for den sags skyld Tode) mere arbejder med et helt frisat individ.

Når alt kommer til alt, er det også et spørgsmål, hvad sundhedsoplysningens funktion egentlig er. I en artikel i *Weekendavisen* (12.-18. april 1996) kunne man under overskriften "Profilitis" læse, at de stort opslåede sundhedskampagner ikke så meget har til formål at sætte adfærdsændringer i værk som at gøre opmærksom på deres afsendere. Styrelser, ministerier og private organisationer er optaget af at pro-

---

[581]Se Ebdrup: *Tilbud*.
[582]Hansen mfl.: *Livsstil og sundhedsvaner* s. 55ff.
[583]S. 64. Jfr. også Osler: *Livsstil og forebyggelse*, Ebdrup: *Sundhedskampagner*.

filere sig selv, for de er nødt til at gøre sig synlige for offentligheden og de bevilgende myndigheder. Gælder dette for offentlige institutioner og større sundhedsorganisationer, så gælder det selvfølgelig i endnu højere grad den sundhedsoplysning, som har været emnet for denne bog. Den lever af folks interesse for sundheden, og funktionen er derfor i mange sammenhænge måske ikke så meget at hente de desinteresserede, som i det foregående blev eksemplificeret ved Okholms øldrikkende fjernsynskigger, ind i sundhedens rationalitet som at understøtte andre i deres sundhedsinteresse og bekræfte dem i deres levevis.

Sundhedsoplysning som livsstilisering

I den underholdende artikel *Die Grenzen medizinischer Volksbelehrung* har Klaus-Dieter Thomann set på 200 års råd om sundt fodtøj og sammenholdt dem med den samtidige skomode. Blandt de første forsøg på en fodtøjsreform var Fausts sundhedskatekismus, som i den tyske original anviser, hvordan børnene burde gå barfodede eller i det mindste i bløde mokkasiner. Thomann sporer ingen effekt på skomoden af det første 100 års reformforsøg, og det var først da reformideerne i midten af forrige århundrede blev taget op af militæret, at de tilsyneladende fik en effekt. Man opnåede mere med tvang, end man i lang tid havde ad frivillighedens vej. "Medikaliseringen af skoene" fik dog ikke mange virkninger i det civile samfund, og Thomann anfører, at det først var med den nazistiske sundhedsoplysning gennem masseorganisationer, man for alvor fik en effekt på folks valg af fodtøj.

Thomanns artikel er interessant, fordi den gør historien til laboratorium for undersøgelse af sundhedsoplysningens virkninger. Vi kunne i forlængelse heraf spørge os selv om, hvilken virkning f.eks. Todes skrifter mon havde i samtidens København, eller for den sags skyld reflektere over, om Tode mon selv fulgte sine egne sundhedsforskrifter. Det, som denne bog imidlertid har fokuseret på, er ikke, om sundhedsoplysningen nu også virkede og hvordan, men derimod hvordan sundhedsoplysning kan ses som en fortolkning af menneskets rolle i naturen og den samfundsskabte verden.

I de sidste 250 år har sundhedsoplysningen været organ for en kritik af den herskende orden. Den har ofte taget afsæt i en foruroligelse over befolkningens fysiske tilstand; hos Okholm, f.eks. fordi Danmark i forhold til den øvrige vestlige verden sakker bagud i udviklingen i middellevetid, tidligere – hos Michael Larsen – fordi menneskeslægtens sundhed synes at gå tilbage; i det 18. århundrede, fordi affolkningen af landområderne tilsyneladende tog til, ligesom sygelighed i byerne gjorde det. Fra sin begyndelse har sundhedsoplysningen været medium for formuleringen af en social kritik. I det 18. århundrede først og fremmest som en foruroligelse over det fremmede, for rige, ødsle og uvirksomme – i hvert fald, når det gjaldt folk, som ikke kulturelt var i den rette stand til det liv. I forrige århundredes slutning var nøgleordene ikke mindst dekadence og degeneration som følge af et forskruet samfunds unaturlighed. I vort århundrede har det blandt andet handlet om kulturkroppens tilbøjelighed til magelighed og til at hengive sig umådeholdende til spiser, drikke og stimulanser som følge af velfærdssamfundets vellevned og mangel på personlig ansvarlighed.

Men i og med at den har været kritikinstans, har sundhedsoplysningen også været medium for overvejelser over den rette omgang med egen-naturen, det ideelle liv, den gode samfundsindretning. Den har kunnet formidle en selvforståelse. I det 18. århundrede drejede det sig om en ny borgerlig enkelhed; om målrettede, disciplinerede og vidende individer med ansvarlighed over for sig selv og især over for staten. En tro på, at kroppen er foranderlig og kontrollabel, ligesom man opdagede, samfundet er det. Også hos Hindhede i begyndelsen af vort århundrede finder vi en livsorden formuleret. En lykkelig nøjsomhed centreret om familien. Et bonde- eller husmandsideal om selvdisciplinering, selvforsyning og selvbjergethed. Og i de eksempler, jeg har valgt ud af den nyeste sundhedslitteratur, har vi at gøre med et moderne, rationelt individ, som tilpasser mål og midler efter hinanden på samme måde som en moderne forbruger eller et kropsdyrkende karrieremenneske.

Sundhed har aldrig været begrundelse nok i sundhedsoplysningen. Sundhed handler altid om mere end det blotte fysiologiske velvære. Det er også en hel livsorden, der formidles. Der er god grund til at tale om dette som en livsstilisering, for dette begreb peger på en dobbelthed i fænomenet. På den ene side fungerer livsstilen som social distinktion; den sunde krop fremtræder som noget, der udmærker sig frem for andre. Den distingverer sit individ. I det 18. århundredes sundhedslitteratur markerer den afstand til en traditionel, adelig livsstil. Kroppen bliver belæg for individets værdi; for dets samfundsmæssige nytte og arbejdsduelighed. Omtrent det samme gælder naturligvis hos en forfatter som Carl Ottosen, hvor den sunde krop synes at blive tegn på den nødvendige duelighed i tilværelseskampen (også selvom Ottosen vist havde foretrukket, at den blev redskab til at tjene Gud). Livsstilisering under hensyn til sundheden er altså social distinktion.

På den anden side skaber livsstiliseringen også en livsorden for én selv. En del af det fascinerende ved sundhedsoplysningen ligger sikkert i den mulighed, den synes at åbne for den enkelte til at skabe sig sit eget liv. Man kan med Foucault og hans seksualitetshistorie tale om diætetikken som en stilisering af en frihed, også selvom denne frihed må være samfundsmæssigt bunden. Sundhedsoplysning handler også om en interesse for selvets konstituering: om at konstruere sig selv som et sammenhængende værk, eller som jeg tidligere citerede den franske filosof Michel Onfray for at kalde det: en diæt-etik.

Uanset hvad man almindeligvis hævder, er sundhedsoplysning nemlig ikke bare asketisme og dermed livsfornægtelse, dels fordi den almindeligvis nok taler for mådeholdet, men ikke nødvendigvis for asketismen, dels fordi også asketismen er livsstilisering og må studeres som noget mere end livsfornægtelse[584]. Sundhedsoplysning er både disciplinering og dyrkelse, den er både at give kroppen begrænsninger og råderum, og der ligger altid i sundhedsoplysningen en insisteren på de kropslige glæders ret. Sundhedsoplyserne vil skabe en kropsbevidsthed, også selvom denne bevidsthed skal ske på bestemte betingelser (f.eks. hos Tissot i de akademiske lægers sprog). Den vil opøve en fornemmelse for kroppen, øge glæden ved den. "Livsnydelse", kaldte Hindhede det. Opøvelsen af en fornemmelse af kroppen er også en opøvelse af at føle sig som et særligt individ med sin egen krop, for hvilken man selv er ansvarlig. Den gælder også opøvelsen af en fornemmelse af individualitet.

---

[584]Her går forfattere som f.eks. Ornstein & Sobel (*Sund fornøjelse*) efter min mening galt i byen. De taler for, at nydelsen (lysten til mad, sex, rene omgivelser) på helt naturlig vis leder os på vej til et bedre helbred (vi har nemlig at gøre med en oprindelig, naturlig orden, hvor lyst og appetit forbinder mennesket med dets naturlige levevis). Men asketismens nydelse kan de overhovedet ikke få øje på, ligesom de heller ikke ser, at enhver levevis altid allerede må være kulturelt formet.

Natur og sundhed
Hvorfor er denne livsstilisering blevet formidlet gennem sundhedsoplysning og hvorfor med naturen som argument? En del af forklaringen er rimeligvis lige så enkel, som den er nærliggende. I sin bog om medicinens rolle i samfundet har Gerd Göckenjan[585] hævdet, at medicinen i det 18. århundrede udviklede en model for menneskets objektive natur, som gjorde kroppen kontrollabel og styrbar, og som gav forhåbning om en dennesidig frelse. Netop ordet 'frelse' er i denne forbindelse ikke uden betydning; for det at medicinen opnåede status som fortolker af mennesket, kan ses som en sækulariseringsproces. Med Gud på større afstand blev det dennesidige liv vigtigere, især når man så, at man kunne påvirke dets længde og kvalitet. Moralen kunne nu ikke længere alene formuleres gennem teologien. Helst ville man fra det 18. århundrede og frem videnskabeliggøre den, f.eks. i sundhedslæren. Det giver plads til, at sundheden, som flere har peget på, kan blive lægestandens professionspolitiske redskab, og ikke mindst i vore dage påberåber stadig nye typer af eksperter sig sundheden som deres område.

I denne sækulariseringsproces af kroppen ændres også sundhedens begrundelse. Fra at sundheden skulle til for Gud (hvad den jo i høj grad stadig blev begrundet med i det sene 18. århundredes oplysning til almuen), blev den i det meste af oplysningstidens litteratur til en pligt over for staten, men ser idag mest af alt ud til at finde sin begrundelse i sig selv. Sundheden er blevet sit eget mål; hvis man da ikke lige tager den implicitte konstatering i betragtning, at den borger, der ikke passer passende på sig, stadig er dyr og dårlig.

Kroppen er individets mærke, og med i sundhedens nye betydning i de sidste århundreder spiller en i stigende grad individualistisk tolkning af mennesket, som efterhånden gør kroppen til personens præcise grænse til andre[586]. Forvaltningen af egen-kroppen bliver dermed central, måske som kapitlet *Omgangen med egen-naturen* kunne tyde på, ikke mindst ved opmærksomheden på dens til- og fraførelser.

---

[585]Göckenjan: *Kurieren* s. 407.
[586]Jfr. le Breton: *Anthropologie* og *La sociologie du corps* s. 29.

Lige fra den tidlige sundhedsoplysning bliver naturen argument for det sunde. Naturen fremstår som regel som en stor fuldendt helhed, bundet sammen af instinkter og umiddelbarhed, med en enkel nøjsomhed og mere ægte, naturlige glæder. I ét: en sund oprindelighed. Men selvom naturen fra begyndelsen har været argument for det sunde, så står det klart, at den ikke har været det på nogen entydig måde. Naturargumentet har altid stillet sundhedsoplyserne over for problemer, om det så var bønderne, når de blev gjort til de naturlige billeder på sundheden, for de var på én og samme tid dejligt naturlige og lidt skræmmende irrationelle i deres tro på det overnaturlige; eller det var de vilde, som var naturlige, men også ofte for vilde; eller det drejede sig om lidenskaben og appetitten, for nok var det dem, der bandt den naturlige verden sammen i dens orden, men de syntes også nogen gange overdrevne og truede med at tage magten og det menneskelige fra mennesket. Ofte blev det nødvendigt at skelne mellem den ægte og den uægte appetit (som i forbindelse med onanien, men også med hensyn til de andre lyster). Det er et gennemgående træk, at man ikke helt kan forlade sig på naturen; den må stedse være overvåget af fornuften. Deraf kommer også skismaet om, hvorvidt vejen til sundheden er let og næsten giver sig af sig selv, fordi man ledes af sine instinkter og lyster, eller om den kræver viden, disciplin og måske er 'kummerfuld' (Unzer) eller 'et arbejde' (Buhl). Som regel fremstilles den som begge dele: både let og krævende.

Naturen kommer til at stå for den tabte helhed; i det 18. århundrede som en helhed, bundet sammen af den spontanitet, som en alt for foranderlig verden havde gjort det af med, selvom børn, bønder, dyr og vilde folk stadig i større eller mindre grad besad noget af den. Idag skal naturen bringe den helhed, der er tabt i en fragmenteret videnskab, tilbage; den skal hjælpe os med at komme bag om to århundreders fremmedgørende specialisering og videnskabens bemægtigelse af sundheden. Naturidealet er knyttet til en tabsfornemmelse, som man kan se som et gennemgående træk ved moderniteten, men måske er det også karakteristisk, at helhedslængslen og naturidealet idag mere end i sundhedsoplysningens tidlige periode finder deres plads uden for den etablerede lægevidenskab.

Naturen udmærker sig som argument ved sin uomtvistelighed, på samme måde som referencen til Gud gør det. Begge dele – Gud og naturen – er ultimative referencer hinsides eventuelle menneskelige interesser. De er selvfølgeligheder hævet over andre, mere timelige argumenter. Sundhedsoplysningens historie fra slutningen af det 18. århundrede og frem har været kendetegnet af en bevægelse mod det naturvidenskabelige og dermed af en specialisering og fragmentering – også selvom de mere helhedsprægede fortolkninger ikke forsvandt af den grund. Og selvom det godt kunne se sådan ud, er hverken 'sundhed' eller 'natur' blevet værdifrie begreber – og kan heller ikke blive det, for de handler også altid om det gode liv.

Resumé

Denne bog handler om, hvordan der i sundhedsoplysningen er blevet argumenteret med naturen for det sunde. Men den handler også om, hvad det er for en natur, der argumenteres med, og hvad det er for en sundhed, der argumenteres for. Sundhedsoplysning vedrører meget mere end det blotte fysiologiske velvære. Det drejer sig om den rette omgang med den kultur og natur, som menneskekroppen er. Natur og sundhed er begreber, som begge sammenfatter en række betydninger; de bærer begge på kulturspecifikke tolkninger af menneske- og samfundslivet.

Denne bogs anledning er dels, at natur og sundhed er blevet så selvfølgelige størrelser, at det kniber med at se det kulturelle i dem – medmindre man tager historien til hjælp. Dels, at sundhedsoplysningen i kraft af sin 'kulturlighed' bliver en indgang til et stykke kulturhistorie i bredere forstand.

Bogen handler ikke om sundhedsforhold i historien, sygdomsmønstre eller sundhedsadfærd, ikke om folks oplevelser af og erfaringer med sygdom eller sundhed og ikke om den datidige lægehjælp eller sundhedsvæsen. Dens emne er derimod de forståelser af individet, kroppen og menneskelivet, som naturargumentet i sundhedsoplysningen har talt for igennem tiden. Ved at tage dette udgangspunkt nærmer undersøgelsen sig stoffet gennem et diskursanalytisk perspektiv. Intentionen er hverken den klassiske medicinhistories redegørelse for videnskabens udvikling eller den sociale medicinhistories rekonstruktion af det levede liv med sygdom og sundhed. Genstanden er her de måder, der er talt om natur og sundhed – men ikke betragtet som en uskyldig tale, blottet for politiske og moralske fordringer. Undersøgelsen trækker i dette også på inspirationer fra nyere kropshistorie og -sociologi. Udgangspunktet er imidlertid i første række etnologisk: det karakteriseres af en fokusering på kulturforskelle og på det kulturspecifikke og sigter mod at af-naturalisere det selvfølgelige.

Bogen falder i tre dele: en indledende del, som tjener til at indføre læseren i bogens problemstilling; en hoveddel, som omhandler naturen som argument i det sene 18. århundredes sundhedsoplysning, og en sidste del, som følger problemstillingen frem til i dag, for dermed at tydeliggøre, hvad intentionen i det hele har været: at argumentere for, at sundhedsoplysning ikke kun er, hvad den giver sig ud for at være. Den er et middel i en social distinktion og en formidling af en hel omverdenstolkning og selvforståelse.

Kilderne hertil er litteratur – bøger og tidsskrifter – om sundhedens bevarelse hovedsageligt på dansk, enten dansk forfattet eller oversat. Fokus ligger på det sene 18. århundrede, og for perioden frem til 1807 indgår de fleste danske bøger og blade specifikt om sundhed i undersøgelsen. For perioden fra 1807 tager jeg udgangspunkt i et mindre antal, som særligt egner sig til at belyse nogle typiske problemstillinger i forbindelse med naturen som argument for sundheden.

Bogen fokuserer på den sidste tredjedel af det 18. århundrede, fordi det netop var i denne periode, en egentlig sundhedsoplysning dukkede op. Mellem 1770 og 1800 var der en kraftig vækst i antallet af udgivelser om sundhed, ikke mindst takket være tidens flittigste forfatter af populærmedicinske bøger og tidsskrifter: lægen Johan Clemens Tode.

Sundhed har ikke altid været et diskursivt objekt. Fra tiden før 1760'erne eksisterer der med nogle enkelte undtagelser ingen danske udgivelser om sundhed. Ganske vist har der fra endnu før bogtrykkerkunsten eksisteret populære lægebøger og samlinger af husråd, men de indeholder råd om behandling af sygdom og handler ikke om sundheden og dens bevarelse. Man kan se et par pietistiske skrifter fra midten af det 18. århundrede som et første tegn på en ny opmærksomhed mod sundheden; de ville reformere menneskets forhold til sundheden til et direkte, umedieret, protestantisk forhold.

Men ikke førend i den sidste del af århundredet kan man tale om en egentlig sundhedsoplysning, også selvom det sene 18. århundredes litteratur om sundhed byggede på en ældgammel, antik og skolastisk tradition: læren om 'de seks ikke-naturlige ting'. Sundheden blev nu noget, man i litteraturen kunne tale meget og længe om, og som forfatterne tilsyneladende følte sig forpligtet til at tale om på grund af den nye betydning, sundheden blev tillagt. Sundhed blev et diskursivt objekt, og sundhedsoplysningen blev i denne periode et yndet medium for formuleringen af en livsanskuelse og en social kritik. Sundhedsoplysningen karakteriseredes desuden på dette tidspunkt af en vilje til at inddrage stadig flere befolkningsgrupper i sundhedens rationalitet. Dermed skabtes litteratur rettet mod forskellige målgrupper: mod spædbørnene (repræsenteret ved deres mødre), kvinderne, landboerne osv.

Fra denne sundhedsoplysnings begyndelse spillede naturen den vigtige rolle som det, der udpegede det sunde. Den almindelige forestilling blandt det sene 18. århundredes sundhedsoplysere var, at mennesket var skabt sundt og med skabelsen havde fået alting med sig, som det behøvede til at leve et sundt liv. Naturen var en stor harmonisk orden, som mennesket ville passe ind i, når blot det levede efter naturens bestemmelse, dvs. først og fremmest mådeholdent, nøjsomt og regelmæssigt. Det var først, da mennesket afveg fra denne oprindelige orden, at det blev usundt og svageligt. Forfatterne af sundhedslitteraturen forestillede sig, at tilværelsen i den oprindelige naturlighed var organiseret af instinkter eller appetitter – det, som ofte omtaltes som 'naturens røst'. Først, når folk ikke længere fulgte den, blev de syge.

Som billeder på den sunde eksistens blev forskellige idealer trukket frem: de vilde naturfolk, som endnu levede uden for civilisationen; børnene, som endnu var ufordærvede; vor egen sunde fortid, før degenerationen satte ind; og ikke mindst de enkelt levende, arbejdende bønder, som de ydre forhold stadig tvang til at leve i en sund nøjsomhed. Sundhedsoplysningen spillede dermed med i en social kritik af en aristokratisk, overdådig levevis – eller måske snarere af den ekstravagance, som lå uden for det standsmæssigt passende. Naturen blev argument for en borgerlig enkelhed; sundhedsoplysningen blev borgerskabets ideelle selvportræt.

Hvis naturen blev argument for sundheden, blev sundheden til gengæld argument for lægernes professionspolitik, for ifølge den datidige teori om kroppenes natur kunne sundhedens regler ikke være generelle, men måtte tage hensyn til hver patients specifikke karakter og levemåde.

Naturargumentet kunne dog – selv i det naturbegejstrede sene 18. århundrede – ikke være uden mislyde. Tvivlede man ikke på naturens røst, så stod det dog klart, at fornemmelser og drifter som føltes naturlige, kunne være usunde og indbildte – skabt af en unaturlig levevis. Man vænner sig til usunde vaner, for de kommer til at føles naturlige. I virkeligheden er de 'en anden natur', som må beherskes. Lægen bliver derfor uundværlig som fortolker af 'naturens røst'; eksperten må til for at udpege det sunde. Det problematiske i tilbøjelighedernes natur optrådte allertydeligst i sammenhæng med diskussionen om børns og unges onani, for nok var seksualiteten lige så naturlig som børn er det, men børnenes seksualitet var det ikke. Naturargumentet overflødiggjorde ikke fordringen om selvdisciplin.

Heller ikke sundhedens naturlige billeder kom til at stå helt uimodsagt. De vilde var nok naturlige, men også tit for uciviliserede; fortiden var nok nøjsom, men selv sundhedsoplyserne ville ikke gerne give køb på de ting, kultur og videnskab havde bragt med sig, for at vende tilbage til en sundere fortidig tilstand, og selv bøndernes naturlighed kunne være problematisk, dels fordi man så dem som uciviliserede, dels fordi deres tro på det overnaturlige syntes for stor. Sundhedslitteraturen talte derfor ikke for en tilbagevenden til en mere oprindelig tilstand, men snarere for en yderligere civilisering af kulturen. Mådeholdet skulle ikke som hos de vilde, fortiden og bønderne komme af en ydre tvang (at man ikke havde råd til andet), men af en indre tvang: en besindelse på sundhedens betingelser og den anstændige levevis.

Hvis naturen blev argument for det sunde, så blev landlivet et næsten selvfølgeligt ideal, og bylivet et ligeså selvfølgeligt modbillede på sundheden. Men ikke helt, for hverken sundhedsoplyserne eller deres publikum drømte tilsyneladende om at bosætte sig på landet – højst i byens landlige udkant. Størstedelen af sundhedslitteraturen i denne tidlige periode retter sig åbenlyst mod en velsitueret, dannet læserskare, som både var interesseret i den nye værdsættelse af kroppen og i at blive underholdt og se sin samtid blive revset. Et kig på abonnementslisterne i en af de vigtigste af periodens publikationer i denne henseende, J.C. Todes *Sundhedstidende*, viser da også, at abonnenterne især var at finde blandt Københavns embedsmandsborgerskab, den reformivrige del af adelen og den florissante tids nye handelsborgerskab.

Selvom landlivet var en slags ideal for sundheden, så oplyserne også (i stigende grad) sundhedsproblemer på landet. Og de øjnede først og fremmest særlige problemer i at nå landalmuen, som de opfattede som fatalistisk og ligeglad. Forsøgene på at opdrage den til sundhed afstedkom en anden type litteratur end den, der rettedes mod byernes borgere. Oplyserne tog andre retoriske midler i brug for at nå landbefolkningen, først og fremmest gjaldt det tilsyneladende om at udnytte de eksisterende kanaler, som almuen havde tillid til: præsten, almanakken og katekismen. Over for bønderne var naturargumentet øjensynligt mindre velegnet, for det var i højere grad religionen, der blev brugt som argument i denne sammenhæng. Og det gjaldt i litteraturen til almuen knap nok om at finde tilbage til en mere naturlig levevis, men snarere om at fuldende en ikke fuldendt naturbeherskelse.

Som en afslutning på bogens 1700-talsdel ser jeg nærmere på den centrale rolle, periodens sundhedslitteratur tildelte 'udkastelserne'. Kroppens afsondringer var ligesom onanien et felt, hvor naturargumentets tvetydigheder kondenseredes, men samtidig tydeliggør opmærksomheden mod udkastelserne også, hvordan sundhedsoplysning kan ses som formidlingen af en livskunst, en opdragelse til en konstituering af selvet, anvisninger til den rette, etiske omgang med kropsselvet – i ét ord: en 'diæt-etik'. Sundhedsoplysning handler ikke bare om det blotte fysiologiske velvære, men også om menneskets rolle i naturen og det skabte, i samfundet og i forholdet til selvet.

Sundhedsoplysning er livsstilisering, og det gælder ikke kun for det 18. århundredes oplysning. I bogen følges naturen som argument i sundhedsoplysningen op igennem det 19. og 20. århundrede. En særlig opmærksomhed rettes mod tiden omkring århundredskiftet (1900), hvor der igen – både kvantitativt og kvalitativt – er tale om store ændringer. Naturen er dog stadig argument for sundheden, men optræder her i nye sociale og kulturelle kontekster. Der er ikke længere tale om den borgerlige enkelheds anti-aristokratiske sundhedsoplysning, men om formidlingen af nye typer politiske og moralske fordringer – bl.a. i kraft af landbrugets særlige placering i den nationale økonomi og selvforståelse.

Et par af århundredskiftets vigtigste fortalere for sundheden er genstand for særlig opmærksomhed i denne del af bogen, især gælder det lægen Mikkel Hindhede, i hvis oplysningsvirksomhed natur og sundhed knyttes sammen som en fortale for et husmands- eller bondeliv.

Selvom sammenkoblingen af natur og sundhed findes langt tilbage i tiden, optræder den således bestandigt i forandrede former og sammenhænge, men altid som en livsfortolkning i bred forstand. Afslutningsvis belyser bogen med et par nutidige eksempler, hvordan naturen stadig bliver argument for det sunde som begrundelse for bestemte, kulturspecifikke forståelser af individet, kroppen og det gode liv.

English Summary

This book deals with nature as an argument in health literature and thus with the changing connotations of the concepts of 'nature' and 'health'. Health education concerns a lot more than the mere physical well-being of the individual – it concerns the right treatment of the culture-and-nature of the human body. Nature and health are concepts, both of them summarizing a series of meanings – both of them implying culture specific understandings of human life.

The motive for such a study is firstly, that concepts like nature and health have become such stock phrases that a recourse to history is necessary to grasp their cultural meaning, secondly, that health literature provides a useful approach to a cultural history in a broader sense.

The book does not concern health in history, nor disease panoramas, people's experiences of sickness or health, nor the history of health care. Instead, it deals with those perceptions of the body, individuality, human life and nature which health literature has advocated through history. By taking such a starting point, the study approaches the theme by an analysis of discourse. The object is neither the scientific evolution studied by the traditional history of medicine, nor the reconstruction of patients' lives and experiences in focus in the social history of medicine. In this case the object is the ways in which nature and health have been discussed – a discourse conveying political as well as moral demands. By doing this, I also draw on inspiration from modern history and sociology of the body. However, the starting point is first and foremost an ethnological one, stressing differences of culture, culture specific notions and aiming at a de-naturalization of matters of course.

The dissertation consists of three parts. An introduction presents the subject and its historiography, a main part focuses on the health enlightenment in late eighteenth-century Denmark, and a final part throws light on the relevance of these considerations for today's health literature, thus underlining the fact that health education is not only what it seems to be. It is a medium of social distinction, a mediation of a world view, and a reflection on the self.

The sources for this investigation is mostly Danish literature (books and periodicals) on the preservation of health – whether written by Danish authors or translated. It pays special attention to the late eighteenth century, and for the period till 1807 (the year Copenhagen was bombarded), nearly all (preserved) books and periodicals specifically on health are included. From 1807, only certain examples of the literature are chosen, some particularly suitable for illustrating some of the typical themes in the history of nature as an argument for health.

The book focuses on the last third of the eighteenth century as this was the time of the formation of health literature. Between 1770 and 1800, there was a marked increase in works published on health preservation, not least because of the very productive Danish populariser of medicine, Dr. Johan Clemens Tode.

Health, however, was not always a discursive object. Only very few Danish books on health exist from before the 1760's. It is true that there have been popular prescription books in Denmark even before the days of Gutenberg, but they consist of guidelines for cures and do not deal with health and its preservation. A couple of pietistic mid eighteenth-century books on health may be seen as the first signs of a new interest in health. These books advocated a direct, unmediated, 'protestant' relation between man and his health. But not until the late eighteenth century was there a genuine health enlightenment, and though it did draw on the old doctrine of the six non-naturals of the antique medicine, it was an entirely new type of literature. Health became something that literature could deal with at length, and writers apparently felt obliged to do so because of the importance now attributed to it. Health had become a discursive object, and health literature in this period of time became a medium of the expression of a philosophy and a social critique.

One of the things characteristic of health literature in this era is the will to integrate still more sections of the population into the rationality of health. On this account, a form of literature was created, aiming at different target groups: infants (represented by theirs mothers), women, peasants, etc.

From the beginning of this health enlightenment, nature played an important role of pointing out the healthy behaviour and a healthy way of life. The common perception among the late eighteenth-century representatives of the health enlightenment was that man was created in absolute health and had been provided with everything necessary to stay healthy. Nature was a great, harmonic order in which man would fit if he would just keep to the determination of nature. This means that he had to keep to moderation, simplicity and regularity. Only when man deviated from this authentic order did he become unhealthy and sickly. The perception of health enlightenment was that life in the authentic naturalness was organized by instincts or appetites – what was often spoken of as 'Nature's voice'. Only when man no longer obeyed those did he turn ill.

As models of a healthy existence, certain ideals were emphasized: savages, still living beyond civilization, children, still not corrupted, our own past before degeneration had its effects, and not least the hard-working peasants living in a healthy simplicity were made models of health. Health enlightenment was part of a social critique of aristocratic opulence and debauchery – or perhaps rather a critique of those who lived too extravagantly for their rank. Nature became an argument for a bourgeois simplicity – health enlightenment became, as a German historian of medicine has put it[587], the ideal self-portrait of the bourgeoisie.

If nature was an argument for health, health was an argument for the endeavour to establish a medical profession. According to the prevalent theory of the body's nature, the rules of health could not be generalized because they had to take every single patient's specific character and way of life into account.

---

[587] Göckenjan: *Kurieren* p. 79.

Nature as an argument, however, was not – even in the late eighteenth century, an era thrilled with nature – without its disharmonies. If the existence of a 'Nature's voice' was not doubted, it was nonetheless clear that sensations and drives which felt natural might be unhealthy and imagined and caused by a counter-natural way of life. Unhealthy habits that one is accustomed to will be felt natural, but in reality they are a second nature, and must be mastered. The physician, therefore, was an indispensable interpreter of Nature's voice. An expert was needed to identify the healthy. The problematic nature of the inclinations were most obvious in the case of childrens' and young people's masturbation. If sexuality was natural as were children, what about childrens' sexuality? Nature as an argument did not make the self-discipline superfluous.

Nor did the natural models of health escape critique. It was true that savages were natural, but they were also uncivilized; the past was a time of modesty, but none of the authors of health literature would renounce the things that culture and science had brought in order to return to a healthier state, and even the naturalness of peasants was seen as problematic, partly because they were uncivilized, partly because of their belief in the supernatural. Health literature, therefore, did not advocate a return to an authentic situation, but rather an even more civilized culture. Moderation was not to result from the pressure from outside put on by sheer shortage, as was the case for the savages, peoples of the past and the peasants, but was to result from self-discipline: a reflection on the condition of health and decency.

If nature was an argument for health, life in the countryside became an ideal, and a contrast to health was found in life in the cities. But not entirely so, for neither the authors of health literature nor their readers apparently dreamt of living in the countryside – though they might wish to live in the rural landscape at the borders of the city. The major part of health literature from this time – the late eighteenth century – was written for rich, urban, and educated readers, appreciating the body in a new way, willing to be entertained and to see themselves and their contemporaries chastised. The list of subscribers of one of the major popular periodicals of that time, *Sundhedstidende* written and published by Dr. J. C. Tode, confirms the fact that readers were mostly to be found in Copenhagen among civil servants, liberal elements of the aristocracy, and the new mercantile bourgeoisie on the increase as a result of favourable conditions of trade 1770-1807.

Even if life in the countryside was a sort of ideal for health, debaters, to an increasing extent, did see health problems in rural life. In addition, they had the impression that the fatalistic and indifferent rural population was difficult to educate. In order to enlighten them, another type of literature than the one directed at an urban audience was taken into use. Other rhetorical measures were applied, especially the existing media which seemed already to have the confidence of the peasantry were put into use: the vicar, the almanac and the catechism. Nature does not seem to have been fit as an argument in literature for the common people: much more often, religion was employed. Another difference appears as well: in these texts health was not as much a question of returning to a natural way of life but rather a question of finishing a not yet completed domination of nature.

To conclude the part of the book dealing with the eighteenth century, special attention is paid to the central value attributed to the evacuations in health literature of the time. Just like masturbation, the evacuations condensed the ambiguities of nature as an argument. At the same time, however, the eighteenth-century interest in the evacuations makes it even more obvious that health enlightenment is, to quote the French philosopher M. Foucault, a fundamental category through which human behaviour could be conceptualized[588]. It is the conveying of an art of existence – of forming oneself as a subject having the right concern for the body – a 'diet-et(h)ics' to paraphrase another French philosopher, Michel Onfray[589]. Health literature does not only concern the mere physical well-being, but also man's relation to nature, society and himself.

Health literature is life stylization, and this is true not only for the eighteenth century. In the last part of the book, nature as an argument

---

[588] Foucault: *The History of Sexuality vol. II, p. 101.*
[589] Onfray: *Le ventre des philosophes.*

in health enlightenment is looked upon through the nineteenth and twentieth century. Special attention is given to the time around the turn of the century (1900), showing again major quantitative and qualitative changes in health literature. Still, nature was an argument for health, but it now appeared in other social and cultural settings. It was no longer a matter the bourgeois simplicity promoted by an anti-aristocratic health literature, thus health literature conveyed new types of political and moral demands – not least owing to the special role of agriculture in Danish economy and identity.

A couple of the most well-known advocates of healthy living at the turn of the century are given special attention in this part of the dissertation. This especially goes for Dr. Mikkel Hindhede, in whose books nature and health are bound together in an advocacy of a modest, self-sufficient, rural way of life.

Even if the identification of a link between nature and health is found way back in history, it always appears in new forms and contexts, but always as an interpretation of human life in a broad sense. As a conclusion, the book analyses a couple of examples of modern health literature, showing that nature as an argument for health is still advocating certain, culture specific interpretations.

Biografiske noter
til de i bogen nævnte forfattere af sundhedsoplysende skrifter

Abildgaard, Peter Christian (1740-1801) hører til blandt det sene 18. århundredes mest fremtrædende læger og reformatorer. Han blev som ung medicinstuderende sendt af den danske regering til den nyoprettede veterinærskole i Lyon for i et par år at studere veterinærvidenskab ved siden af medicinen. Efter hjemkomsten tog han medicinsk eksamen og praktiserede som læge i København, hvor han senere blev stadslæge. Stod i 1773 for oprettelsen af veterinærskolen og må regnes for Danmarks første dyrlæge. Abildgaard spillede en ganske betydelig rolle inden for såvel dansk medicin, veterinærvidenskab og andre videnskaber som inden for Landhusholdningsselskabet og stutterikommissionen. Udgav i 1770 sin oversættelse af *Afhandling om Diæten*.

Agerbech, Andreas (? – 1770) studerede først medicin, men senere teologi. Var en tid præst på Bornholm, hvor han samlede en pietistisk menighed om sig, men blev efter flere stridigheder forflyttet til Christiansø. Resignerede derfra i 1757 og levede derefter som praktiserende læge. *Den filosofiske Læge* består delvis af en doktorafhandling, som Agerbech fik forkastet i 1737.

Bégue de Presle, Achille-Guillaume (?–1807), som var lægeuddannet i Paris i 1760, skrev og oversatte en række populærmedicinske værker, men er især kendt for sin nære forbindelse til Rousseau, for hvis helbred han nærede stor interesse.

Bentsen, Nicolai Julius (1823-1910). Dansk læge. 1871-1893 fysikus i Viborg, derefter praktiserende læge i København. Var forfatter til flere publikationer om dødelighedsstatistik mm. og modtog i 1867 en præmie af Den almindelige Danske Lægeforening for skriftet *Om Reenlighedens Nytte og Betydning*.

Buchan, William (1729-1805). Skotsk-engelsk læge. Offentliggjorde en række populærmedicinske skrifter, bl.a. bogen *Domestic Medicine*, som ikke alene blev temmelig udbredt i hjemlandene, men også oversat til en række sprog, deriblandt til dansk med titlen *Huuslægen*. Buchan praktiserede i Edinburg, senere i London.

Buhl, John Dansk naturlæge og flittig forfatter af populære bøger om sundhed og sygdom siden 1980'erne.

Bøeg, Friderich Dannefær (f. ca. 1726, død før 1768). Født i Norge, fra 1761 præst ved Zions menighed i Trankebar, hvor han døde.

Bøtcher, Nicolai (1756-1821) studerede først teologi, men senere medicin og tog 1788 medicinsk eksamen og doktorgrad. Gav forelæsninger på Københavns Universitet om fysik, blev senere professor i naturvidenskab, men fra 1796 fysikus i Fredericia. Oversætter af B.C. Fausts *Sundhedskatekismus* (1793).

Callisen, Henrich (1740-1824) var født i Holsten, men kom som 15-årig til København for at studere kirurgi. Eksamen både i kirurgi fra Amphiteatrum Anatomicum og i medicin fra Københavns Universitet og en af det sene 18. århundredes mest fremtrædende danske læger. I 1791 professor i kirurgi, senere generaldirektør for Kirurgisk Akademi. Forfatter til flere vigtige lærebøger, men også en populær medicinsk Københavnsbeskrivelse i to bind (1807-09).

Cheyne, George (1671-1743) var født og uddannet som læge i Skotland, men kom som 30-årig til London som praktiserende læge. Opholdt sig skiftevis i London og Bath og forfattede en række sundhedsoplysende bøger.

Cornaro, Luigi (ca. 1467 el. 1484 – 1565 el. -66) Venetiansk adelsmand. Kendt for sine skrifter om det mådeholdende livs sundhedsbevarende værdi.

Darelius, Johan Anders (af Darelli) (1718-1780). Svensk læge. Anset praktiserende læge, fattig- og hospitalslæge i Stockholm. Forfatter bl.a. til det svenske forlæg for *Et Land-Apothek til Danske Landmænds Nytte*, bestående af en liste over lægemidler, man passende kunne have i hvert sogn, gods eller amt med anvisninger til deres rette brug, oversat til dansk af lægen C.E. Mangor.

Dreyer, Valdemar Johan (1853-1924). Dansk læge og naturvidenskabsmand. Forfatter til det lille populære skrift *Lidt om Sundhedsplejen med Hensyn til Landboerne*. Virkede som læge flere steder i landet; fra 1893 i Ringsted, først som distriktslæge, senere som sygehuslæge. Dyrkede ved siden af lægegerningen sin interesse for natur og arkæologi. Forfatter til flere populære naturvidenskabelige arbejder og fra 1910 til sin død direktør for Zoologisk Have i København.

Faust, Bernhard Christoph (1755-1842) var tysk læge. Blev landfysikus og senere livlæge for entysk fyrstinde. Interesseret i hygiejniske og diætetiske forhold og bl.a. forfatter til den i Tyskland meget udbredte *Udkast til en Sundhedskatekismus*, som udkom på dansk i to forskellige oversættelser i hhv. 1793 og 1794.

Frank, Johann Peter (1745-1821) læste først filosofi, som han afsluttede i 1763. Studerede derefter medicin i Heidelberg og Strassburg, derefter landfysikus og livlæge for forskellige tyske fyrster. Holdt forelæsninger over anatomi og kirurgi. Bogen om det medicinske politi – dvs. forvaltningen af samfundet i henseende til sundhedsforhold (1. bind udkom 1779) – er Franks hovedværk.

Frankenau, Rasmus (1767-1814) læge og forfatter med særlig interesse for offentlig sundhedsvæsen, som han skrev om efter at have studeret det i Tyskland og Østrig. Ud over flere populærmedicinske afhandlinger var han også forfatter af viser, syngespil og selskabssange.

Funke, Karl Philipp (1752-1807). Tysk skolemand, forfatter til en række skolebøger mm., bl.a. om naturhistorie.

Garboe, Peter Severin (1711-1771) var født i Ringkøbing amt, men blev amtsfuldmægtig i Kristiania, senere i Bergen. Fra 1743 proviant-, ammunitions- og materialforvalter ved Bergens fæstning. I 1749 grundlagde han et sukkerraffinaderi i Bergen. Opholdt sig en tid i udlandet for at studere medicin, fik i 1762 medicinsk doktorgrad i Halle, blev praktiserende læge i Helsingør, siden i København. Udgav en række hus- og landapoteker og andre medicinske skrifter til landalmuen.

Harper, Andrew (Andreas) (?- 1830?). Engelsk-amerikansk læge. Var vistnok uddannet i Europa og opholdt sig i længere tid i London, hvor hans skrifter udkom. Blev senere militærlæge i Amerika.

Hartmann, Philipp Karl (1773-1830) studerede i Wien og Göttingen. Fysikus og senere professor i patologi, lægemiddellære og klinisk medicin i Wien.

Hildebrand, Georg Friedrich (1764-1816) blev professor i anatomi og fysiologi i Braunschweig og Erlangen efter i Göttingen og Berlin at have studeret medicin og naturvidenskaber.

Hindhede, Mikkel (1862-1945). Dansk læge og ernæringsekspert. Født i Lem sogn i Vestjylland som søn af en gårdmand. 1888 medicinsk eksamen fra Københavns Universitet, nedsatte sig derefter i Skjern, senere Herning og Skanderborg, hvor han siden blev sygehuslæge efter en studierejse til Tyskland. Flere senere studieophold i Europa og USA og fra 1911 leder af det nyoprettede Ernæringskontor.

Hornemann, Claus Jacob Emil (1810-1890) er blandt de kendteste danske fortalere for offentlig og privat hygiejne. Uddannet ved universitetet i København og i udlandet, praktiserende læge i København og senere aktiv i bestræbelserne på en sanitærreform i København. Udgiver af en række skrifter om offentlig og privat hygiejne.

Hufeland, Christoph Wilhelm (1762-1836) Studier i Jena og Göttingen. Livlæge ved det weimarske hof og en af sin tid kendteste læger.

Larsen, Michael (1845-1922). Kommunelæge i København 1878-1920. Aktiv for afholdssagen og for vegetarismen. Medstifter af Afholdssamfundet og formand for Dansk Vegetarisk Forening 1896-1912.

von Linné (Linnæus), Carl (1707-78). Svensk læge og naturforsker, 1741 prof. i medicin i Upsala, 1742 i botanik. Forelæste over botanik, lægemiddellære, semiotik, diætetik og naturhistorie. Blev især kendt for sit system til ordning af de tre naturriger, hvor hver art fik en toleddet betegnelse – en for slægten og en for arten. Han efterlod sig et aldrig færdiggjort manuskript om diætetik (1733/1958) samt udkast til forelæsninger over samme emne – senere offentliggjort sammen med nogle af de studerendes noter (1907).

Lundsgaard, Einar (1867-1941) tog medicinsk eksamen i 1892 og blev dr. med. i 1900. Vandt medalje for en opgave, som Den almindelige Danske Lægeforening havde udskrevet, med skriftet *Smittefaren ved fælles Benyttelse af Brugsgenstande og Midlerne til dens Bekæmpelse* (1905).

Madsen, Frederik (1885-1947), en husmandssøn fra Salling, var uddannet som gartner og igennem mange år Mikkel Hindhedes kendte forsøgsperson.

Mangor, Christian Elovius (1739-1801). Dansk læge. Landfysikus først i Viborg, så Næstved. Fra 1783 stadsfysikus i København. Aktiv for reformer i fattigvæsnet og hospitalerne og udgiver af et par populærmedicinske bøger, bl.a. en oversættelse af den svenske læge Darelius' landapotek.

Metzger, Johann Daniel (1739-1805). Livlæge, hofråd m.v. for tysk fyrste. Fra 1777 medicinsk professor i Königsberg.

de Meza, (Christian) Jacob Theophilus (1756-1844) studerede medicin og kirurgi. Dr. med. 1783. Praktiserende læge i Helsingør fra 1784, 1794 stadsfysikus sammesteds.

Müller, Jørgen Peter (1866-1938) var i sin tid en af Danmarks mest kendte fortalere for idræt og sundhed. Uddannet i militæret, ansat ved et opvarmningsselskab, derefter, i perioden 1901-05, inspektør for Vejlefjord Sanatorium. Siden hen virkede han alene som fortaler for sundhed og idræt – en stor del af tiden bosat i udlandet. Var berømt som idrætsmand og satte adskillige danske rekorder i en række discipliner. Som forfatter særlig kendt for gymnastiksystemet *Mit System*.

Møller, Hans (?–?). Dansk læge, hvorom det i al fald vides, at han 1766-68 var læge på Frederiks Hospital i København.

Okholm, Lars (født 1917). Civilingeniør og gennem en årrække leder af FDBs centrallaboratorium. Flittig debattør og udgiver af en lang række bøger om sundhed og kost.

Osterhausen, Johann Karl (1765-1839). Tysk læge, bl.a. fysikus og læge ved et vajsen- og fattighus. Forfatter til et stort anlagt værk om sundhedsoplysning, hvoraf dog kun første bind udkom.

Ottosen, Carl (1864-1942). Overlæge på Frydenstrand og Skodsborg badesanatorier. Født i Elling sogn i Vendsyssel. Efter sit medicinstudium var han nogen tid på studieophold på forskellige kursteder i udlandet, bl.a. hos John Kellogg på det adventistiske Battle Creek sanatorium i USA. Stifter af Skandinavisk filantropisk Forening, som drev ikke alene badesanatorierne, men også en kuranstalt og Den sanitære Fødevarefabrik i København.

Paulizky, Heinrich Felix (?-1791). Tysk læge, dr. med. og ved sin død stadslæge.

Pedersen, Christiern (ca. 1480-1554). Dansk forfatter og forlægger. Stor forfattervirksomhed inden for historie, sprog, teologi, medicin mm. på både dansk og latin. Fra slutningen af 1520'erne fortaler for Reformationen.

Reil, Johann Christian (1759-1813). Tysk læge, professor i medicin og stadsfysikus i Halle.

von Rosenstein, Nils Rosén (1706-1773) studerede først teologi, senere medicin, dels i Uppsala, dels i Halle og Paris. Blev derefter praktiserende læge, senere livlæge for den svenske konge. 1740 professor i naturhistorie i Uppsala, fik en lærestol i praktisk medicin mm. Adlet 1762. Nærede stor interesse for bl.a. smitsomme sygdomme, diætetik og hygiejne og er særlig kendt for sin populære bog om børnesygdomme.

Salzmann, Christian Gotthilf (1744-1811) Tysk teolog. En af de mest betydningsfulde af det 18. århundredes filantropiske pædagoger. Udgav flere pædagogiske skrifter.

Saugman, Christian (1864-1923) dansk læge og vigtig pioner for sanatoriebehandlingen af tuberkulose. Som ung læge blev Saugman angrebet af tuberkulose og kom på ophold på kuranstalt i Schlesien, først som patient, senere som assistent. Blandt initiativtagerne til Vejlefjord Sanatoriet og overlæge dér fra 1899 til sin død.

Smid, Henrick (ca. 1495-1563). Dansk læge og forfatter. En tid praktiserede Smid som læge, senere blev han vejermester. Skrev om teologi og medicin.

Thornam, August Vilhelm (1813-1880) blev efter at have taget kirurgisk eksamen i 1837 militærlæge.

Tissot, Auguste (S.-A.-A.-D.) (1728-1797) Schweizisk læge, uddannet i Geneve og Montpellier. Nedsatte sig efter eksamen i Lausanne og blev kendt for sin behandling af kopper med kølende midler, men især for sine talrige populærmedicinske skrifter.

Tode, Johan(n) Clemens (1736-1806) blev født i 1736 i nærheden af Hamburg. Kom som 14-årig i barberkirurglære hos en onkel i Tønder og senere til København for at tjene hos hofkirurg Wohlert. Blev som 26-årig ansat ved Frederik den 5.s hof i Fredensborg som rejsekirurg. I 1765 sendt udenlands for at uddanne sig til mediciner. Medicinsk eksamen og doktorgrad fra Københavns universitet 1769. 1771 hofmedikus, 1774 medicinsk professor, rektor for Københavns Universitet 1801. Forfatter til en lang række tysk- og dansksprogede bøger og tidsskrifter om medicin og populærmedicin tillige med skønlitterære værker.

Unzer, Johann August (1727-1799) var tysk mediciner, ernærede sig som praktiserende læge og var en flittig forfatter af populærmedicinske, fagmedicinske og poetiske skrifter. Hans *Lægen* udkom på tysk fra 1759, på dansk fra 1766.

Virey, Julien-Joseph (1775-1846) var uddannet som apoteker, men dyrkede senere forskellige studier og var flittig forfatter af skrifter om kemi, farmaci, naturhistorie, teoretisk og praktisk medicin, medicinsk filosofi og metafysik.

Weikard, Melchior Adam (1742-1803), en kendt og velanskreven læge i sin tid. Livlæge for forskellige fremtrædende personer, bl.a. 1784-89 for Katarina af Rusland.

Zetlitz, Heinrich Andreas Magnus (1758-1842) blev født i Stavanger og kom i apotekerlære dér, men uddannede sig senere til kirurg i København. I 1789 forfattede Z. *Afhandling om Huus- og Bonderaad* og blev samme år distriktslæge først i Viborg, så i Skive og senere i Ekersund i Norge. Efter at have taget farmakologisk eksamen i 1806 blev han apoteker i Stavanger.

Aalborg, Niels Michelsen (1562-1645) var dansk præst og forfatter. Studerede først medicin, derefter teologi. Embeder forskellige steder, bl.a. i København. Udgiver af flere populære bøger om teologi og medicin.

Litteratur

Abildgaard, Peder Christian. *En dansk Heste- og Qvæg-Læge.* København: 1770.
Ackerknecht, Erwin. "Anticontagionism between 1821 and 1867." *Bull. Hist. Med.* 22 (1948): 562ff.
Afhandling om Diæten eller Underretning hvorledes man skal bevare sin Helbred ved et ret Brug og Valg af de Ting som ere nødvendige til Livet. Oversat af det Svenske, samt forsynet med nogle Anm. af Ped. Chr. Abildgaard. København: 1770.
Agerbech, Andreas. *Den filosofiske Læge som giver Anledning til de hidtil i Lægekunsten brugte, vildsomme og vidtløftige Methoders Forbedring og Indskrænkning.* I-II. København: 1758.
Allgemeines Deutsche Biographie. Leipzig: 1878.
Andersen, Lis Toft. "Bondens almanak." *Bol og By* (1986): 79-115.
Andersen, Vilhelm. *Illustreret dansk Litteraturhistorie II: Det attende Aarhundrede.* København: Gyldendal, 1934.
Anker, Jean. *Vejlefjord Sanatorium gennem 50 år.* København: Engelsen & Schrøder, 1950.
Arnstberg, Karl-Olov. *Hälsoraketen.* Stockholm: Svenska Kommunförbundet, 1994.
Aziza-Shuster, Evelyn. *Médecin de soi-même.* Paris: Presses Universitaires de France, 1972.
Baggesen, Søren. "Naturvidenskab og retorik." *Naturen som argument.* Søren Baggesen m.fl., red. Odense: Odense Universitetsforlag, 1994.
Barkan. Leonard. "The Human Body and the Commonwealth." *Nature's Work of Art. The Human Body as Image of the World.* New Haven/London: Yale University Press, 1975.
Baumgärtner, K.H. *Physiognomice Pathologica. Kranken Physionomik.* Stuttgart: 1839.
Becher, Ursula. *Geschichte des modernen Lebensstils.* München: Beck, 1990.
Bentsen, Nicolai Julius. *Om Reenlighedens Nytte og Betydning for Befolkningens Sundhed og Velvære.* København: 1867.
Bentzien, C., red. *Den danske Lægestand.* København: 1860.
Bette, Karl-Heinrich. *Körperspuren. Zur Semantik und Paradoxie moderner Körperlichkeit.* Berlin/New York: Walter de Gruyter, 1989.
Bibliotheca Danica. Systematisk fortegelse over den danske litteratur fra 1482 til 1830 ved Dr. Phil. Chr. V. Bruun. København: Rosenkilde & Bagger, 1961.
Bjørn, Claus. *Den gode sag. En biografi om Christian Ditlev Frederik Reventlow.* København: Gyldendal, 1992.
Böhme, Gernot. *Natürlich Natur. Über Natur im Zeitalter ihrer technischen Reproduzierbarkeit.* Frankfurt am Main: Suhrkamp, 1992.
Bonde, Hans. "I. P. Müller: Danish Apostle of Health." *International Journal of the History of Sport* 8 (1991): 347-69.
Bonde, Hans. *Mandighed og sport.* Odense: Odense Universitetsforlag, 1991.
Bonderup, Gerda. "Lægestanden i historiografien eller hvordan lægerne måske 'virkelig' har været i det 19. århundredes Danmark." *Historisk tidsskrift* 92.1 (1992)
Bondepraktika. [u. st.] 1805.

Bondepractica, eller Veyr-Bog, hvoraf man kand kiende Det ganske Aars stedsevarende Løb og Veyrligt, fra Aar til Aar. 1744. Genudgivet af Per-Olof Johansson. Privattryk, 1975.

Bourdieu, Pierre. *Distinction. A Social Critique of the Judgement of Taste*. London: Routledge, 1986.

Brade, Anna-Elisabeth. "Efterskrift." *Henrick Smids Lægebog I-VI.* København: Rosenkilde & Bagger, 1976.

Braudel, Fernand. *Les Structures du Quotidien*. bd. II af: *Civilisation matérielle, économie et capitalisme XVe-XVIIIe siècle I:*. Paris: Armand Colin, 1979.

Bredsdorff, Thomas. *Digternes natur. En idés historie i 1700-tallets danske poesi*. København: Gyldendal, 1975.

le Breton, David. *Anthropologie du corps*. Paris: Presses Universitaires de France, 1990.

le Breton, David. *La sociologie du corps*. Paris: Presses Universitaires de France, 1992.

Broberg, Gunnar. "Nosce te ipsum! Människan och kulturen." *Homo sapiens L. Studier i Carl von Linnés naturuppfattning och människolära*. Almquist & Wiksell, 1975.

Brændeviins Berømmelse. Dr. Carl Linnæi Anmærkninger om Brændeviin, som den findes i Stokholmer Almanak for dette Aar, nu i vores eget Sprog oversat. Hvortil kommer en Underretning om Calchunske Kyllinger og Hønses Omgang. Christiania: 1748.

Buchan, William. *Huuslægen. En Haandbog for Sundhedselskere, især på Landet, på Dansk oversat af J. D. Tode med prof. Todes Anmærkninger*. København: 1796.

Buhl, John og Lisbeth Oppermann. *Naturlig sundhed*. København: Gyldendal, 1990.

Buhl, John. *Et nyt syn på sygdom og sundhed*. Silkeborg: BogMakker, 1992.

Buhl, John. *Hvad er sygdom?* København: Institut for naturlig sundhed, 1989.

Buhl, John. *Hvordan rask?* København: Eget forlag, 1987.

Buhl, John. *Kan medicin helbrede?* København: Institut for naturlig sundhed, 1989.

Burke, Peter. *Popular Culture in Early Modern Europe*. London: Temple Smith, 1978.

Burnham, John C. "The Popularizing of Health." *How Superstition Won and Science Lost*. New Brunswick/London: Rutgers University Press, 1988.

Bury, M. "Social Constructionism and the Development of Medical Sociology." *Sociology of Health and Illness* 8 (1986): 137-69.

Bøeg, Friderich Dannefær [oversætter]. *Sundhed bragt for Lyset og i forrige Stand igien da Naturen viiste sig den beeste Doctor og holdt sin Triumph over alle Fuskere, Qvaksalvere og uerfarne Practici med alle deres Curer og mangfoldige Medicamenters Brug*. København: 1759.

Bøge, Flemming. "Hænderne over dynen." *Den jyske historiker* 48 (1988): 51-69.

Callisen, Henrich. *Physisk Medizinske Betragtninger over Kiøbenhavn*. København: 1807-09.

Camporesi, Piero. *Exotic Brew. The Art of Living in the Age of Enlightenment*. Cambridge: Polity Press, 1994.

Charlton, D.G. *New Images of the Natural in France. A Study in European Cultural History 1750-1800*. Cambridge, Cambridge University Press, 1984.

Chartier, Roger. *Cultural History. Between Practices and Representations*. Cambridge: Polity Press, 1988.

Cheyne, George. *An Essay of Health and Long Life*. London: 1734.

Cheyne, George. *Regler til at vedligeholde Sundhed og Midler til at forlænge Livet saa meget mueligt, Oversat og med Anmærkninger forøget af Dr. Johan Clemens Tode.* København: 1800.
Clarke, Edwin, red. *Modern Methods in the History of Medicine.* London: Athlone Press, 1971.
Clifford, James. "Partial Truths." Clifford og G. Marcus, red. *Writing Culture. The Poetics and Politics of Ethnography.* Berkeley/London/Los Angeles: University of California Press, 1986.
Coleman, William. "Health and Hygiene in the *Encyclopédie*." *Journal of the History of Medicine and Allied Sciences.*29 (1974): 399-421.
Coleman, W. "The People's Health. Medical Themes in 18th Century French Popular Literature." *Bull. Hist. Med.* (1977): 55-74.
Cooper, Barry. *Michel Foucault. An Introduction to his Thought.* New York/Toronto: Edwin Mellen, 1981.
Corbin, Alain. *Le miasme et la jonquille.* Paris: Flammarion, 1982.
Cornaro, Luigi. *Et Ædrue Levnets Gavn og Nytte. Dennem til Villie, som ville naae hundrede Aar*1658. København: 1753.
Crawford, Robert. "Healthism and the Medicalization of Everyday Life." *International Journal of Health Services* 10 (1980): 365-88.
Dahl, Rasmus. *Pligten til sundhed. En undersøgelse af den populære sundhedsdiskurs i Danmark 1540-1800.* Upubl. specialeafhandling. Århus, 1987.
Dahl, Rasmus. "Pligten til sundhed." *Den jyske historiker* 48 (1989): 15-33.
Damsholt, Tine: *Fædrelandskærlighed og borgerånd. En analyse af den patriotiske diskurs i Danmark i sidste del af 1700-tallet.* Ph.d.-afhandling: Institut for Arkæologi og Etnologi, Københavns Universitet, 1996.
Dansk biografisk leksikon. Sv. Cedergreen Bech, red. København: Gyldendal, 1979.
Dansk Bogfortegnelse 1841-1995.
Dansk Sundhedstidende 1896-1910.
[Darelius, J.A.] *Et Land-Apothek til Danske Landmænds Nytte oversat af Chr.E. Mangor.* København: 1767.
Darnton, Robert. *The Great Cat Massacre and Other Episodes in French Cultural History.* New York: Vintage Books, 1985.
Dictionaire des sciences médicales – Biographie médicale. Paris 1820.
Dihle, Helene. "Bernhard Christoph Faust und seine Zeit." *Sudhoffs Archiv* 24 (1931): 283-311.
Dinges, Martin. "The Reception of Michel Foucault's Ideas on Social Discipline, Mental Asylums, Hospitals and the Medical Profession in German Historiography." *Reassessing Foucault.* Colin Jones og Roy Porter, red. London/New York: Routledge, 1995.
Douglas, Mary. *Naturlige symboler.* København: Nyt Nordisk Forlag, 1975.
Douglas, Mary. *Purity and Danger. An Analysis of the Concepts of Pollution and Taboo* 1966. London/New York: Routledge, 1994.
Dreißigacker, Erdmuth. *Populärmedizinische Zeitschriften des 18. Jahrhunderts zur hygienischen Volksaufklärung.* Inaugural-Dissertation. Marburg: 1970.
Dreyer, V. *Lidt om Sundhedsplejen med særligt Hensyn til Landboerne.* København: Studentersamfundet, 1885.

Dreyfus, H. C. og P. Rabinow. *Beyond Structuralism and Hermeneutics*. Brighton: Harvester Wheatsheaf, 1986.

Ebdrup, Mette. "Sundhedskampagner – ingen ved om de virker." *Ugeskrift for Læger* 158.5 (1996): 622-626.

Ebdrup, Mette. "Tilbud erstatter løftede pegefingre." *Ugeskrift for Læger* 158.5 (1996): 627-28.

Ehrard, Jean. *L'idée de nature en France à l'aube des lumières*. Paris: Flammarion, 1970.

Ehrencron-Müller, H. *Forfatterlexikon*. København: Aschehoug, 1924.

Elias, Norbert. *The Civilizing Process*. Oxford UK/Cambridge USA: Blackwell, 1994.

Elling, Christian. *Den romantiske Have 1942*. København: Gyldendal, 1979.

Elsass, Peter. *Sundhedspsykologi*. København: Gyldendal, 1992.

Emch-Dériaz, Antoinette, E. Olivier og J.C. Biaudet. *L'Eveil médical vaudois 1750-1850. Tissot, Venel, Mayor*. Université de Lausanne, 1987.

Emch-Dériaz, Antoinette. *Tissot. Physician of the Enlightenment*. New York: Peter Lang, 1992.

Emch-Dériaz, Antoinette. "The non-naturals made easy." *The Popularization of Medicine*. Roy Porter, red. London: Routledge, 1992.

Er det ret at skrive offentlig om Ungdommens hemmelige Synder? eller Svar paa Sundhedsbladene no. 7 og 8. København: 1785.

Eriksson, Bengt Erik. "Ett sundare liv." *Vision möter verklighet*. Sven E. Olsson og Göran Therborn, red. Stockholm: Allmänna Förlaget, 1991.

Faust, Bernh. C. *Doktor og Hofraad Fausts Udkast til en Sundheds-Katekismus, forøget med en Fortale af Nicolai Bøtcher*. København: 1793.

Faust, Bernh.C.: *Forsøg til en Sundheds-Catechismus efter det Tydske af Hofraad og Doctor B. C. Faust, heelt igiennem omarbeidet og mangfoldigt forøget af Dr. Johan Clemens Tode*. København: 1794.

Faust, Bernhard Christoph. *Gesundheits-Katechismus zum Gebrauche in den Schulen und beym häuslichen Unterrichte 1794*. Martin Vogel, red. Dresden: Deutscher Verlag für Volkswohlfahrt, 1925.

Faye, A.L. "Om den medicinske Skole i Salerno i Middelalderen." *Separataftryk af Nordisk Magasin for Lægevidenskab* 6-7 (1892).

Featherstone, Mike. "Kroppen i konsumtionskulturen."*Kultur, kropp och konsumtion*. Stockholm/Stehag: Brutus Östlings Symposion, 1994.

Fee, Elizabeth, og Edward Morman. "Doing History, Making Revolution: the Aspirations of Henry E. Sigerist and George Rosen." *Clio Medica* 23 (1993): 275-311.

Feldbæk, Ole. "Den lange fred." *Gyldendal og Politikens Danmarkshistorie*. bd. 9, København: Gyldendal og Politiken, 1990.

Feldbæk, Ole: "Den florissante handelsperiode". *Den Store Danske Encyclopædi. Danmarks Nationalleksikon*. København: 1996.

Feldbæk, Ole. "Den florissante handelsperiode.."*Den florissante tids købmænd*. Claus M. Smidt, red. Introduktion til Nivaagaards Malerisamlings udstilling *Den florissante tids købmænd*, 1994.

Fischer, Alfons. *Beiträge zur Kulturhygiene des 18. und zu Beginn des 19. Jahrhunderts im Deutschen Reiche*. Leipzig: 1928.

Fischer, Alfons. *Geschichte des deutschen Gesundheitswesens*. Berlin: 1933.

Fissell, Mary. "Readers, Texts, and Contexts." *The Populariztion of Medicine 1650-1850*. Roy Porter, red. London: Routledge, 1992.
Fleischer, E. *Agerdyrknings-Katekismus*. København 1780.
Floto, Inga. *Historie. En videnskabshistorisk undersøgelse*. København: Museum Tusculanums Forlag, 1996.
Foucault, Michel. "Selvomsorgens etik som frihedspraksis." *UNDR, nyt nordisk forum* 55 (1988): 25-36.
Foucault, Michel. *Talens forfatning*. København: Rhodos, 1980.
Foucault, Michel. *The Archaeology of Knowledge*. New York: Pantheon Books, 1972.
Foucault, Michel. *The Birth of the Clinic* 1963. New York: Vintage Books, 1975.
Foucault, Michel. *Galskapens historie i oplysningens tidsalder*. Oslo: Gyldendal, 1973.
Foucault, Michel. *The History of Sexuality* 1976-1985. Bd I-III. New York: Vintage Books, 1990.
Foucault, Michel. "The Politics of Health in the Eighteenth Century." *The Foucault Reader*. Paul Rabinow, red. New York: Pantheon Books, 1984.
Freundlieb, Dieter. "Foucault's Theory of Discourse and Human Agency." *Reassessing Foucault. Power, Medicine and the Body*. Colin Jones og Roy Porter, red. London/ New York: Routledge, 1995.
Frevert, Ute. *Krankheit als Politisches Problem 1770-1880*. Göttingen: Vandenhoeck og Ruprecht, 1984.
Frykman, Jonas, og Orvar Löfgren. *Den kultiverade Människan*. Stockholm: LiberFörlag, 1984.
Funke, Carl Ph. *Anthropologie, indeholdende Beskrivelser over det menneskelige Legeme, Regler for Sundhedens Vedligeholdelse og Legemskræfternes Øvelse, og Underretning om de almindeligste Sygdomme efter deres Kiendetegn og Aarsager*. København: 1798.
Gadamer, Hans-Georg. "Vorwort." *Über die Verborgenheit der Gesundheit*. Frankfurt am Main: Suhrkamp, 1993.
Garboe, Peter Severin [oversætter]. *Landmandens Haand-Middel udi de allerfleeste saavel indvortes som udvortes langvarige Sygdomme*. København: 1767.
Geertz, Clifford. "Thick Description: Toward an Interpretive Theory of Culture." *The Interpretation of Cultures*. London: Hutchinson, 1975.
Gleichmann, P. "Die Verhäuslichung körperlicher Verrichtungen." *Materialen zu Norbert Elias' Zivilisationstheorie*. P. Gleichmann, J. Goudsblom og H. Korte, red. Frankfurt am Main: Suhrkamp, 1979.
Göckenjan, Gerd. *Kurieren und Staat machen*. Frankfurt am Main: Suhrkamp, 1985.
González de Pablo, Angel. "La dietetica para el hombre sano en el pensamiento medico del mundo moderno." *Asclepio* 42 (1990): 69-117.
González de Pablo, Angel og E. Perdiguero Gil. "Los valores morales de la hygiene. El concepto de onanismo como enfermdad según Tissot y su tardía penetración en España." *DYNAMIS* 10 (1990): 131-162.
Gotfredsen, Edvard. *Medicinens historie*. København: Nyt Nordisk Forlag, 1973.
Haley, Bruce. *The Healthy Body and Victorian Culture*. Cambridge Mass./London: Harvard University Press, 1978.
Hansch-Mock, Barbara C. *Deutschweizerische Kalender des 19. Jhr. als Vermittler schul- und volksmedizinischer Vorstellungen*. Aarau: Sauerländer, 1976.
Hansen, Georg. *Præsten paa Landet i Danmark i det 18. Aarhundrede*. Det danske Forlag, 1947.

Hansen, Henning, N.K. Rasmussen, og J. Poulsen. *Livsstil og sundhedsvaner i Danmark.* Forskningsrapport, Dike. København: Sundhedsministeriets middellevetidsudvalg, 1994.

Harper, Andreas. *Diætetiske Lomme-Bog eller nye og fattelig Underviisning til at opnaae et sundt, lykkeligt og langt Liv. Af det Engelske, med Fortale af Professor Tode.* København: 1795.

Hartmann, Ph. Carl. *Lyksalighedslære for Menneskets physiske Liv eller Kunsten at benytte Livet.* København: 1833.

Hauberg, Poul: "Indledning". *En nøttelig Legebog.* Af Christiern Pedersen. København: Levin & Munksgaard, 1933.

Hedegaard, Esben. "Kongens stutteri på Hesselø – hestekur eller vild velfærd?" *Naturen som argument.* Søren Baggesen m.fl, red. Odense: Odense Universitetforlag, 1994.

Heede, Dag. *Det tomme menneske. Introduktion til Michel Foucault.* København: Museum Tusculanums Forlag, 1992.

Heller, Robert. "'Priest-Doctors' as a Rural Health Service in the Age of Enlightenment." *Medical History* 20 (1976): 361-383.

Helse. Lægeforeningen og De Danske Sygekasser. København 1970-1995.

Hildebrand, G.F. *Sundhedsbog, eller Anviisning til hvilke Forholdsregler ethvert Menneske bør iagttage for at vedligeholde sin Sundhed og betrygge sit Legeme mod alle Svagheder. Overs. af J. D. Tode. Med en Fortale af Prof. Tode,* København: 1802.

Hindhede, Mikkel. *Af mit Livs Historie.* København: Gyldendal, 1945.

Hindhede, Mikkel. *Brændende Punkter i Fodringsspørgsmaalet.* København/Kristiania: Gyldendal, 1906.

Hindhede, Mikkel. *En Reform af vor Ernæring.* København/Kristiania: Gyldendal, 1906.

Hindhede, Mikkel. *Fuldkommen Sundhed og Vejen dertil.* København: Gyldendal, 1934.

Hindhede, M. "Plantefødemidlernes, særlig Haveprodukternes, Betydning for Ernæringen." *Den danske Landmandsbog.* Nicolaus Juncker, red. København: Junckers Forlag, 1919.

Hirsch, August, red. *Biographisches Lexikon der hervorragenden Ärzte aller Zeiten und Völker.* München/Berlin: Urban & Schwarzenberg, 1962.

[Holstein, Bjørn]. *Forskning om sundhedspædagogik.* København: Forebyggelsesrådet, 1981.

Hornemann, E. *Frisk Luft, Sæbe og Vand.* København: 1870.

Horstbøll, Henrik. ""Alting må skrives af enhver." Trykkefriheden som eksperiment i København i 1770'erne." *København – Porten til Europa.* J. T. Lauridsen og M. Mogensen, red. København: Det kongelige Bibliotek, Rigsarkivet og Tøjhusmuseet, 1996.

Huerkamp, Claudia. "Medizinische Lebensreform im späten 19. Jahrhundert." *Vierteljahrschrift für Sozial- und Wirtschaftsgeschichte* 73.2 (1986): 158-82.

Hufeland, Ch. W. *Konst at forlænge det menneskelige Liv.* København: 1800.

Huyssen, Andreas: *After the Great Divide. Modernism, Mass Culture, Postmodernism.* Hampshire/London: MacMillan Press, 1986.

Høeg, H.J. C. *Anviisning til et velindrettet Jordbrug for Gaardmænd og Huusmænd paa Landet, som have faaet deres Jorder udskiftede af Fælledskab.* København: 1794.

Iggers, Georg G. *Moderne Historievidenskab.* København: Suenson, 1980

Iggers, Georg G. *Historiography in the Twentieth Century*. Hanover/London: Weslyan University Press, 1997.
Illich, Ivan. *Limits to Medicine*. London: Marion Boyars, 1976
Ingerslev, V. *Danmarks Læger og Lægevæsen fra de ældste Tider indtil Aar 1800*. København: 1873.
Jacobsen, Eva Thune. *Sundhedsoplysende kampagner*. København: Dansk Sygehusinstitut, 1996.
Jensen, S. P. "Husdyrbruget 1860-1914." *Det danske landbrugs historie*. Claus Bjørn, red. Odense: Landbohistorisk Selskab, 1988.
Jensen, Uffe Juul. "Sundhed, liv og filosofi." *Sundhedsbegreber – filosofi og praksis*. U.J. Jensen og P.F. Andersen, red. Aarhus: Philosophia, 1994.
Jewson, N.D. "Medical Knowledge and the Patronage System in 18th Century England." *Sociology* VIII (1974): 369-386.
Jewson, N.D. "The Disappearance of the Sick-Man from Medical Cosmology, 1770-1870." *Sociology* X (1976): 225-244.
Johannisson, Karin. "At tage pulsen på medicinhistorien – diagnose og prognose." *Den jyske historiker* 72 (1995): 7-15.
Johannisson, Karin. *Medicinens öga. Sjukdom, medicin och samhälle – historiska erfarenheter*. Värnamo: Nordstedts, 1990.
Johansen, H. C. *Dansk socialhistorie*. København: Gyldendal, 1979.
Johnsson, J.W.S. *Johann Clemens Tode. Hans Liv og et Afsnit af hans medicinske Virksomhed*. København: Henrik Koppel, 1918.
Jones, Colin, og Roy Porter, red. *Reassessing Foucault: Power, Medicine and the Body*. London: Routlegde, 1995.
Jordanova, L. J. "Guarding the Body Politic: Volney's Catechism of 1793." *1789: Reading Writing Revolution*. Francis Barker m.fl, red. Essex Sociology of Literature Conference: University of Essex, 1982.
Jordanova, Ludmilla J. "Earth Science and Environmental Medicine: The Synthesis of the late Enlightenment." *Images of the Earth*. L. Jordanova og R. Porter, red. Aberdeen: Rainbow Enterprises, 1979.
Jordanova, Ludmilla. "The Popularization of Medicine: Tissot on Onanism." *Textual Practice* 1 (1987): 68-79.
Jordanova, Ludmilla. *Sexual Visions*. New York/London: Harvester Wheatsheaf, 1989.
Jordanova, Ludmilla. "Naturalizing the Family: Literature and the Bio-Medical Sciences in the Late Eighteenth Century." *Languages of Nature*. London: Free Association Books, 1986.
Kamper-Jørgensen, og Gert Almind. "Det forebyggende sundhedsarbejde. Forebyggelsesbegreber." *Forebyggende sundhedsarbejde*. København: Munksgaard, 1994.
Kirkebæk, Birgit. *Da de åndssvage blev farlige*. Holte: SOCPOL, 1993.
Kirk, Henning. *Da alderen blev en diagnose*. København: Munksgaard, 1995.
Kjærgaard, Thorkild. "The Rise of Press and Public Opinion in Eighteenth-Century Denmark-Norway." *Scandinavian Journal of History* 14 (1989): 215-30.
König, Eugen. *Körper – Wissen – Macht. Studien zur historischen Anthropologie des Körpers*. Berlin: Dietrich Reimer, 1989.
Krabbe, Wolfgang R. *Gesellschaftveränderung durch Lebensreform*. Göttingen: Vandenhoeck & Ruprecht, 1974.

Krause-Jensen, Esbern. *Viden og magt. Studier i Michel Foucaults institutionskritik.* København: Rhodos, 1978.

Kümmel, Werner Friedrich. "Der Homo litteratus und die Kunst, gesund zu leben, zur Entfaltung eines Zweiges der Diätethik im Humanismus." *Humanismus und Medizin.* Rudolf Schmitz og Gundolf Keil, red. Weinheim: Acta Humaniora, 1984.

Labisch, Alfons, og Reinhard Spree, red. *Medizinische Deutungsmacht im sozialen Wandel des 19. und frühen 20. Jahrhunderts.* Bonn: Psychiatrie-Verlag, 1989.

Labisch, Alfons. *Homo Hygienicus. Gesundheit und Medizin in der Neuzeit.* Frankfurt am Main/New York: Campus Verlag, 1992.

Labisch, Alfons. ""Hygiene ist Moral – Moral ist Hygiene" – Soziale Disziplinierung durch Ärzte und Medizin." *Soziale Sicherheit und soziale Disziplinierung.* Christoph Sachße og Florian Tennstedt, red. Frankfurt am Main: Suhrkamp, 1986.

Larsen, Mich. *Mådehold og sundhed. Populære overveielser om en ændring af vor levemåde.* København: 1889.

Lawrence, C.J. "William Buchan: Medicine Laid Open." *Medical History* 19 (1975): 20-35.

Leach, Edmund. *Culture and Communication 1976. The Logic by Which Symbols are Connected.* Cambridge: Cambridge University Press, 1987.

Leavitt, Judith Walzer. "Medicine in Context: A Review Essay of the History of Medicine." *American Historical Review* 95.5 (1990): 1471-1485.

Linnæus, Carl. "Collegium Dieteticum eller Academiska Föreläsningar öfver Diæten." *Linnés Dietetik.* A. O. Lindfors, red. Uppsala: Akademiska Boktryckeriet, 1907.

Linnæus, Carolus. *Diæta naturalis.* Arvid Hj. Uggla, red. Uppsala: Almqvist & Wiksells, 1958.

Linnæus, Carolus. "Lachesis naturalis." *Linnés Dietetik.* A. O Lindfors, red. Uppsala: Akademiska Boktryckeriet, (1907).

Loetz, Francisca. "Leserbriefe als Medium ärztlicher Aufklärungs-bemühungen: Johann August Unzers 'Der Arzt. Eine medicinische Wochenschrift' als Beispiel." *Jahrbuch des Instituts für Geschichte der Medizin der Robert Bosch Stiftung* 7 (1988): 189-204.

Lombard, Ed. *Der medizinische Inhalt der schweizerischen Volkskalender im 18. und 19. Jahrhundert.* Zürich: Orell Füssli, 1925.

Lovejoy, Arthur O. *Essays in the History of Ideas 1948.* New York: Putnam´s Sons, 1960.

Lüders, P.E. *Kort Samtale imellem en Landmand og en Præst.* København: 1760.

Lundsgaard, Einar. *Smittefaren ved fælles Benyttelse af Brugsgenstande og Midlerne til dens Bekæmpelse.* København: Jacob Lunds Medicinske Boghandel, 1905.

Madsen, Hans Helge. *Brumlebys historiebog.* København: Nationalmuseet, 1979.

Mangor, Christian Elovius. *Armen-Apotheke oder Anweisung zu den minder kostbaren Arzneymitteln.* København: 1799.

Mansa, Johan Ludvig. *Have-Katekismus eller Grundregler for nyttige Have-Vexters Dyrkning i Dannemark, efter Det kongelige Danske Landhuusholdnings-Selskabs Indbydelse forfattet med et Anhang om Kaffe-Drikkens Skadelighed.* København: 1787.

Marcovich, Anne. "Concerning the Continuity between the Image of Society and the Image of the Human Body – An Examination of the Work of the English Physician J. C. Lettsom." *The Problem of Medical Knowlegde.* P. Wright og A. Treacher, red. Edinburgh: Edinburgh University Press, 1982.

Martin, L.H., H. Gutman, og P.H. Hutton. *Technologies of the Self. A Seminar with Michel Foucault*. Amherst, Massachusetts: University of Mass. Press, 1988.
Mauss, Marcel. "Les techniques du corps." 1936. *Sociologie et anthropologie*. Paris: Quadrige/PUF, 1985.
McKweon, Thomas: *The Modern Rise of Population*. London: Edward Arnold, 1976.
Meillier, Lucette. *Sundhedsoplysning og forandring. Mænd, oplysning og forandring af sundhedsvaner*. Aarhus Universitet: Rapport nr. 9, Institut for Epidemiologi og Socialmedicin, 1994.
Meisen, V. *Medicinsk historiske Afhandlinger og Portrætter*. København: Levin og Munksgaard, 1933.
Mellemgaard, Signe, og Niels Kayser Nielsen. "Kropskultur – mellem det internationale og det lokale." *København – Porten til Europa*. John T. Lauridsen og Margit Mogensen, red. København: Det kongelige Bibliotek, Rigsarkivet og Tøjhusmuseet, 1996.
Mellemgaard, Signe. *Distriktslægen og læsøboerne. En medicinsk topografi fra 1859 og dens forudsætninger*. Odense: Landbohistorisk Selskab, 1992.
Mellemgaard, Signe. "Johan Clemens Tode og de hemmelige synders unaturlige natur." *Bibliotek for læger* 1 (1995): 58-70.
Mellemgaard, Signe. "Views of the Body in Medicine – The Case of Water Cures in the Bacteriological Era." *Bodyscapes. Body and Discourse*. Mette Bryld m.fl, red. Odense: Odense Universitetsforlag, 1994.
[Metzger, Joh. Daniel]. *Udkast til en Medicina ruralis eller Medicinsk Haandbog for Landmanden. Paa Dansk oversat og meget forøget af J. Smith*. København: 1794.
de Meza, jun. "Om Mængdens Vildfarelser i Henseende til Sundheden." *Physicalsk, oeconomisk og medicochirurgisk Bibliothek for Danmark og Norge* II (1794): 253-76.
Mitchell, Harvey. "Rationality and Control in French Eighteenth-Century Medical Views of the Peasantry." *Comparative Studies in Society and History* 21 (1979): 82-112.
Money, John. *The Destroying Angel. Sex, Fitness and Food in the Legacy of Degeneracy Theory, Graham Crakers, Kellogg´s Cornflakes and American Health History*. New York: Prometheus, 1985.
Monrad, Kasper. *Jens Juel*. København: Kunstbogklubben, 1996.
Mortensen, Klaus P. *Himmelstormerne. En linje i dansk naturdigtning*. København: Gyldendal, 1993.
Müller, Jørgen Peter. *Mit System*. København: Tillge, 1904.
Møller, Hans. *Sundheds-Magazin. Første stykke om Aarsager til For-Aars Sygdomme og Sundheds-Regler imod de samme*. København: 1763.
Møllgaard, Johannes. *Folk og stat. Et forsvar for en ikke-dualistisk etnologi*. (upubl. manus) 1996.
"Natur." *Salmonsens Konversations Leksikon*. J. Brøndum-Nielsen og Palle Raunkjær, red. København: Schultz Forlagsboghandel, 1927.
"Natur." *Ordbog over det danske sprog*. Det Danske Sprog- og Litteraturselskab, København: Gyldendal, 1976.
Neuburger, Max. *Die Lehre von der Heilkraft der Natur im Wandel der Zeiten*. Stuttgart: Ferdinand Enke, 1926.
Neuman, R. P. "Masturbation, Madness, and the Modern Concepts of Childhood and Adolescence." *Journal of Social History* 3 (1974-75): 1-27.

Nielsen, Niels Kayser. *Fra Robin Hood til fodbold*. Odense: Odense Universitetsforlag, 1992.
Nielsen, Niels Kayser. *Krop og oplysning. Om kropskultur i Danmark 1780-1900*. Odense: Odense Universitetsforlag, 1993.
Nielsen, Niels Kayser. "Mr. Fatman, Lättapigen og dr. Rask – om krop, mad og sundhed." *Kvinder, køn og forskning* 2 (1993): 8-26.
Nielsen, Niels Kayser. *Stil og ballade. Modstridende tendenser og paradokser i 1980'ernes kropskultur*. Odense: Odense Universitetsforlag, 1994.
Norrie, Gordon. *Kirurger og Doctores*. København: 1929.
Nørr, Erik, og Jørgen Steenbæk. "Præster." *Dansk Kulturhistorisk Opslagsværk*. Erik Alstrup og Poul Erik Olsen, red. Dansk Historisk Fællesforening, 1991.
Okholm, Lars. *Et bedre liv*. FDB, 1984.
Okholm, Lars. *Gigt og kost*. FDB, 1987.
Okholm, Lars. *Godt nyt*. København: Gyldendal, 1984.
Okholm, Lars. *Hjertesygdomme og kost*. FDB, 1986.
Okholm, Lars. *Kræft og kost*. FDB, 1986.
Okholm. *Ny strategi for et bedre liv*. København: Gyldendal, 1993.
Okholm, Lars. *Okholms leksikon*. København: Gyldendal, 1989.
Okholm, Lars. *Okholms nye ABC*. 1972. København: Fremad, 1976.
Okholm, Lars. *Strategi for et bedre liv*. København: Gyldendal, 1984.
Okholm, Lars. *Ældre og kost*. FDB, 1987.
Onfray, Michel. *Le ventre des philosophes*. Paris: Bernard Grasset, 1989.
Ornstein, Robert, og David Sobel. *Sund fornøjelse. Om nydelsens og glædens betydning for sundheden*. København: Gyldendal, 1990.
Osler, Merete. *Livsstil og forebyggelse*. København/Århus/Odense: De Lægestuderendes Forlag, 1994.
Osterhausen, Johann Karl. *Ueber Medicinische Aufklärung*. bd. 1. Zürich: 1798.
Ottosen, Carl. *Hold dig ung og stærk på Sundhedens Kongevej* 1940. København: Dansk Bogforlag, [ca. 1942].
Palmblad, Eva. *Medicinen som samhällslära*. Göteborg: Daidalos, 1989.
Paulizky, H. F. *Anviisning for Landmanden til en fornuftig Sundhedspleie, hvori læres, hvorledes man ved faa og sikkre Midler, men især ved en god Leveorden, kan forebygge og curere de sædvanligste Sygdomme. En Huusbog for Folk, som opholde sig paa Landet, især i Egne, hvor der ingen Læger ere i Nærheden*. København: 1798.
Pedersen, Christiern. *En nøttelig Legebog faar Fattige och Rige Unge och Gamle Om mange atskillige Siwgdomme som menniskene hender til ath komme paa deris legeme i mange honde maade oc om gode raad oc legedomme til dem Ath de som lese kunne mwe hielpe dem selffue oc andre flere met urter som her voxe i Riget*. 1533. Facsimileudgave, Poul Hauberg, red. København: Levin & Munksgaard, 1933.
Perdiguero Gil, Enrique. *Los tratados de medicina doméstica en la España de la illustración*. Tesis Doctoral (upubl). Alicante, 1989.
Perdiguero, Enrique. "The Popularization of Medicine During the Spanish Enlightenment." *The Popularization of Medicine*. Roy Porter, red. London: Routledge, 1992.
Petersen, Julius. *Hovedmomenter i den medicinske Lægekunsts Udvikling*. København: 1876.
Physicalsk, Oeconomisk og medicochirurgisk Bibliothek for Danmark og Norge bd 1-12, 1794-97.

Pompey, Heinrich. *Die Bedeutung der Medizin für die kirchliche Seelsorge im Selbstverständnis der sogenannten Pastoralmedizin*. Freiburg/Basel/Wien: Herder, 1968.

Porter, Roy. "Consumption: Disease of the Consumer Society?" *Consumption and the World of Goods*. John Brewer og Roy Porter, red. London/New York: Routledge, 1994.

Porter, Roy. "History of the Body." *New Perspectives on Historical Writing*. Peter Burke, red. Cambridge: Polity Press, 1991.

Porter, Roy. "Introduction." *The Popularization of Medicine 1650-1850*. London: Routledge, 1992.

Porter, Roy. "Laymen, Doctors and Medical Knowledge in the Eighteenth Century: The Evidence of the Gentleman's Magazine." Porter, red. *Patients and Practitioners*. Cambridge: Cambridge University Press, 1985.

Porter, Roy, og Andrew Wear. *Problems and Methods in the History of Medicine*. London: Croon Helm, 1987.

Porter, Roy. "Spreading medical Enlightenment. The popularization of medicine in Georgian England, and its paradoxes." Porter, red.*The Popularization of Medicine 1650-1850*. London/ New York: Routledge, 1992.

Porter, Roy. "The Patient's View. Doing Medical History from Below." *Theory and Society* 14 (1985): 175-98.

Porter, Roy. "'The Secrets of Generation Display'd': Aristotle's Master-piece in Eighteenth-Century England." *'Tis Nature's Fault. Unauthorized Sexuality during the Enlightenment*. Robert P. Maccubbin, red. Cambridge: Cambridge University Press, 1985.

Porter, Roy, og Dorothy Porter. *In Sickness and in Health. The British Experience 1650-1850*. London: Fourth Estate, 1988.

Porter, Roy, og Dorothy Porter. *Patient's Progress*. Cambridge: Polity Press, 1989.

Povlsen, Karen Klitgaard. "Salonkulturen mellem hof og dagligstue" og "Salon à la Coppet." *Nordisk kvindelitteraturhistorie* II. Elisabeth Møller Jensen m.fl., red. København: Rosinante, 1993.

Povlsen, Karen Klitgaard, og Anne Scott Sørensen. "Skønånden og den litterære salon." *Humaniora* 1 (1994): 27-31.

Prahl, Jacob Peter. *Agerdyrknings Katekismus efter Bornholms Agerdyrkningsmåde* 1777. Rønne: 1970.

"Profilitis." *Weekendavisen* 12.-18. april 1996.

Qvarsell, Roger. "Hälsan och det naturliga livet." *Sydsvenska medicinhistoriska sällskapets årsskrift* (1985): 39-54.

Qvarsell, Roger. "Människan och hennes hälsa." *Hälsa som livsmening*. Sten Philipson og Nils Uddenberg, red. Stockholm: Natur och kultur, 1989.

Ramsey, Matthew. *Professional and Popular Medicine in France 1770-1830. The Social World of Medical Practice*. Cambridge: Cambridge University Press, 1988.

Rather, L. J. "Systematic Medical Treatises from the 9th to the 19th Century: The Unchanging Scope and Structure of Academic Medicine in the West." *Clio Medica* (1976): 289-305.

"Recension af: Udkast til en medicina ruralis eller medicinsk Haandbog for Landmanden". *Physicalsk, Oeconomisk og medicochirurgisk Bibliothek for Danmark og Norge* II (1794) 111-112.

"Recension af: Bonde-Practica eller Vejrbog (1794)". *Physicalsk, Oeconomisk og medicochirurgisk Bibliothek for Danmark og Norge* I (1794) 482-83.

Rey, Roselyne. "La vulgarisation médicale au XVIIIe siècle: le cas des dictionnaires portatifs de santé." *Revue d'histoire des sciences* 44 (1991): 413-433.

Rosen, George. "Cameralism and the Concept of Medical Police." *Bull. Hist. Med.* 27 (1953): 21-42.

Rosen, George. "What is Social Medicine?" *Bull. Hist. Med.* 21 (1947): 674-733.

Rosenbeck, Bente. *Kroppens politik. Om køn, kultur og videnskab.* København: Museum Tusculanums Forlag, 1992.

Rosenbeck, Bente. *Kvindekøn: den moderne kvindeligheds historie 1880-1980.* København: Gyldendal, 1987.

Rosenberg, E. Charles. "Medical Text and Social Context: Explaining William Buchan's *Domestic Medicine*." *Bull. Hist. Med.* 57 (1983): 22-42.

[Rosenstein, Nils Rosén]. *Underretning om Børne-Sygdomme og deres Heldbredelse til Nytte for Land-Folket.* København: 1769.

Rothschuh, Karl E. *Naturheilbewegung, Reformbewegung, Alternativbewegung.* Stuttgart: Hippokrates Verlag, 1983.

Rudolf, G. "Jean Jacques Rousseau und die Medizin." *Sudhoffs Archiv.* 53 (1969): 30-67.

Rømer, Hilda. "Bøffen og Bananen." *Den jyske Historiker* 48 (1988): 89-106.

Rønn, Edith Mandrup. *'De fattige i Ånden...' Essays om kultur, normalitet og ufornuft.* København: Museum Tusculanums Forlag, 1996.

Sahmland, Irmtraut. "Der Gesundheitskatechismus – ein spezifisches Konzept medizinischer Volksaufklärung." *Sudhoffs Archiv* 75 (1991): 58-73.

Salzmann, C.G. *Om Ungdommens hemmelige Synder.* København: 1786.

Salzmann, Christian Gotthilf. *Peder Jensen eller Anviisning til en fornuftig Børne-Opdragelse.* København: 1796.

Samtale imellem en Bonde og en Urtegaardsmand om en Hauges Indretning. Odense: 1781.

Saugman, Christian. *Meddelelser fra Vejlefjord Sanatorium for Brystsyge.* København: Gad, 1901.

Schipperges, Heinrich. "Gechichte und Gliederung der Gesundheitserziehung" *Handbuch der Sozialmedizin.* Maria Blohmke m.fl, red. Stuttgart: Ferdinand Enke, 1977.

Schipperges, Heinrich. "Heilkunde ist Lebenskunde"*Moderne Medizin im Spiegel der Geschichte.* Stuttgart: Georg Thieme, 1970.

Schivelbusch, Wolfgang. *Paradiset, smagen og fornuften.* Politisk Revy, 1992 (1980).

Schmidt, Lars-Henrik. "En konfessionsløs tænkning. Michel Foucault som anledning." *Foucault's blik.* L-H. Schmidt og J. E. Kristensen, red. Århus: Modtryk, 1985.

Schmidt, Lars-Henrik. "Indledning." *Epistemologi.* S. Gosvig-Olesen, red. København: Rhodos, 1983.

Schmidt, Lars-Henrik, og Jens Erik Kristensen. *Lys, luft og renlighed.* Viborg: Akademisk forlag, 1986.

Schmidt, Lars-Henrik, og Jens Erik Kristensen. *Foucaults blik.* Århus: Modtryk, 1985.

Schmidt, Povl. "Kapitel II." *Litteratur for menigmand* Odense: Odense Universitetsforlag, 1982.

Schmiedebach, Heinz-Peter. "Reflections on Medical History – Its Development, Function and Implementation." *Sydsvenska medicinhistoriska Sällskapets Årsskrift* (1995): 125-138.

Schmiegelow, Ernst. *Johan Clemens Tode*. København: Arnold Busck, 1941.

Seip, Jens Arup.*Teorien om det opinionsstyrte enevelde*. Norsk Historisk Tidsskrift 38 (1958): 397-463,

Sheridan, Alan. *Michel Foucault. The Will to Truth*. London/New York: Tavistock Publications, 1982.

Shilling, Chris. *The Body and Social Theory*. London: Sage, 1993.

Sigerist, Henry Ernest. "The Philosophy of Hygiene." *Bull. Hist. Med.* 1 (1933): 323-333.

Smid, Henrick. *Lægebog*. 1577. København: Rosenkilde & Bagger, 1976.

Smith, Ginnie. "Prescribing the Rules of Health: Self-help and Advice in the late Eighteenth-Century."*Patients and Practitioners*. Roy Porter, red. Cambridge: Cambridge University Press, 1985.

Statistisk Årbog 1970-1994

Steensberg, Axel. *Dagligliv i Danmark i det 19. og 20. århundrede*. København: Nyt Nordisk Forlag Arnold Busck, 1963.

Steensberg, Axel. *Dagligliv i Danmark i det syttende og attende århundrede*. København: Nyt Nordisk Forlag Arnold Busck, 1969.

Stoklund, Bjarne."Etnologi." *Den Store Danske Encyclopædi. Danmarks Nationalleksikon*. København: 1996.

"Sundhed". *Salmonsens Konversations Leksikon*. J. Brøndum-Nielsen og Palle Raunkjær, red. København: Schultz Forlagsboghandel, 1927.

Sørensen, Poul Aaby. "Om konstitueringen af den borgerlige psyke." *Kultur og klasse* 52 (1986): 26ff.

Thamdrup, Erik. "Rosén von Rosenstein's lærebog i børnesygdomme." *Bibliotek for læger* 4 (1991): 447-458.

Thomann, Klaus-Dieter. "Die Grenzen medizinischer Volksbelehrung: Gesundheitsaufklärung und Schuhmode von Pieter Camper bis in das 20. Jahrhundert." *Würzburger medizinhistorische Mitteilungen* 10 (1985): 257-291.

Thomas, Keith. *Man and the Natural World*. London: Allen Lane, 1983.

Thornam, August. *Almindeligt Sundhedslexicon*. København: 1856.

Tilley, Christopher. "Michel Foucault: Towards an Archaelogy of Archaeology." *Reading Material Culture*. London: Basil Blackwell, 1990.

Tissot, S. A. D. *Underretning for Landmanden*. København: 1770.

Tissot, Samuel. *Avis au Peuple sur sa santé*. 1782. D. Teysseire og C. Verry-Jolivet, red. Paris: Quai Voltaire Histoire, 1993.

Tode, J. C. *Sundhedsbog*. 1-8 (1789-90).

Tode, Johan Clemens (oversætter). *Om de bedste Midler at forebygge Følgerne af Selvbesmittelse og overdreven Elskov*. København: 1798.

Tode, Johan Clemens. "Den Salernitanske Skoles Leveregler." *Samlede danske Prosaiske Skrifter* IV. København, 1798.

Tode, Johan Clemens. "Folkemedicin." *Samlede danske prosaiske Skrifter* III. København: 1795.

Tode, Johan Clemens. "Sapienti sat." *Sundhedsblade* 7 og 8. København: 1785.

Tode, Johan Clemens. *Aftvunget svar paa et Skrift under Titel: Er det ret at skrive offentlig om Ungdommens hemmmelige Synder? Udkommet i Anledning af Sundhedsbladene no. 7 og 8 Tilligemed nogle faae Ord om den Berlingske lærde Tidende.* København: 1785.

Tode, Johann Clemens. *Der unterhaltende Arzt über Gesundheitspflege, Schönheit, Medicinalwesen, Religion und Sitten.* København/Leipzig: 1785.

Tode, Johan Clemens. "Diætetiske Afhandlinger." *Samlede danske prosaiske Skrifter* II. København: 1794.

Tode, Johann Clemens. *Forsøg til en Sundheds-Catechismus efter det Tydske af Hofraad og Doctor B. C. Faust heelt igiennem omarbeidet og mangfoldigt forøget af Dr. Johan Clemens Tode.* København: 1794.

Tode, Johann Clemens. "Moralske og satiriske Afhandlinger." *Samlede danske prosaiske Skrifter* I (1793).

Tode, Johan Clemens. *Nye Sundhedstidende.* København: 1782.

Tode, Johan Clemens. *Nyeste Sundhedstidende.* København: 1799-1800.

Tode, Johan Clemens. *Sundhed og Underholdning.* København: 1786.

Tode, Johan Clemens. *Sundhedsblade.* København: 1785-86.

Tode, Johan Clemens. *Sundheds-Journal.* København: 1793-97.

Tode, Johan Clemens. *Sundheds-Raad i Anledning af Ildebranden.* København: 1795-1796.

Tode, Johann Clemens. *Sundhedstidende.* 1778-1781. Udgivet af Ø. Larsen og B. Lindskog. Oslo: Seksjon for medisinsk historie, Universitetet i Oslo, 1991.

Tode, Johan Clemens. *Ydmygst Bøn og Begiering til Forfatteren af Skrivtet: Aufforderung zu einem Zuge gegen die Nationalversamlung in Frankreich, saavelsom til andre den franske revolutions Venner i Danmark.* København: 1791.

Troels-Lund, Troels Frederik. *Dagligt Liv i Norden i det sekstende Aarhundrede.* København/Kristiania: Gyldendalske Boghandel, 1908.

Troels-Lund, Troels Frederik. *Sundhedsbegreber i det 16. Aarhundrede.* København: Det Schubotheske forlag, 1900.

Turner, Bryan S. *Kroppen i samfundet.* København: Hans Reitzel, 1992.

Turner, Bryan S. *Regulating Bodies. Essays in Medical Sociology.* London/ New York: Routledge, 1992.

Turner, Bryan S. "The Discourse of Diet." *Theory, Culture & Society* 1 (1982): 23-32.

Turner, Bryan S. "The government of the body: medical regimens and the rationalization of diet." *British Journal of Sociology* 33.2 (June 1982): 254-69.

Turner, Bryan S. "The Rationalization of the Body: Reflections on Modernity and Discipline." *Max Weber, Rationality and Modernity.* Scott Lash og Sam Whimster, red. London: Allen & Unwin, 1987.

Tutzke, Dietrich. "Inhaltliche und methodische Entwicklungstrends der Gesundheitserziehung von der Renaissance bis zum ausgehenden 19. Jahrhundert." *NTM: Schriftenreihe für Geschichte der Naturwissenschaften, Technik und Medizin.* 1 (1976): 16-36.

Unzer, Johann August. *Lægen, et Medicinsk Ugeskrift.* 1-2. del. København: 1766.

Vallgårda, Signild. "Læger". *Dansk Kulturhistorisk Opslagsværk.* Erik Alstrup og Poul Erik Olsen, red. Dansk Historisk Fællesforening, 1991.

Vallgårda, Signild. "Review Essay: The History of Medicine in Denmark." *Social History of Medicine* 8 (1995): 117-123.

Vallgårda, Signild. *Sjukhus och Fattigpolitik – et bidrag til de danska sjukhusens Historia 1750-1880*. København: Institut for Socialmedicin, 1985.

Vallgårda, Signild. *Sygehuse og sygehuspolitik i Danmark: et bidrag til det specialiserede sygehusvæsens historie 1930-1987*. København: Jurist- og Økonomforbundets forlag, 1992.

Vigarello, Georges. *Le propre et le sale*. Paris: Seuil, 1985.

Vigarello, Georges. *Le sain et le malsain*. Paris: Seuil, 1993.

Vigarello, Georges. "The Transformation of Body Representations – Two Types of Changes in the 17th and 18th Centuries." *Bodyscapes. Body and Discourse*. Mette Bryld m.fl., red. Odense: Odense Universitetsforlag, 1994.

Virey, J.-J. *L'hygiene philosophique*. Paris 1820.

Vogel, Ludvig. *Diætetisk Lexicon eller theoretisk-practisk Underretning om Fødemidlerne og sammes sundeste Tillavningsmaade. En Familiebog*, 1. bind Forøget med Anmærkninger af Professor J. C. Tode. Oversat af J.D. Tode, stud. medicin. København: 1804, 2. bd. Oversat og forøget med Anmærkninger af Dr. Frankenau. København: 1806.

Wear, Andrew. "The History of Personal Hygiene." *Companion Encyclopedia of the History of Medicine*. W. Bynum og Roy Porter, red. London/New York: Routledge, 1993.

Wear, Andrew. "The Popularization of Medicine in Early Modern England." *The Popularization of medicine 1650-1850*. Roy Porter, red. London: Routledge, 1992.

Weber, Max. *Den protestantiske etik og kapitalismens ånd*. 1920. København: Fremad, 1972.

Weber, Max. "Klasse, stand, partier." 1922. *Makt og byråkrati*. Egil Fivelsdal, red. Oslo: Gyldendal Norsk Forlag, 1971.

Webster, Charles. "The Historiography of Medicine." *Information Sources in the History of Science*. Pietro Corsi og Paul Weindling, red. London: Butterworth, 1983.

Weikard, M. A. *Kjærnen af Diæten for Huusmødre og Huusfædre. Oversat og med Anmærkninger forsynet, ved D. J. C. Tode*. København: 1799.

Wellcome Institute for the History of Medicine. A Brief Description." [London]: The Wellcome Institute, 1993.

Wiberg, Julius: "Om studiet af Medicinens Historie og den historiske Medicin." *Bibliothek for Læger*, 8.rk 4 (1903): 113-124.

Winkle, Stefan. *Johann Friederich Struensee*. Stuttgart: Gustav Fischer, 1983.

Wright, Peter, og Andrew Treacher. *The Problem of Medical Knowledge*. Edinburgh: Edinburgh University Press, 1982.

Zetlitz, Heinrich Andreas Magnus. *Afhandling om Huus- og Bonde-Raad*. København: 1789.

Ørberg, Paul G. "At skrive i mandtal." *Skalk* 6 (1975) 18-26

Østergård, Uffe. "Politikkens kulturhistorie." *Den Jyske Historiker* 47 (1989): 89-111.

Aalborg, Niels Michelsen. *Medicins Bog* 1633. Randers: a/s Provins-Forlaget, 1972.